Lena Hollmann

Tone Your Body

Lena Hollmann

Tone Your Body

Pilates Home-Workouts
für einen starken Körper und
mehr Beweglichkeit

südwest

IMPRESSUM

Hinweis: Die Ratschläge/Informationen in diesem Buch sind von Autor*innen und Verlag sorgfältig erwogen und geprüft, dennoch kann eine Garantie nicht übernommen werden. Eine Haftung der Autor*innen beziehungsweise des Verlags und seiner Beauftragten für Personen-, Sach- und Vermögensschäden ist ausgeschlossen.

Gender-Hinweis: Aus Gründen der besseren Lesbarkeit wird in diesem Werk auf die gleichzeitige Verwendung der Sprachformen männlich, weiblich und divers (m/w/d) verzichtet. Sämtliche Personenbezeichnungen und personenbezogenen Hauptwörter gelten gleichermaßen für alle Geschlechter. Die verkürzte Sprachform beinhaltet keine Wertung, sondern hat lediglich redaktionelle Gründe.

Projektleitung: Philipp Christ
Textredaktion und Korrektorat: Claudia Fritzsche

Bildnachweis:
Sämtliche Bilder © Klaus Schwaiger
Fotoassistenz: Lydia Tait und Jonathan Tait

Umschlaggestaltung & Innenlayout: Vera Schlachter (Veruschkamia Grafik & Illustration)
Satz: Uhl + Massopust GmbH, Aalen
Herstellung: Timo Wenda
Reproduktion: Lorenz & Zeller GmbH, Inning
Druck und Bindung: Pixartprinting, Lavis
Printed in Italy

FSC www.fsc.org MIX Papier | Fördert gute Waldnutzung FSC® C147178

Penguin Random House Verlagsgruppe FSC® N001967
ISBN 978-3-517-10309-9

www.suedwest-verlag.de

INHALT

Vorwort

»Echt jetzt? Gibt es nicht schon Hunderte Pilatesbücher auf dem Markt?«

Dies war die Frage, die ich am häufigsten zu hören bekam, als ich erzählte, dass ich jetzt ein Pilatesbuch schreibe. Und ja, richtig: Der Onlinehandel liefert dir aktuell mehr als 1000 Ergebnisse, wenn du nach einem »Pilatesbuch« suchst. Pilates ist also nicht erst seit gestern im Trend. Das heißt aber noch lange nicht, dass es nichts Neues zu entdecken oder auszuprobieren gäbe.

Es bestehen natürlich bestimmte Grundprinzipien, die heutzutage noch genauso Beachtung finden wie damals, als diese Trainingslehre entstand. Gleichzeitig hat sich aber auch unglaublich viel verändert. Dank der immer weiter voranschreitenden Forschung wissen wir inzwischen deutlich mehr über Körper und Bewegung. Das Training muss deshalb fortwährend an neue medizinische und physiologische Erkenntnisse angepasst werden.

Viele von uns haben mittlerweile aber auch einfach andere Bedürfnisse, wenn es um das eigene Training geht: Es soll natürlich effektiv sein, gleichzeitig aber am besten auch Spaß machen. Es soll in den eigenen vier Wänden stattfinden können, aber wir wollen uns gleichzeitig auch gut angeleitet und sicher fühlen. Wir wollen abschalten und gleichzeitig verstehen, warum wir bestimmte Übungen ausführen. Es soll wenig Equipment dafür nötig und trotzdem abwechslungsreich sein.

Wie eure Bedürfnisse aussehen, wenn es um Pilates geht, darf ich zu meiner Freude jeden Tag durch meine Arbeit und euer Feedback bei YouTube erfahren. Den Kanal *Lena's Health Lab*, den mein Businesspartner Murat und ich gegründet haben, gibt es nun schon seit über drei Jahren. Dahinter stand damals schlicht und einfach die Idee, meine Personal-Training-Kunden während der Pandemie mit Workouts zu versorgen, ohne jedem Einzelnen eine eigene E-Mail schicken zu müssen. Zuerst hatten wir 100, dann 1000, und dann plötzlich 10 000 Subscriber. Ich hatte nie damit gerechnet, dass der Kanal einmal so vielen Menschen gefallen würde – inzwischen kommen wir auf über 10 000 Klicks am Tag. Mir geht das Herz auf, wenn ich all eure Kommentare unter unseren Pilatesvideos, euer Feedback auf Instagram und eure E-Mails lese. Ich liebe es, wenn ihr den einen oder anderen Aha-Moment erlebt, wenn eine Übung das erste Mal geklappt hat oder ihr mir berichtet, dass ihr endlich eure monatelang quälenden Rückenschmerzen losgeworden seid. Wenn ich erfahre, dass ihr mit Pilates einen Sport gefunden habt, der euch erfüllt, weiß ich, warum ich meine Arbeit mache. Ich habe zwei Studienabschlüsse – in Biologie und in Fitness & Health Management, darüber hinaus bin ich Personal Trainerin mit zahlreichen Zertifizierungen und ich betreue seit über 15 Jahren meine Kunden. Durch die Kombination von Naturwissenschaft, Sporttheorie und -praxis fühle ich mich gut gerüstet, euch professionell anzuleiten.

»Danke für deine präzisen Anleitungen. Endlich kann ich meinen Körper besser wahrnehmen.« – Silke W.

Und genauso, wie ich euch über YouTube bei eurem Pilatestraining begleite, möchte ich das auch bei dir mit diesem Buch tun. Ich wünsche mir, dass du, während du trainierst, deinen Körper besser kennen- und verstehen lernst und auch, warum wir bestimmte Übungen ausführen und warum sie dir guttun. Du sollst dich gefordert, aber nicht überfordert fühlen. Ich hoffe, dass du das Buch immer wieder mit einem Lächeln zuklappst und dir denkst: Ich freue mich schon auf die nächste Trainingseinheit.

Ich habe all euer Feedback, das ich in den letzten drei Jahren gesammelt habe, in das Buch miteinfließen lassen. Ich durfte so viel von euch lernen! Ich habe erfahren, welche körperlichen Beschwerden euch oft plagen, welche Übungen ihr als angenehm oder als besonders effektiv empfindet, wie wichtig eine bilderreiche Sprache ist, damit ihr die Übungen versteht und vieles mehr.

Nachdem ich dir im Anfangskapitel das Wichtigste über die Pilatesprinzipien vermittle, geht es direkt ans Eingemachte. Ich begleite dich durch 7 Übungskapitel, die jeweils ein in sich abgeschlossenes Ganzkörper-Workout enthalten. Mal machen wir Pilates an der Wand, mal auf einer Matte, mal mit Tisch und Stuhl. Also alles mit Equipment, das du zu Hause hast. Natürlich kannst du dir auch einzelne Übungen raussuchen oder die Kapitel beliebig miteinander kombinieren. Ganz nach deinem Geschmack und deinen Bedürfnissen – es ist *dein* Pilatestraining!

Um noch mal auf die Eingangsfrage zurückzukommen: Ja, es gibt wirklich Tausende Pilatesbücher. Aber es gibt keines, indem die Meinungen und Erfahrungen von so vielen Pilates-Begeisterten, wie ich sie in meinen Follower*innen finde, und meine eigene 15-jährige Expertise mit einfließen durften. Ich hoffe, es ist mir gelungen, dieses Pilatesbuch von der großen Menge abzuheben.

Vielleicht hast du Lust, jetzt einfach zu starten und dich selbst zu überzeugen! Ganz viel Spaß mit meinem und deinem Pilatesbuch und vor allem: ganz viel Spaß dabei, deinen Körper kennenzulernen, wertzuschätzen, zu kräftigen und beweglicher zu machen.

Deine Lena

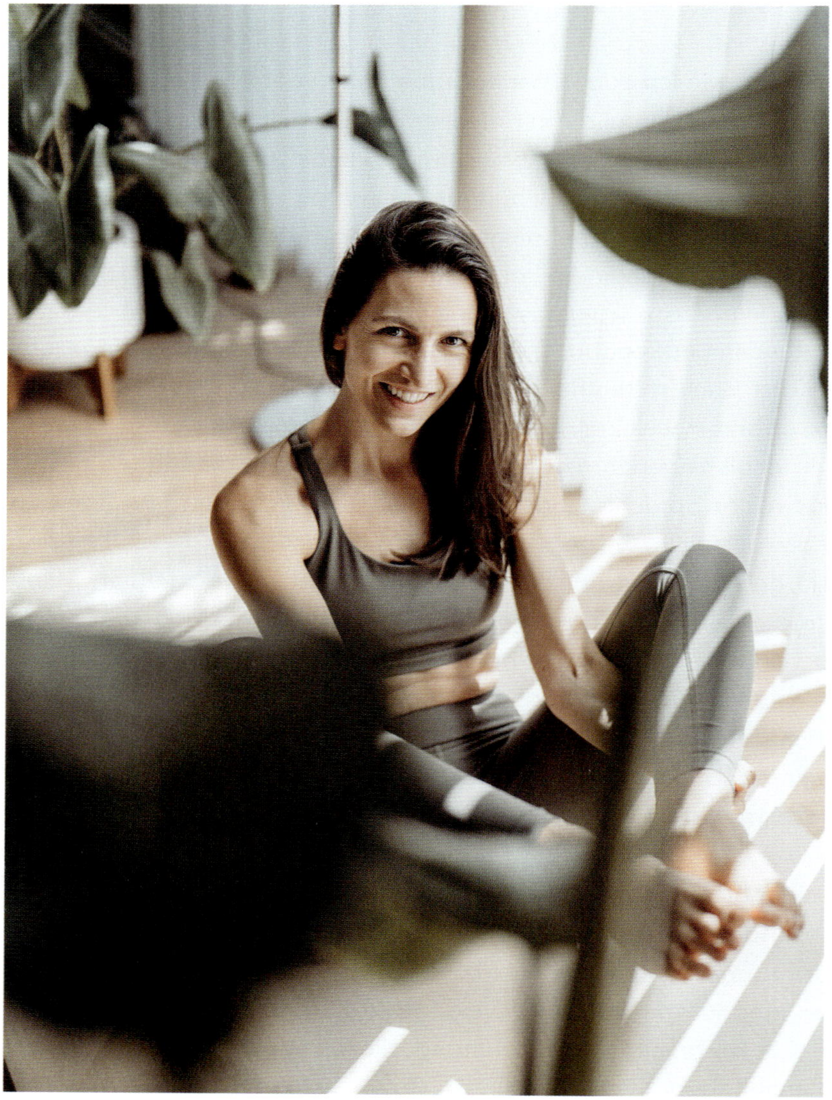

Einführung

WAS IST PILATES?

PILATES IST ...

- ein langsames Kräftigungsworkout mit dynamischen Stretches
- ein Training mit Fokus auf die Körpermitte
- eine Art, die Tiefenmuskulatur zu aktivieren
- eine Methode, um Körper, Geist und Seele in Einklang zu bringen
- eine Verbindung von Kräftigung und Mobilisation

Wie du siehst, ist es gar nicht so einfach auf den Punkt zu bringen, was genau Pilates ist. Pilates vereint all die genannten Punkte und noch so viel mehr.

Drehen wir für ein besseres Verständnis zunächst einmal die Zeit zurück und begeben uns ins Jahr 1883, als Joseph H. Pilates in Mönchengladbach geboren wird. Er ist ein kränkliches Kind, doch hat er Spaß an körperlicher Bewegung und interessiert sich bereits früh für verschiedene Sportarten und Heilmethoden.

1912 geht er nach England und arbeitet dort als Turn- und Boxlehrer, zudem gibt er Kurse in Selbstverteidigung. Bald darauf bricht der Erste Weltkrieg aus, und Pilates wird zusammen mit anderen deutschen Staatsangehörigen auf der Isle of Man interniert. Dort praktiziert und lehrt er seine eigenen Trainingsprogramme. Er nennt seine Methode »Contrology«, sie wird erst später als »Pilates« bekannt. In dieser Zeit erfindet er auch die ersten Pilatesgeräte.

Bei Kriegsende kehrt Pilates nach Deutschland zurück, wo er seine Trainingsmethode unterrichtet und weiterentwickelt. Da ihr Fokus auf der Stabilisierung und Aufrichtung des Körpers liegt, wird sie vor allem in der Welt des Tanzes schnell populär.

1926 wandert Joseph Pilates nach Amerika aus, auf der Überfahrt lernt er Clara Zeuner kennen, eine gelernte Krankenschwester und bald seine dritte Frau. Gemeinsam mit ihr eröffnet er in New York das erste Pilatesstudio. Joseph »Joe« Pilates ist wichtig, dass es sich bei »Contrology« nicht um ein reines Fitnessprogramm handelt, sondern um einen Lebensstil. Es geht um die Verbindung von Körper und Geist, um Koordination und Harmonie. Das Ehepaar arbeitet mit vielen berühmten Tänzerinnen und Tänzern, dadurch wird auch ihre Trainingsmethode immer bekannter und angesehener. Im Laufe seiner Karriere ersinnt Joseph Pilates mehr als 500 Übungen und entwirft die verschiedensten Pilatesgeräte. Allesamt sollen sie den Anwendern zu einer aufrechten Haltung und einer stabilen Körpermitte verhelfen.

1967 stirbt Joseph Pilates im Alter von 83 Jahren. Clara führt ihr gemeinsames Studio noch zehn Jahre weiter, bis zu ihrem eigenen Tod. Dafür, dass die Pilatesmethode auch danach bestehen bleibt, sorgen Schüler von Clara und Joseph: Sie eröffnen eigene Pilatesstudios und entwickeln die Methode weiter.

So kommt es, dass Pilates aus unserer heutigen Welt nicht mehr wegzudenken ist. Es gibt bereits über 800 Pilatesstudios allein in Deutschland und zahlreiche verschiedene Ausbildungsangebote. Die Übungsvarianten werden immer vielfältiger und dem heutigen Kenntnisstand auf den Gebieten Sport und Gesundheit angepasst.

DIE 6 GRUNDPRINZIPIEN NACH PILATES

Diese 6 Grundprinzipien haben sich über die Jahrzehnte hinweg nicht verändert und machen die Pilatesmethode einzigartig. Auch wir wollen uns danach richten, wenn wir die Übungen in den folgenden Kapiteln ausführen.

1. ATMUNG

Lasse deinen Atem beim Ausführen der Übungen fließen. Atme tief, bewusst und gleichmäßig. Durch die richtige Atmung in den seitlichen Brustkorb können wir unsere Konzentration nach innen lenken.

2. KONZENTRATION

Wo spüre ich Verspannungen im Körper? Welche Muskulatur aktiviere ich gerade? Wie fühle ich mich? Konzentriere dich während der Pilateseinheit ganz auf deinen Körper. Wir wollen jedes einzelne Detail wahrnehmen.

3. KONTROLLE

Bewegungen führen wir kontrolliert und voller Achtsamkeit aus, Übungen ganz bewusst und aus unserer Körpermitte heraus. Nichts geschieht absichtslos »einfach so«.

4. ZENTRIERUNG

Mit »Zentrierung« ist die Aktivierung der Körpermitte (das »Powerhouse«) gemeint. Der Beckenboden wird angespannt und der Bauchnabel sanft hinein- und hochgezogen. Das geschieht vor jeder Übung.

5. PRÄZISION

Beim Pilates geht es um die exakte Ausführung. Wir achten beispielsweise sehr auf die Ausrichtung des Beckens und der Wirbelsäule. Nur durch die präzise Ausführung können die Pilateseffekte gewährleistet werden.

6. BEWEGUNGSFLUSS

Wir sind keine Roboter und arbeiten nicht abgehackt. Wir bleiben im Fluss der Bewegung und führen die Übungen weich und in einander übergehend aus.

DIE AUSRICHTUNG DES KÖRPERS

Präzision gehört zu den Grundprinzipien von Pilates. Und um Präzision geht es schon im Vorfeld, bevor wir überhaupt mit einer Pilatesübung beginnen. Wir wollen vor der Übungsausführung eine (für uns) optimale Körperhaltung einnehmen, bei der die Sehnen und Bänder des Körpers so wenig wie möglich belastet werden. Außerdem unterstützt uns eine gute Körperhaltung bei der Bewegungsausführung.

KÖRPERHALTUNG

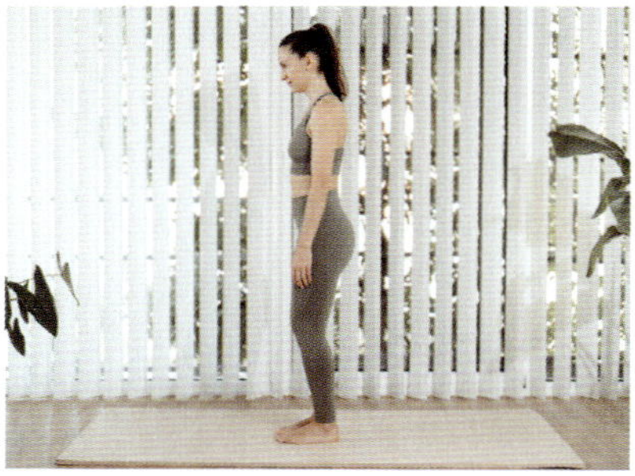

Stell dich einfach mal hin, ohne dass du dich bewusst aufrichtest. Vielleicht schließt du auch die Augen dabei, um mehr bei dir zu sein. Belastest du vielleicht ein Bein stärker als das andere? Schiebst du deinen Kopf nach vorne? Geht dein Blick nach unten in Richtung Boden? Hast du das Gefühl, dass du dich im Rücken rundest? Spürst du vielleicht ein starkes Hohlkreuz? Nimm deine Haltung bewusst wahr. Warum du die Haltung einnimmst, in der du nun dastehst, hat verschiedene Gründe. Ein Grund: Dein Körper hat sich über die Jahre deiner Lebensweise angepasst. Wenn du beispielsweise viel sitzt, kann dies dazu führen, dass du eine nach vorn gebeugte Haltung einnimmst. Diese Haltung kostet den Körper sehr wenig Energie. Sie führt aber auch zu Beweglichkeits- und Krafteinbußen. Wir wollen durch Pilates in eine aufrechte Haltung gelangen. Dazu müssen wir unseren Körper bewusst wahrnehmen und die richtige Muskulatur ansteuern.

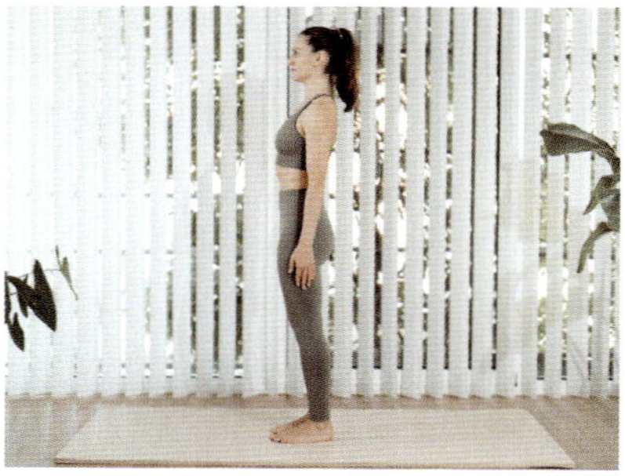

Lass uns die aufrechte Haltung am besten mal zusammen durchgehen.

In der Seitenansicht sind

- das Ohrläppchen
- das Schultergelenk
- die Rumpfmitte
- das Knie
- das Fußgelenk

in einer waagerechten Linie.

Um das zu erreichen, stellen wir uns zunächst hüftbreit hin. Stell dir vor, dass ein imaginärer dritter Fuß zwischen deinen Füßen Platz hätte. Wir ziehen unser Steißbein sanft in Richtung Boden, heben das Brustbein in Richtung Decke und rollen die Schultern nach hinten unten.

Dein Kopf ruht auf deiner Halswirbelsäule. Dafür ziehst du dein Kinn leicht in Richtung Kehlkopf. Somit bildet dein Kopf die Verlängerung deiner Halswirbelsäule. Der Blick ist nach vorne gerichtet.

Stell dir dabei vor, dass sich deine einzelnen Wirbelkörper voneinander wegbewegen können. Schiebe deine Scheitelkrone in Richtung Decke und spüre, wie du dich aufrichtest. Wenn es um die Aufrichtung geht, rede ich gerne von Länge: »Dein Nacken ist lang«, »deine Brustwirbelsäule ist lang«. Dabei sollst du dir jedes Mal vorstellen, wie du dich genau in diesem Bereich aufrichtest.

Ich möchte betonen, dass es für viele von uns schwer ist, die ideale Körperhaltung einzunehmen, und noch schwieriger, sie aufrechtzuerhalten. Versuche allerdings immer wieder, die oben genannten Punkte zu beachten und sie so gut, wie es dir möglich ist, umzusetzen.

NEUTRALES BECKEN

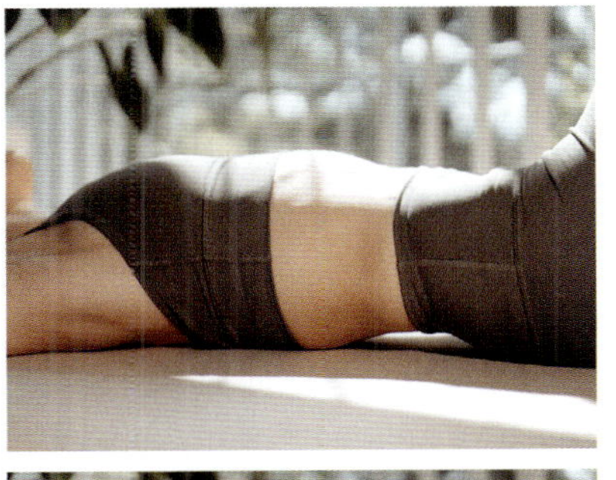

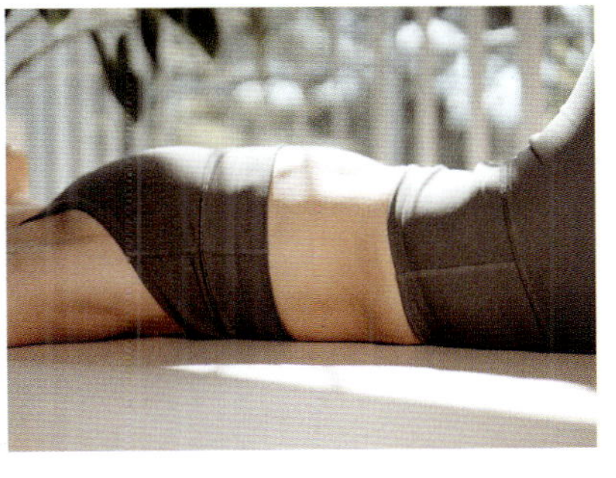

Beim Pilates trainieren wir gewöhnlich mit einer neutralen Beckenstellung und damit verbunden mit einer neutralen Wirbelsäule. Deine neutrale Beckenstellung findest du am einfachsten in Rückenlage. Lege deine Hände V-förmig auf deinen Unterbauch. Die Fingerspitzen liegen auf deinem Schambein. Unter deinen Handballen spürst du jeweils einen Knochenvorsprung, den sogenannten vorderen oberen Darmbeinstachel. Bei einer neutralen Beckenposition liegen diese drei Punkte auf einer waagerechten Ebene. Im Stehen lägen diese drei Punkte folglich auf einer senkrechten Ebene. Deine Wirbelsäule hat dabei ihre natürliche Krümmung. Das bedeutet, dass du deine Hand zwischen der Matte und deiner Lendenwirbelsäule hindurchschieben könntest.

Und jetzt probiere, deine Lendenwirbelsäule abzuflachen. Dadurch ist kein Spalt mehr zwischen Matte und Wirbelsäule. Die Position nennt man *Imprint* (»Abdruck«). Stell dir also vor, du liegst am Strand im Sand und möchtest mit deiner ganzen Wirbelsäule einen Abdruck darauf hinterlassen. Dabei wird das Becken nach hinten gekippt. Dein Schambein ist nun etwas höher als die beiden Knochenvorsprünge. Diese Position nehmen wir vor allem ein, wenn wir bei Übungen die Beine in der Luft haben. Auch für Anfänger ist es oft einfacher, in dieser Haltung zu trainieren. Allerdings solltest du das nicht zur Gewohnheit werden lassen, da in dieser Position die Bandscheiben einseitig belastet werden.

FUSSPOSITION

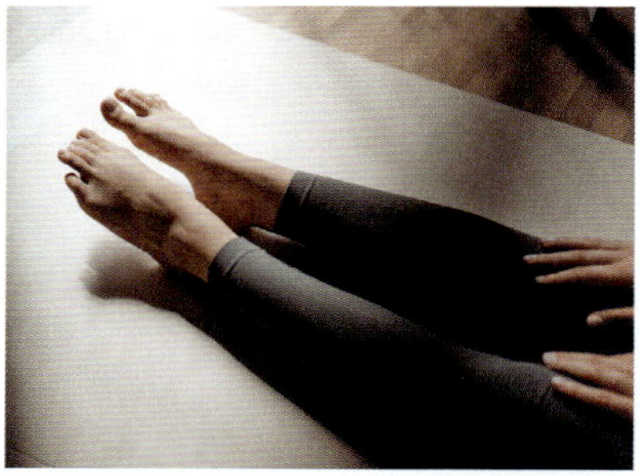

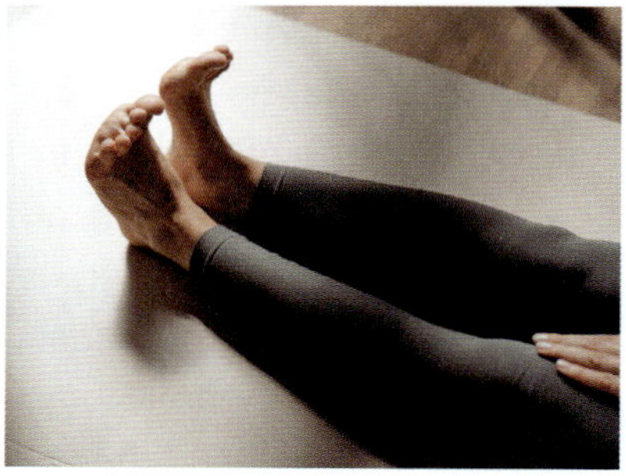

Auch die Füße werden bei unserem Pilatestraining miteinbezogen. Wir unterscheiden zwischen zwei verschiedenen Fußstellungen.

Es gibt Übungen, da sind die Füße »im Point«. Dafür schiebst du die Zehen weg von deinen Schienbeinen und spürst die Streckung des Fußes und vielleicht auch deines Schienbeins. Im Fachjargon wird dies auch *Plantarflexion* im Sprunggelenk genannt, also die Beugung der Fußsohle. Stell dir einfach vor, du wolltest mit deinen Zehen den Lichtschalter auf der anderen Seite des Raumes bedienen. Achte aber bitte darauf, dass du die Zehen nicht verkrampfst und die einzelnen Zehen voneinander entfernt bleiben.

Es gibt aber auch Übungen, da sind die Füße »im Flex«. Zieh die Fußspitzen an in Richtung Knie. Diese Position wird auch *Dorsalextension* im Sprunggelenk genannt. Also genau das, was es bewirkt: eine Streckung der Rückseite. Zu umständlich? Stell dir einfach vor, dass du deine Ferse von dir wegdrücken willst.

AKTIVIERE DEIN POWERHOUSE

Die Überschrift »Aktiviere dein Powerhouse« hört sich doch schon nach einer kraftvollen Übung an, oder? Ist sie auch! Denn ohne eine kraftvolle und stabile Körpermitte geschieht beim Pilates nichts. Vor jeder Bewegung werden die Muskeln aktiviert, die sich zwischen dem Brustkorb und dem Becken befinden und für die Stabilisierung der Körpermitte zuständig sind.

WAS IST EIGENTLICH DAS POWERHOUSE?

Stell dir dazu ein Haus vor: mit einem Boden, Wänden und einem Dach.

Der Boden, das ist unser **Beckenboden**: drei Muskelschichten, die wie Sprungtücher zwischen den beiden Sitzbeinhöckern, dem Schambein und dem Steißbein aufgespannt sind. Der Beckenboden verschließt das Becken nach unten und stützt die inneren Organe.

Die Wand unseres Hauses wird vom **querverlaufenden Bauchmuskel** gebildet. Auch kurz TVA genannt, *Transversus Abdominis*. Er ist unser tiefster Bauchmuskel und verläuft wie ein Korsett um die Taille. Wenn er angespannt wird, wird die Bauchhöhle komprimiert und somit die Taille schmaler. Nicht nur das! Auch die Lendenwirbelsäule wird durch einen aktivierten TVA stabilisiert.

Unsere Rückwand besteht neben dem querverlaufenden Bauchmuskel auch aus der **tiefliegenden Rückenmuskulatur**. Wir haben viele tiefliegende Rückenmuskeln, die allesamt für eine aufrechte Haltung wichtig sind. Besonders interessant für uns ist der »vielgefiederte Muskel« (*Musculus multifidus*), der im Lendenwirbelbereich stark ausgeprägt ist. Dieser Wirbelsäulenaufrichter verläuft vom Kreuzbein über die gesamte Wirbelsäule bis zum Kopf.

Unser Dach ist das **Zwerchfell**, unser größter Atemmuskel, den du im Kapitel »Die Pilates-Atmung« noch genauer kennenlernen wirst.

Das Zusammenspiel dieser Muskeln sorgt dafür, dass unsere Wirbelsäule in der Bewegung stabilisiert wird. Dabei möchte ich unbedingt noch mal betonen, dass wir **das Powerhouse aktivieren, bevor** wir eine Übung ausführen. Wir beanspruchen somit erst die Tiefenmuskulatur, bevor die oberflächliche Muskulatur wirksam werden darf.

WIE AKTIVIEREN WIR DAS POWERHOUSE DENN NUN?

Spanne zunächst deinen Beckenboden an. Stell dir dabei vor, du hättest einen Reißverschluss, der von deinem Steißbein bis nach vorne zu deinem Bauchnabel verläuft. Atme aus und stell dir vor, wie du diesen Reißverschluss langsam schließt. Der Beckenboden hebt sich an, ohne dass die Bewegung sichtbar ist. Deine Pomuskulatur bleibt dabei entspannt.

Jetzt ziehst du sanft deinen Bauchnabel rein und hoch. Deine Bauchdecke flacht sich ab, deine Taille wird schmaler. Es kann auch helfen, sich vorzustellen, dass sich die vorderen Rippenbögen wie eine Schiebetür zusammenziehen. Du aktivierst dabei deinen querverlaufenden Bauchmuskel.

Nun versuche, deinen Beckenboden anzuspannen, dann den Bauchnabel rein- und hochzuziehen und dich dabei aufzurichten. Stell dir vor, deine Wirbel ziehen sich auseinander, ohne dass du dabei die Bauchspannung verlierst. Durch die Aufrichtung ist nun auch deine tiefliegende Rückenmuskulatur aktiviert.

Also: Strecke dich in die Länge, spann den Beckenboden an und zieh deinen Bauchnabel sanft rein und hoch. Damit hast du dein Powerhouse aktiviert.

Gerade zu Beginn wollen wir alles anspannen, so stark es geht. Aber wir wollen uns nicht verkrampfen! Nutze deshalb nur 30 Prozent deiner Maximalkraft.

Das Powerhouse zu aktivieren, braucht Übung! Ich werde dich im gesamten Buch immer wieder daran erinnern, deine Körpermitte anzusteuern, damit wir möglichst sicher und effektiv arbeiten.

DIE PILATES-ATMUNG

Wir machen am Tag circa 20 000 Atemzüge. Die meisten davon unbewusst. Beim Pilates wollen wir uns jedoch auf unsere Atmung konzentrieren. Sie ist ein wichtiger Bestandteil des Trainings, und nur mit der richtigen Atemtechnik lassen sich die Übungen korrekt ausführen.

Während wir ein- und ausatmen spielt das **Zwerchfell** eine ganz besondere Rolle. Es ist unser größter und wichtigster Atemmuskel, er liegt zwischen Brusthöhle und Bauchraum. Wenn wir einatmen, kontrahiert das Zwerchfell und senkt sich nach unten in die Bauchhöhle. Daraufhin vergrößert sich das Volumen der Brusthöhle. Bei der Ausatmung entspannt sich das Zwerchfell und hebt sich wieder. Der Brustkorb senkt sich. Es gibt weitere Hilfsmuskeln bei der Atmung, die eine Rolle spielen. Die wirst du im weiteren Verlauf dieses Buches noch kennenlernen.

Nun gibt es verschiedene Atemtechniken. Bestimmt hast du schon mal von der **Bauchatmung**, auch »Zwerchfellatmung«, gehört. Davon spricht man, wenn sich das Zwerchfell bei der Einatmung so weit nach unten senkt, dass sich der Raum unterhalb des Zwerchfells verengt und sich daraufhin die Organe verlagern. Die Bauchdecke hebt sich. Das kannst du sehen und spüren. Lege deine Hände mal auf deinen Bauch und atme tief ein und aus. Spürst du, wie sich deine Bauchdecke hebt und senkt? Das ist eine super Atemtechnik, wenn du zur Ruhe kommen möchtest.

Diese Atmung funktioniert für uns beim Pilates allerdings nicht. Warum? Versuch mal, dein Powerhouse aktiv zu halten und gleichzeitig in den Bauch zu atmen. Du wirst feststellen: Das funktioniert nicht.

Wir können das Powerhouse nur aktiv halten, solange die Bauchdecke abgeflacht bleibt. Und das können wir am besten durch die **seitliche Brustkorbatmung** erzielen. Die seitliche Brustkorbatmung, auch »seitliche Rippenatmung« oder »Flankenatmung«, erreichen wir dadurch, dass wir den Atem in den sich weitenden Brustkorb lenken.

Probiere es aus – schließe dabei ruhig deine Augen: Leg deine Hände seitlich auf die unteren Rippenbögen, sodass die Fingerspitzen zueinander zeigen. Jetzt stell dir vor, dass du einen Luftballon in deinem Brustkorb hast. Mit der Einatmung durch die Nase bläst sich der Luftballon auf und drückt gegen deine Hände. Deine Rippenbögen schieben sich sanft in deine Handflächen. Du atmest durch den Mund aus, und die Luft entweicht langsam aus dem Luftballon. Du spürst, wie deine Fingerspitzen langsam zueinander gleiten und das Volumen deiner Brusthöhle sich verkleinert.

Das Erlernen der richtigen Atemtechnik ist tatsächlich schon eine Übung für sich. Diese dann auch noch mit der Bewegungsausführung zu kombinieren, ist eine echte Herausforderung! Bitte setz dich daher nicht unter Druck. In den folgenden Kapiteln gebe ich jeweils eine bestimmte Atemrichtung vor. In der Kontraktionsphase wollen wir ausatmen, also bei der Anstrengung. Wenn dir das zu schwer ist oder du durcheinanderkommst, bitte stress dich nicht! Atme dann einfach »anders herum«. Wichtig ist, dass du atmest und deinen Atem fließen lässt.

10 FRAGEN UND ANTWORTEN, BEVOR DU LOSLEGST

Im gesamten Buch findest du immer wieder nützliche Infos und Tipps rund um Pilates und deinen Körper. Auf einige Fragen möchte ich jedoch im Vorhinein eingehen, weil dir die Antworten als Hilfestellung dienen können, wenn du gerade erst in die Pilateswelt eintauchst. Ich habe die 10 häufigsten Fragen herausgesucht, die ich jeden Tag bei Instagram und YouTube gestellt bekomme.

1. WAS BRAUCHE ICH FÜR PILATES?

Das Wichtigste sind bequeme Kleidung und Ruhe. Es gibt nichts Schlimmeres, als wenn dein Sport-BH zwickt, deine Hose rutscht und du nach jeder Übung wieder alles zurechtzupfen musst. Praktisch ist, wenn du ein anliegendes T-Shirt trägst, weil du damit selbst kontrollieren kannst, ob du deine Bauchspannung aufrechterhältst. Schalte dein Handy aus und sag deinem Partner/deiner Partnerin, dass du jetzt Pilates machst. Die Zeit gehört allein dir und deinem Körper.

2. BRAUCHE ICH EINE MATTE, UND WENN JA, WAS FÜR EINE KANNST DU MIR EMPFEHLEN?

Dieses Buch enthält 3 Übungskapitel, bei denen du komplett auf eine Matte verzichten kannst: Pilates im Stehen, Pilates mit Tisch und Stuhl und Pilates auf dem Bett. Auch in den anderen Kapiteln wirst du Übungen finden, die sich ohne Matte ausführen lassen.

Für die anderen Übungen in den entsprechenden Kapiteln kann ich dir eine dicke Matte empfehlen. Leider funktionieren Yoga-Matten für Pilates nicht ganz so gut, da sie relativ dünn sind. Achte auf eine Dicke von mindestens 1,5 cm, da wir viel über die Wirbelsäule rollen und auch eine Beckenkippung auf einer dicken Matte deutlich angenehmer ist.

3. KANN ICH MIT PILATES ABNEHMEN?

Kurz gesagt: Du kannst mit jeder Sportart abnehmen, wenn du auf deine Ernährung achtest und für ein Kaloriendefizit sorgst. Da du Muskulatur aufbaust und Muskeln mehr Kalorien verbrauchen als Fett, ist Pilates eine super Idee.

Aber das Abnehmen sollte nicht dein Hauptziel bei Pilates sein. Uns geht es um die Kräftigung der Tiefenmuskulatur. Vielleicht hast du Lust, noch einen schnellen Spaziergang an dein Pilatestraining dranzuhängen und dein Herz-Kreislauf-System auf Touren zu bringen! So hast du Kraft und Cardio kombiniert und bist deinem Abnehmziel einen Schritt näher gekommen.

4. ICH HABE PROBLEME MIT MEINEM UNTEREN RÜCKEN. IST PILATES GUT FÜR MICH?

Pilates kann wahre Wunder bewirken, wenn es um die Verbesserung deiner Rückenbeschwerden geht. Unser oberstes Ziel beim Pilates ist es, den Rumpf zu stärken und die Wirbelsäule zu stabilisieren, was dir zu einem gesünderen Rücken verhilft. Aber **Vorsicht: Höre auf deinen Körper und arbeite nicht in den Schmerz hinein!** Bitte lass die Übungen zunächst aus, die deine Rückenproblematik verschlimmern. Ich gebe dir im gesamten Buch Hinweise, worauf du achten sollst, wenn du bei bestimmten Übungen weiterhin Probleme mit dem Rücken hast.

5. FÜR WEN IST PILATES GEDACHT?

Ich bin immer ein bisschen traurig, wenn Werbung für Pilates gemacht wird und auf den Bildern nur Frauen im Alter von 40 bis 60 zu sehen sind. Es ist natürlich super, dass Frauen in dem Alter Pilates machen – ich glaube, da ist das Bewusstsein besonders dafür geschärft, dass wir nicht nur unsere oberflächliche Muskulatur kräftigen sollten. Pilates ist jedoch für alle Menschen da – auch Männer besitzen eine Tiefenmuskulatur und können (und sollten) an ihrer aufrechten Körperhaltung arbeiten. Kinder und Jugendliche können ebenfalls von Pilates profitieren, da ihr Körpergefühl geschult und verbessert wird.

Pilates ist für jedes Fitnesslevel geeignet und kann auch bei Übergewicht ausgeführt werden, da es eine sanfte, gelenkschonende Trainingsmethode ist.

Es gibt allerdings auch einige Kontraindikationen, bei denen du Pilates nicht ausführen solltest, etwa bei akuten Schmerzen, Wirbelgleiten oder Osteoporose. Suche in diesen Fällen unbedingt eine Ärztin oder einen Arzt auf, bevor du mit den Übungen beginnst! Falls du schwanger und dir nicht sicher bist, ob Pilates für dich jetzt das richtige ist, solltest du dich ebenfalls mit deiner Ärztin, deinem Arzt oder einer Hebamme besprechen.

6. WIE OFT PRO WOCHE SOLL ICH PILATES MACHEN UND WIE LANG SOLL DIE EINHEIT SEIN?

Falls du gerade erst mit Pilates begonnen hast, empfehle ich dir, lieber kürzere Einheiten von 10–15 Minuten zu absolvieren. Perfekt wäre es, wenn du diese 10–15 Minuten 5 Mal pro Woche in deinen Alltag integrieren könntest.

Wenn du die Basics erst mal beherrschst, sollten die Einheiten länger werden. Gerne bis zu einer Stunde pro Einheit. Vorteilhaft wären 3 Mal die Woche, damit du optimal von den vielen Pilateseffekten profitierst.

Aber: Jede Trainingseinheit zählt! Einmal ist noch immer besser als keinmal.

7. ICH BIN SCHWANGER. KANN ICH PILATES MACHEN?

Bitte führe Pilates nicht ohne persönliche Anleitung aus, wenn du schwanger bist. Da wir viele Aufrollbewegungen ausführen und die gerade Bauchmuskulatur trainieren, kann Pilates für dich kontraproduktiv sein. Es gibt viel zu beachten, und das Pilatesprogramm muss deinem Zustand angepasst werden.

8. ICH FÜHLE MICH UNWOHL BEI MANCHEN ÜBUNGEN. WAS SOLL ICH TUN?

Atme zunächst einmal tief durch. Und dann führe die betreffende Übung noch mal kontrolliert und langsam aus. Gerne auch in einem kleineren Bewegungsumfang. Hör auf deinen Körper und geh behutsam vor. Vielleicht gibt es auch Übungen, die einfach nichts für dich sind. Wenn du Schmerzen hast, lass sie bitte aus!

9. ICH HABE GERADE ERST MIT PILATES ANGEFANGEN UND BIN TOTAL ÜBERFORDERT. HAST DU TIPPS FÜR MICH?

Richte deinen Fokus zunächst auf eine einzige Sache. Nimm dir Zeit, um dich nur auf dein Powerhouse oder deine Atmung zu konzentrieren. Wenn du dich dahingehend sicherer fühlst, kannst du anfangen, leichte Bewegungen auszuführen. Das Wichtigste: Bleib am Ball, gib dir selbst Zeit und setz dich auf keinen Fall unter Druck.

10. WIESO DEHNEN WIR UNS NICHT ZUM SCHLUSS?

Meine Frage: Was möchtest du damit erreichen? Möchtest du dadurch beweglicher werden? Wir machen beim Pilates ohnehin schon sehr viele dynamische Dehnungen, sodass du bereits durch das Training an Beweglichkeit gewinnen wirst. Somit ist dafür keine Dehnung notwendig. Möchtest du durch die Dehnung zum Schluss zur Ruhe kommen? Dann empfehle ich dir, eher ein paar Atemübungen zu machen und tief in den Bauch zu atmen. Das ist nicht nur gut für deine mentale Gesundheit, sondern es entspannt auch deinen Beckenboden!

SO IST DAS BUCH AUFGEBAUT

Nachdem du nun ein wenig darüber erfahren hast, was Pilates so einzigartig macht, wie die Atmung funktioniert und wie du dein Powerhouse aktivierst, starten wir nun mit unseren Workouts.

Wir haben 7 Übungskapitel mit jeweils 12 Übungen vor uns. Jedes dieser Übungskapitel kannst du als ein eigenes, in sich abgeschlossenes Ganzkörpertraining betrachten. Du kannst die Übungen gerne direkt in der Reihenfolge absolvieren, in der sie in den Kapiteln auftauchen, kannst sie aber auch nach Belieben variieren.

Der Aufbau jeder Übungsseite folgt demselben Grundschema: Zunächst erhältst du die wichtigsten Infos, wie Übungsname, Bilder der Übungsausführung, Beschreibung der Ausgangsposition und Ausführungsbeschreibung. Vielleicht reicht dir das schon an Infos und du möchtest einfach loslegen!

Wiederholungen: Die Anzahl der Wiederholungen sind Richtwerte und können natürlich deinen Bedürfnissen und deinem Trainingslevel angepasst werden. Es sollte dir aber nicht darum gehen, möglichst viele Wiederholungen zu schaffen – mach die Übungen lieber weniger häufig, dafür aber mit möglichst präziser Technik.

Dos und Don'ts: Wenn du tiefer in die Pilates-Materie eintauchen möchtest, ist das *die* Kategorie für dich! Hier findest du noch mal genauere Anweisungen, was wir bei der jeweiligen Übung besonders beachten wollen.

Take it easy: Solltest du merken, dass eine Pilatesübung (noch) zu schwer ist und/oder falls du gewisse Einschränkungen hast, kannst du auf die »Take it easy«-Variante zurückgreifen.

Challenge yourself: Schaffst du es, die Übung mit präziser Technik und der angegebenen Wiederholungszahl auszuführen? Sehr gut. Dann hast du mit »Challenge yourself« eine neue Herausforderung.

Und wenn du nach den 7 Übungskapiteln noch immer in Pilates-Laune bist, guck mal in den hinteren Teil des Buches, dort findest du weitere Workoutpläne.

Aber jetzt lass uns einfach mal starten.

Pilates im Stehen

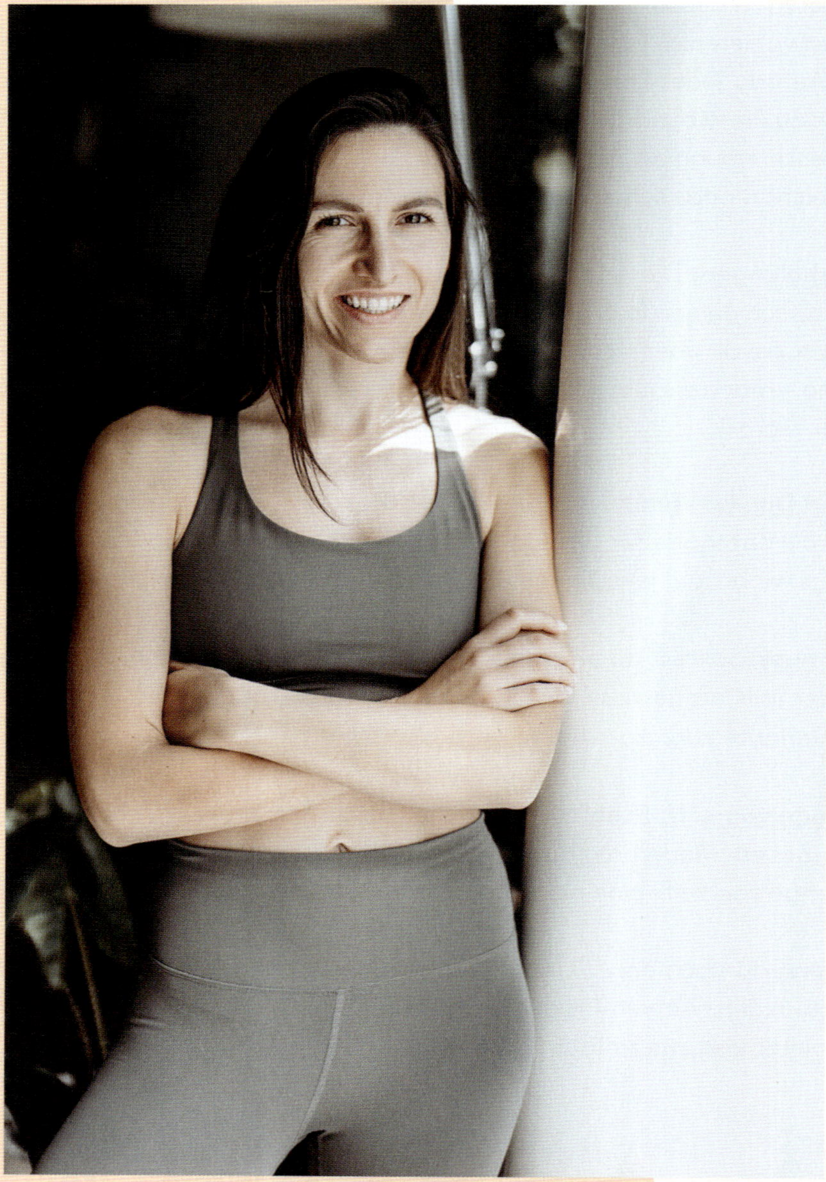

Hast du schon den ganzen Tag gesessen oder gerade keine Matte parat? Na, dann sind die nächsten Übungen perfekt für dich. Beim Pilates im Stehen brauchst du nichts, außer die Lust, deinen Körper wahrzunehmen, zu kräftigen und zu mobilisieren. Weitere Gründe, die für ein Workout im Stehen sprechen, sind das Training deines Gleichgewichts und die Aktivierung deiner Fußmuskulatur. Ich kann dir dabei nur ans Herz legen, Schuhe wie auch Socken für dein Workout auszuziehen, um die Fußmuskulatur mit zu beanspruchen. Auch die Muskulatur freut sich über ein wenig mehr Aufmerksamkeit.

Hier kommst du zum **YouTube-Video »Standing Pilates im Dschungel«:**
Dieses Standing-Pilates-Video ist mein absoluter Favorit. Nicht nur, weil das Video in Costa Rica am Fluss entstanden ist und die Vogelgeräusche mich zur Ruhe kommen lassen, sondern auch, weil wir Pilatesübungen spielerisch miteinander kombinieren. Was nicht bedeutet, dass es nicht anstrengend ist! Deine Tiefenmuskulatur ist hier für 20 Minuten gefordert.

Du hast noch nicht genug von Pilates Workouts im Stehen? Dann findest du hier meine komplette YouTube-Playlist »Standing Pilates«.

»Klasse Übungen. So kann ich auch Pilates machen, wenn ich auf Reisen bin und keine Matte parat habe.«
Maya B.

Overhead Arm Raise

Unser Alltag ist oft stressig, wir hetzen von einem Termin zum nächsten, und unsere Haltung lässt häufig zu wünschen übrig. Deswegen starten wir mit der Übung »Overhead Arm Raise«. Mit dieser Übung wollen wir zunächst einmal bei uns ankommen, unsere Haltung im Stehen korrigieren und lernen, unser Powerhouse zu aktivieren.

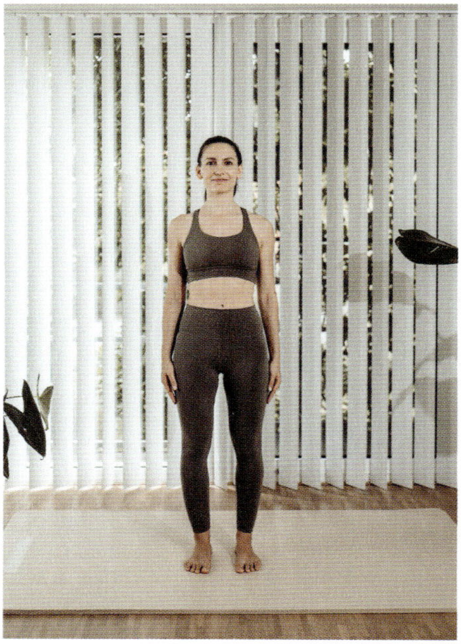

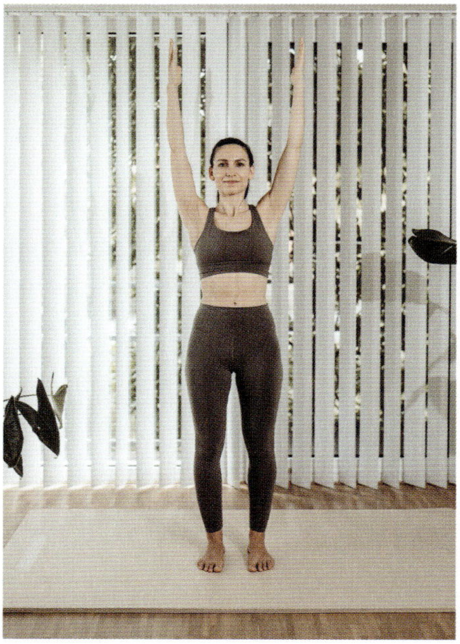

Ausgangsposition:

Aufrechter Stand (siehe S. 12).

So geht's:

1. Ausatmen. Aktiviere dein Powerhouse.

2. Einatmen. Atme in deinen seitlichen Brustkorb und spüre, wie du dich noch ein wenig mehr aufrichtest.

3. Ausatmen. Hebe deine Arme nach vorne oben an, sodass die Fingerspitzen in Richtung Decke zeigen.

4. Einatmen. Halte diese Position.

5. Ausatmen. Senke die Arme langsam wieder ab und kehre zurück in die Ausgangsposition.

Wiederhole die Übung 6 Mal.

Dos

Aktiviere dein Powerhouse, indem du deinen Beckenboden anspannst und deinen Bauchnabel rein- und hochziehst. Stell dir vor, wie sich deine unteren vorderen Rippen und deine Hüftknochen annähern.

Mach dich groß, ohne deine Knie zu überstrecken. Lass sie während der ganzen Übungsausführung leicht gebeugt.

Blicke während der gesamten Übungsausführung nach vorne. Sobald du nach unten zu deinen Füßen blickst, wirst du beginnen, dich mit dem Oberkörper zu runden.

Hebe die Arme nur so weit nach oben, wie es deine Schultermobilität zulässt. Ich verspreche dir, dass du von Mal zu Mal besser wirst.

Die Handflächen zeigen die ganze Zeit zueinander, beide Arme bewegen sich gleichzeitig auf und ab.

Don'ts

Achte darauf, dass du keine Ausweichbewegung machst. Wir schieben oft unsere Hüfte nach vorne, um die Arme höher zu bekommen. Dann ist unser Powerhouse nicht mehr aktiviert.

Atme nicht in den Bauch, sodass sich die Bauchdecke hebt und senkt. Wir können unser Powerhouse bei der Bauchatmung nicht aktiv halten. Deshalb atmen wir in den seitlichen Brustkorb.

Spanne nicht deinen Po an. Wir wollen effizient trainieren und nur die Muskulatur ansteuern, die wir für die Übungsausführung benötigen.

Take it easy

Nimm dir die Zeit, die du brauchst. Vielleicht möchtest du zu Beginn ein paar mehr Atemzüge machen, während deine Arme unten sind, um dich vor jeder Bewegung wieder aufzurichten und dein Powerhouse erneut zu aktivieren.

Challenge yourself

Während du deine Arme nach oben in Richtung Decke schiebst, hebst du gleichzeitig die Fersen vom Boden ab. So arbeitest du gleichzeitig an deinem Gleichgewicht und kräftigst die Waden-muskulatur.

Arme/Schultern	●				
Brust					
Bauch	●				
Rücken	●				
Po					
Beine					

Oft denken wir, wir stünden aufrecht und belasteten beide Füße gleichermaßen. Und dann sehen wir Fotos von uns und stellen fest, dass dem doch nicht immer so ist. Unsere eigene Körperwahrnehmung kann uns leicht täuschen. Film dich doch mal bei der Übung von der Seite und schau hinterher, an welchen Feinheiten du noch arbeiten kannst. So hast du eine Feedback-Methode für zu Hause und kannst auch alleine effektiv trainieren.

Trunk Rotation

Die Übung ist nützlich, um festzustellen, ob wir unser Powerhouse für längere Zeit aktiv halten können. Gleichzeitig mobilisieren wir die Brustwirbelsäule, wodurch wir Verspannungen im Nacken lösen können.

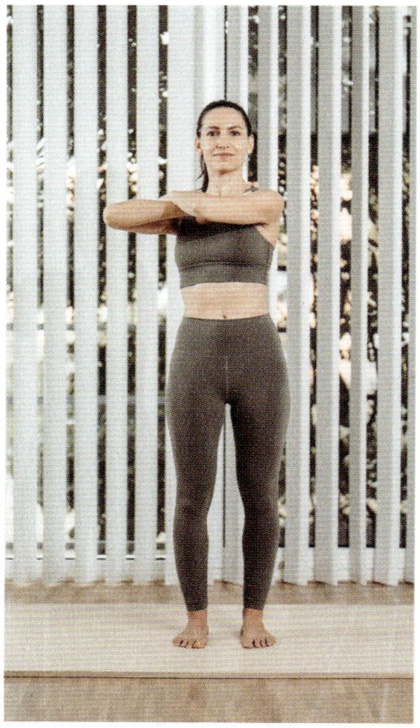
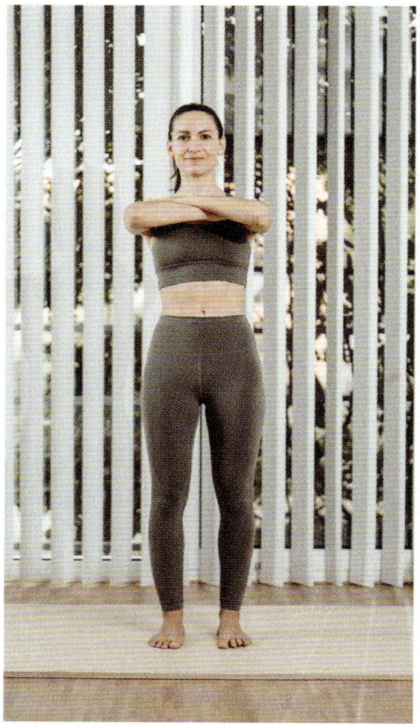
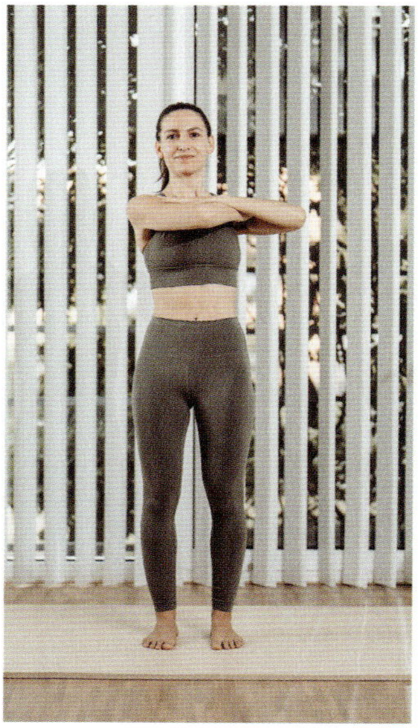

Ausgangsposition:

Aufrechter Stand (siehe S. 12).
Deine Unterarme sind gekreuzt und deine Ellenbogen auf Schulterhöhe.
Deine Hände liegen auf den entgegengesetzten Oberarmen auf.
Die Handflächen zeigen nach unten.
Dein Powerhouse ist aktiviert.

So geht's:

1. Ausatmen. Schwinge deinen Brustkorb fünfmal schnell von rechts nach links. Deine Arme ziehen mit.

2. Einatmen. Schwinge fortführend deinen Brustkorb fünfmal schnell von links nach rechts. Deine Arme ziehen mit.

Wiederhole die Übung 5 Mal, sodass du deinen Oberkörper und die Arme insgesamt 50 Mal von einer zur anderen Seite bewegst.

Dos

Passe deine Bewegung deiner Atmung an. Du atmest »abgehackt« für 5 Bewegungen aus und für 5 Bewegungen ein. Auch die Bewegung im Oberkörper ist »abgehackt«.

Beide Hüftknochen sind die gesamte Zeit nach vorne ausgerichtet. Stell dir vor, ich halte dich an deiner Hüfte fest und du kannst nur deinen Oberkörper bewegen.

Lass deinen Blick nach vorne gerichtet. Das sorgt dafür, dass du nur in der Brustwirbelsäule rotierst und dir nicht schwindelig wird.

Führe die Übung schnell aus. Es fühlt sich so an, als wolltest du dich schütteln.

Halte dein Powerhouse aktiv, um die Bewegung kontrolliert durchzuführen und die Bauchdecke flach zu lassen.

Don'ts

Zieh die Schultern nicht in Richtung der Ohren. Nimm die Ellenbogen gerne etwas tiefer, wenn du merkst, dass du im Nackenbereich verkrampfst.

Mach nicht weiter, wenn dir bei dieser Übung unwohl wird. Du kannst sie aber noch mal in der vereinfachten Variante (»Take it easy«) probieren.

Take it easy

Wenn dich die Atemtechnik irritiert, lass deinen Atem einfach fließen. So, wie es sich für dich richtig anfühlt.

Challenge yourself

Einatmen. Zur Mitte hin aufrichten. Für 5 Bewegungen ausatmen und den Oberkörper dabei nur schnell nach rechts rotieren. Wieder einatmen und zur Mitte hin aufrichten. Für 5 Bewegungen ausatmen und den Oberkörper dabei nur schnell nach links rotieren.

Arme/Schultern	●				
Brust					
Bauch	●	●			
Rücken	●	●			
Po					
Beine					

Wir müssen unseren Körper als Ganzes sehen und verstehen. Wenn du immer wieder unter Nackenschmerzen leidest, kann es natürlich sein, dass du keine ideale Körperhaltung am Schreibtisch einnimmst. Genauso gut kann es aber auch sein, dass die Rotationsfähigkeit deiner Brustwirbelsäule eingeschränkt ist. Es gibt viele verschiedene Gründe, warum es zu körperlichen Schmerzen kommen kann. Und meist liegt die Ursache woanders als dort, wo nachher der Schmerz auftritt. Nimm deinen Körper bei den Übungen bewusst wahr und finde heraus, was dir guttut. Viel Spaß auf dieser Reise. Einer Reise, die niemals endet!

Neck Pull

Würden wir die Übung im Liegen ausführen, also in typischer Pilatesmanier, wäre es eine Kräftigungsübung für den Bauch. Im Stehen ist der »Neck Pull« hingegen eine großartige Dehnung für unsere komplette Körperrückseite. Wir mobilisieren dabei die Wirbelsäule und nehmen immer wieder unsere aufrechte Haltung wahr.

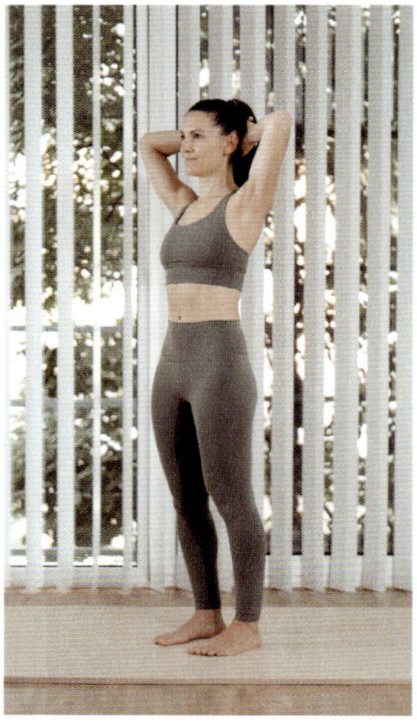
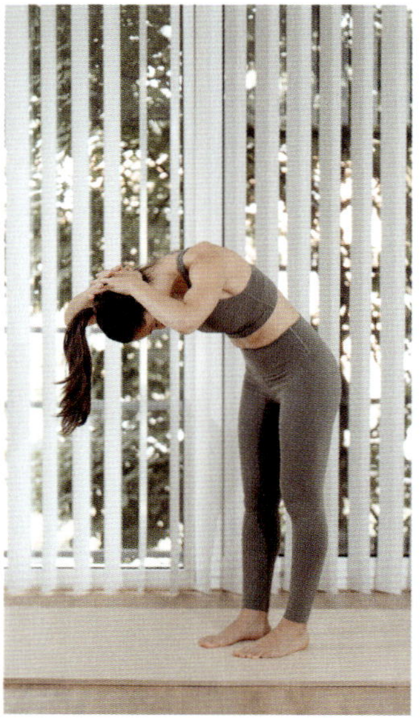
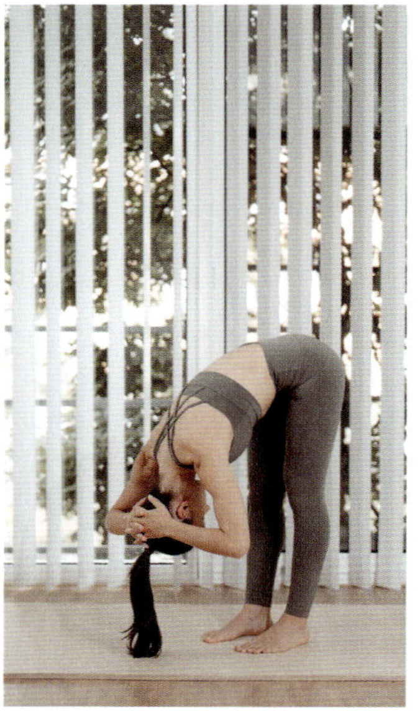

Ausgangsposition:

Aufrechter Stand (siehe S. 12).
Die Hände liegen am Hinterkopf, die Finger sind ineinander verschränkt und die Ellenbogen dabei so weit abgespreizt, dass du sie aus den Augenwinkeln noch sehen kannst.
Dein Blick ist nach vorne gerichtet.
Dein Powerhouse ist aktiviert.

So geht's:

1. Atme vorbereitend durch die Nase ein und drücke deinen Hinterkopf leicht in deine Hände. Richte dich auf.

2. Ausatmen. Senke dein Kinn in Richtung Brustkorb und rolle dich Wirbel für Wirbel nach unten ab.

3. Einatmen. Halte deinen Körper in dieser Position. Dein Blick ist auf deine Beine gerichtet.

4. Ausatmen. Richte dich Wirbel für Wirbel wieder auf und kehre zurück in die Ausgangsposition.

Dos
Die Bewegung wird dadurch initiiert, dass du dein Powerhouse aktivierst und sanft deinen Kopf mit den Händen nach unten ziehst.

Nimm zuerst die Dehnung im Nacken wahr, dann die Mobilisation der Wirbelsäule und zuletzt die Streckung der Beinrückseite beim Nach-vorne-Beugen.

Lass deine Ellenbogen immer gleich ausgerichtet. Du kannst sie also immer im Augenwinkel sehen.

Stell dir deine Wirbelsäule als eine aufgezogene Perlenkette vor. Du kannst jede Perle einzeln wahrnehmen und bewegen.

Drücke deinen Kopf leicht in die Hände, wenn du dich aufrichtest, um die Nacken- und Halsmuskulatur zu trainieren.

Don’ts
Auch wenn die Übung »Neck Pull« heißt, zieh bitte nicht an deinem Nacken. Deine Hände schieben deinen Kopf sanft nach unten. Dadurch ergibt sich eine Dehnung des Nackens.

Arbeite nicht mit Schwung. Wir gehen langsam und behutsam vor.

Führe die Übung nicht weiter aus, wenn dein unterer Rücken dabei schmerzt. Probiere es lieber noch mal mit gebeugten Beinen. Du merkst deinen unteren Rücken noch immer? Komm nicht mehr ganz nach unten mit dem Oberkörper oder lass die Übung weg!

Take it easy
Dir fällt es schwer, die Finger ineinander zu verschränken und die Ellenbogen dabei weit abzuspreizen? Dann bring deine Fingerspitzen an die Ohren und richte deinen Oberkörper im aufrechten Stand so gut es geht auf.

Challenge yourself
Du kannst gleichzeitig an deiner Balance arbeiten, wenn du beim aufrechten Stand ein Knie nach vorne oben in den 90-Grad-Winkel ziehst. Vergiss aber nicht, gleichzeitig deinen Kopf in deine Hände zu drücken.

Arme/Schultern	●				
Brust					
Bauch	●				
Rücken	●	●			
Po					
Beine					

Wenn du bei der Übung Schmerzen im Rücken verspürst, kann das zum Beispiel an einer Funktionsstörung deiner großen Rückenfaszie liegen. Faszien sind Bindegewebe, die unsere Muskeln, Knochen und Sehnen umhüllen und auf Spannung halten. Die große Rückenfaszie ist ganz starkes Bindegewebe hinten am Rücken mit vielen Nervenzellen und folglich auch Schmerzrezeptoren. Es dient unter anderem als Wasserspeicher und ist wichtig für die Nährstoffversorgung. Das beste Mittel gegen eine Funktionsstörung (und damit gegen Schmerzen) ist ein aktiver Alltag!

One Hundred

Die Übung hat ihren Namen daher, dass wir die Arme hundert Mal auf und ab schlagen. Perfekt, um den Kreislauf in Schwung zu bringen und warm zu bleiben für das weitere Workout. Da wir die Übung im Stehen durchführen, aktivieren wir die Schulter- und Rückenmuskulatur und öffnen unseren Brustkorb.

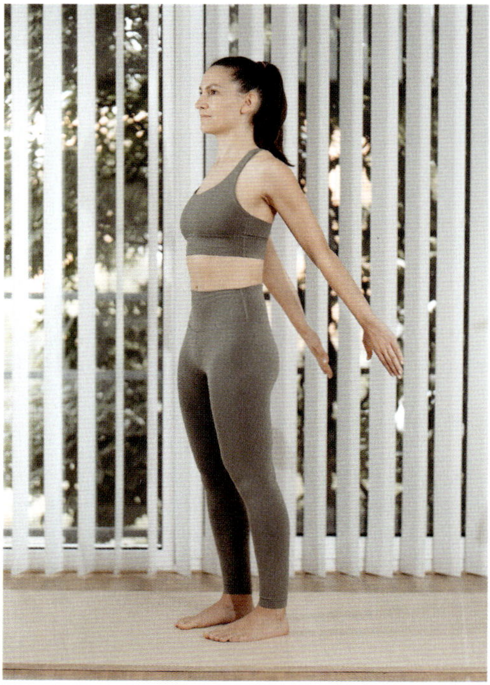

Ausgangsposition:

Aufrechter Stand (siehe S. 12).
Deine Arme sind lang neben dem Körper.
Die Arme sind gestreckt nach hinten oben angehoben.
Die Handflächen zeigen nach hinten und die Daumen zu deinen Beinen.
Dein Blick ist nach vorne gerichtet.
Dein Powerhouse ist aktiviert.

So geht's:

1. Ausatmen. Schlage mit den Armen 5 Mal nach hinten oben.

2. Einatmen. Schlage weiterhin mit den Armen 5 Mal nach hinten oben.

Wiederhole die Übung 10 Mal, sodass du insgesamt 100 Schläge machst.

Dos

Denk daran, dass dein Blick die ganze Zeit nach vorne gerichtet ist. Wenn du nach unten schaust, kriegst du zwar die Arme höher nach hinten, aber gleichzeitig wirst du deine Brustwirbelsäule auch mehr runden. Das wollen wir vermeiden.

Halte die Schlagbewegung klein. Sobald die Bewegung groß wird, wird es sehr schwer, Übung und Atmung in Einklang zu bringen.

Lass beide Füße fest am Boden stehen. Es findet außer in den Armen keine Bewegung statt. Die Bewegung geschieht aus dem Schultergelenk. Wenn dir das schwerfällt, halte die Bewegung bei der Ausführung zunächst noch kleiner.

Die Bauchdecke bleibt flach. Wir atmen weiterhin in den seitlichen und hinteren Brustkorb.

Spüre in der Ausgangsposition die Dehnung deines Brustkorbs. Dafür schiebst du nicht nur die Arme nach hinten, sondern hebst dein Brustbein in Richtung Decke.

Die Schultern ziehen weg von deinen Ohren. Sobald du merkst, dass du dich im Nackenbereich verkrampfst, mach eine Pause. Richte dich erneut auf und lass die Schultern nach hinten unten sinken.

Don’ts

Knicke deine Handgelenke nicht ab. Stell dir vor, deine Arme seien Kochlöffel, die du nach hinten oben gegen Töpfe schlägst.

Bewege nicht deinen ganzen Körper. Es sind nur die Arme, die auf und ab gehen.

Schiebe deinen Po nicht nach hinten raus. Das spricht meist dafür, dass du dein Powerhouse nicht mehr aktiviert hast. Roll dein Steißbein sanft in Richtung Boden ein und stelle die Verbindung zwischen Rippenbögen und Hüftknochen wieder her.

Take it easy

Lass die schnellen Schlagbewegungen weg. Ausatmen. Hebe die Arme nach oben hinten an. Einatmen. Bringe deine Arme langsam wieder zurück neben deinen Körper.

Challenge yourself:

Verändere deine Ausgangsposition. Beuge deine Beine, schiebe dein Gesäß nach hinten und lehne dich im Oberkörper nach vorne. Bleibe in der Position während der gesamten Übungsausführung. Bei der Variante wird deine Rückenmuskulatur deutlich mehr gekräftigt.

Arme/Schultern	●	●			
Brust					
Bauch	●	●			
Rücken	●	●			
Po					
Beine					

Du willst dein Powerhouse so gut du kannst aktivieren? Entspann dich! Meist versuchen wir viel zu stark, den Beckenboden anzuspannen und den Bauchnabel rein- und hochzuziehen. Um das Powerhouse korrekt zu aktivieren, nutzen wir nur 30 Prozent unserer Maximalkraft. Fühlt sich gleich viel besser an, oder?

Side Knee to Elbow

Fällt es dir schwer, das Gleichgewicht zu halten, wenn du auf einem Bein stehst? Die Übung »Side Knee to Elbow« nutzen wir, um unsere Balance zu schulen und gleichzeitig unsere Fußmuskulatur zu kräftigen. Außerdem wirst du spüren, dass wir auch im Stehen unsere seitliche Bauchmuskulatur aktivieren können.

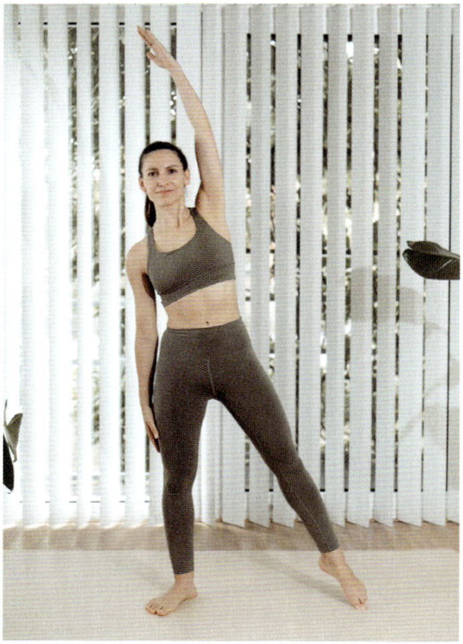

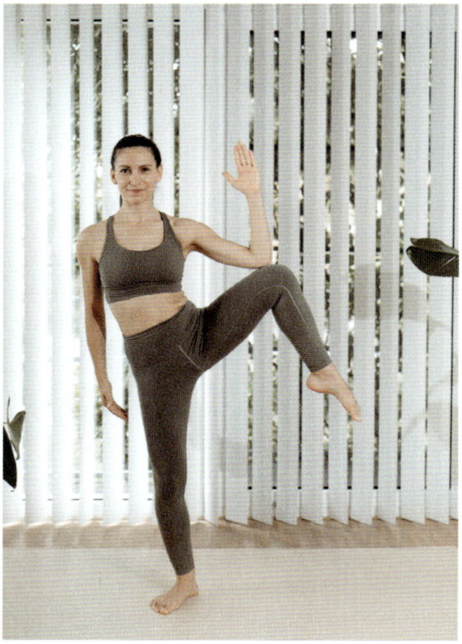

Ausgangsposition:

Aufrechter Stand (siehe S. 12).
Die Fußspitzen sind leicht nach außen rotiert.
Dein Körpergewicht ist auf das rechte Bein verlagert.
Das rechte Bein ist leicht gebeugt.
Das linke Bein ist zur Seite weggestreckt.
Der linke große Zeh berührt den Boden.
Dein linker Arm ist lang über den Kopf gestreckt.
Die Handfläche zeigt in Richtung Boden.
Dein Powerhouse ist aktiviert.

So geht's:

1. Ausatmen. Führe deinen linken Ellenbogen und dein linkes Knie über die Körperseite zueinander.

2. Einatmen. Komme zurück in die Ausgangsposition.

Wiederhole die Übung 8 Mal und wechsle dann die Seite.

Dos

Arbeite mit großen und grazilen Bewegungen. Stell dir vor, du stehst auf einer riesigen Bühne und alle sollen dich sehen können.

Führe Arm und Bein genauso langsam wieder auseinander, wie du sie auch zusammengeführt hast. Wir haben Zeit!

Nimm wahr, dass der gesamte Fuß deines Standbeins belastet wird. Deine Ferse, dein Fußballen und deine Zehen.

Schiebe immer wieder erneut deine Scheitelkrone in Richtung Decke. Wir wollen uns aufrichten.

Don'ts

Beuge dich nicht nach vorne im Oberkörper. Wir neigen uns zur Seite, um die seitliche Bauchmuskulatur zu erreichen, ohne den Oberkörper zu runden.

Strecke dein Standbein nicht komplett durch. Lass es immer leicht gebeugt.

Verkrampfe deine Zehen nicht. Strecke den Fuß weg vom Schienbein und spreize deine Zehen gleichzeitig wie einen Fächer auf.

Take it easy

Wenn du noch Schwierigkeiten mit dem Gleichgewicht hast, setze jedes Mal bei der Einatmung beide Füße wieder komplett auf den Boden auf.

Challenge yourself

Bei der Einatmung streckst du dich weiterhin in die Länge. Diesmal lässt du deinen Fuß aber in der Luft. So ist deine Balance noch mehr gefordert.

Arme/Schultern	●				
Brust					
Bauch	●	●			
Rücken	●				
Po					
Beine	●	●			

Viele Menschen haben das Problem, dass der Fuß schmerzt oder krampft, wenn sie auf einem Bein stehen. Das liegt oft daran, dass die Fußmuskulatur nicht sehr ausgeprägt ist und beim Einbeinstand sehr beansprucht wird. Oft wollen wir für mehr Halt unsere Zehen in den Boden »bohren«. Sollte dein Fuß krampfen, versuch einfach mal, deine Zehen für ein paar Sekunden anzuheben. Ich hoffe, es tritt schnell eine Besserung ein.

Criss Cross

Eine weitere Übung, um unsere Bauchmuskulatur im Stehen zu trainieren. Übrigens: Du kannst auch mal ausprobieren, den »Criss Cross« mit dem »Side Knee to Elbow« zu kombinieren. Zieh dein Knie einmal über vorne ran und dann über die Seite und zack!, hast du eine neue Übungsvariante. Deiner Fantasie sind keine Grenzen gesetzt, und das Training bleibt abwechslungsreich.

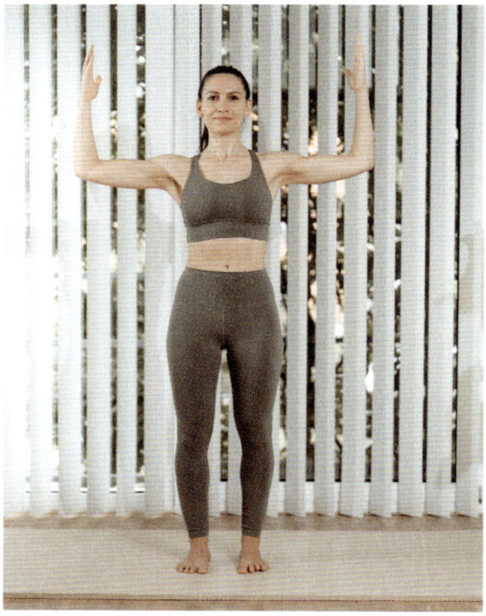

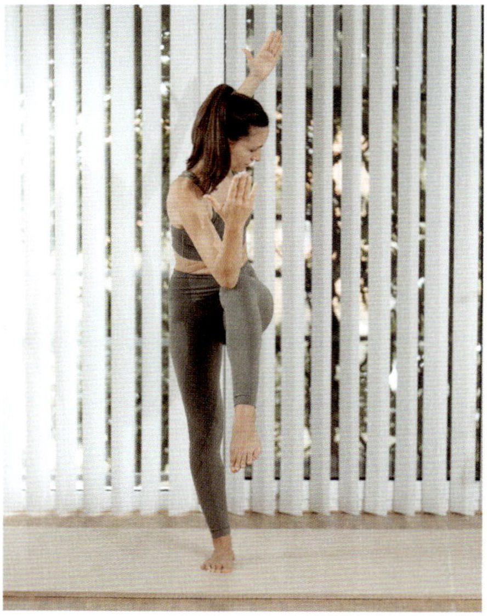

Ausgangsposition:

Aufrechter Stand (siehe S. 12).
Du hebst deine Arme angewinkelt auf Schulterhöhe seitlich vom Körper.
Die Handflächen zeigen zueinander. Die Daumen deuten nach hinten.
Dein Powerhouse ist aktiviert.

So geht's:

1. Ausatmen. Hebe dein linkes Knie nach vorne an. Gleichzeitig schiebst du deinen rechten Ellenbogen nach unten in die Diagonale. Knie und Ellenbogen sollten sich berühren.

2. Einatmen. Komm zurück in die Ausgangsposition.

3. Ausatmen. Hebe nun dein rechtes Knie nach vorne an. Gleichzeitig schiebst du deinen linken Ellenbogen nach unten in die Diagonale. Knie und Ellenbogen sollten sich wieder berühren.

4. Einatmen. Komm zurück in die Ausgangsposition.

Wiederhole die Übung insgesamt 12 Mal.

Dos

Runde dich im Oberkörper, wenn du Knie und Ellenbogen zusammenbringst. Während Ellenbogen und Knie gegeneinanderdrücken, spürst du, wie deine Bauchmuskulatur gekräftigt wird.

Lass die Arme weit auseinander. Wenn ein Ellenbogen nach vorne geht, schiebst du den anderen nach hinten.

Richte dich jedes Mal mit der Einatmung wieder auf und halte deine Handgelenke genau über deinen Ellenbogengelenken. Häufig sind die Handgelenke weiter vorne – so verlieren wir aber die Ansteuerung unserer Rückenmuskulatur. Und die wollen wir auch kräftigen!

Lass dein Standbein leicht gebeugt.

Nimm deinen Blick mit. Schau nach hinten in Richtung Boden, wenn du Knie und Ellenbogen zusammenführst. Schau nach vorne, wenn du beide Füße wieder aufstellst.

Don'ts

Arbeite nicht mit Schwung. Wir wollen keine Cardioübung aus dem »Criss Cross« machen.

Vergiss dein Powerhouse nicht. Ich weiß, dass die Übung deutlich leichter ist, wenn wir Ellenbogen und Knie zusammenführen, ohne die Muskulatur anzuspannen, aber wir wollen mit dieser Übung unsere Bauchmuskulatur kräftigen.

Take it easy

Balle deine Hände zu Fäusten und bringe sie vor deiner Brust zusammen. Deine Ellenbogen sind auf gleicher Höhe wie deine Fäuste. Ausatmen. Hebe dein rechtes Knie nach vorne an. Gleichzeitig schiebst du deinen linken Ellenbogen nach unten in die Diagonale, sodass sich Knie und Ellenbogen berühren. Einatmen. Zurück in die Ausgangsposition. Ausatmen. Andere Seite. Die Fäuste bleiben während der gesamten Übungsausführung zusammen. Die vereinfachte Variante ist vor allem dann für dich geeignet, wenn du dich schnell im Nackenbereich verspannst.

Challenge yourself

Drücke Knie und Ellenbogen bei der Ausatmung möglichst fest zusammen. Dadurch wirst du deine Bauchmuskulatur deutlich mehr spüren.

Arme/Schultern	●				
Brust					
Bauch	●	●			
Rücken	●				
Po					
Beine	●	●			

Dein Gehirn freut sich sehr über den »Criss Cross«! Warum? Weil es eine Überkreuzübung ist und dies die Kommunikation zwischen den beiden Gehirnhälften verbessern kann. Außerdem wird die Aktivität des Kleinhirns angeregt. Das Kleinhirn ist zum Beispiel dafür zuständig, Bewegungen präzise zu koordinieren.

One Leg Balance

Beim »One Leg Balance« wollen wir zum einen unseren Hüftbeuger kräftigen und zum anderen lernen, keine Ausweichbewegung in der Hüfte zu machen. Eine gute Übung, bei der du dich im Spiegel selbst kontrollieren kannst.

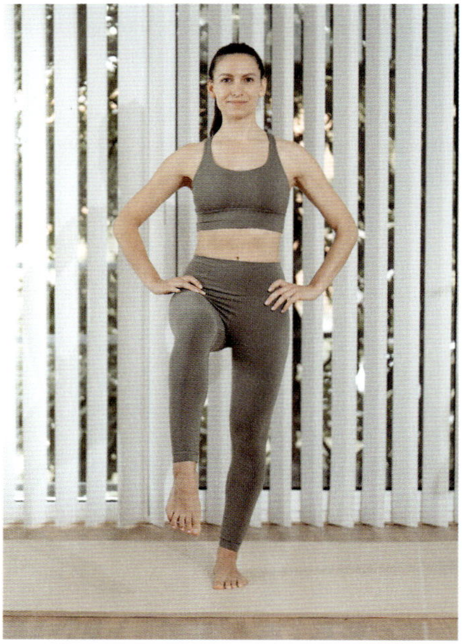

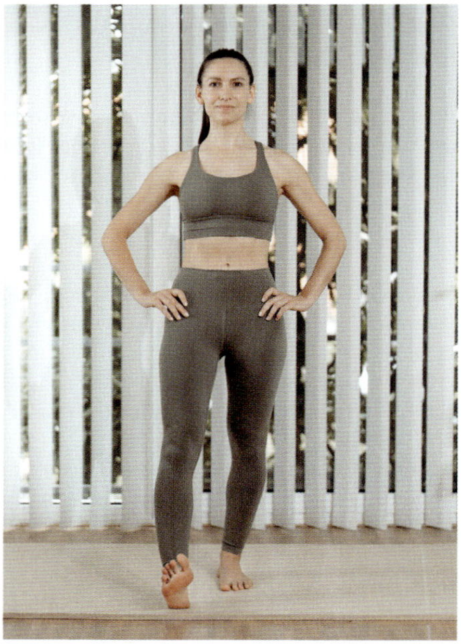

Ausgangsposition:

Aufrechter Stand (siehe S. 12).
Arme sind seitlich angewinkelt. Die Hände liegen an der Hüfte.
Dein Powerhouse ist aktiviert.

So geht's:

1. Ausatmen. Hebe dein rechtes Bein nach vorne in einem 90-Grad-Winkel an. »*Pointe*« den Fuß (siehe S. 14).

2. Einatmen. »*Flexe*« (siehe S. 14) nun den Fuß und setze die Ferse ca. 20 cm vor dir auf den Boden auf.

Wiederhole die Übung 8 Mal und wechsle dann die Seite.

Dos

Spüre die Dehnung in der Wade, wenn du deine Ferse nach vorne absetzt.

Halte den Oberkörper aufrecht. Deine Wirbelsäule bleibt in der neutralen Position.

Lasse beide Hüftknochen immer auf gleicher Höhe. Wir haben keine Seitwärtsbewegung (und somit Ausweichbewegung) in der Hüfte.

Nimm wahr, ob dir eine Seite leichter fällt als die andere. Mache drei zusätzliche Wiederholungen mit der Seite, bei der du Schwierigkeiten hast.

Dein Fuß ist genau unter dem Kniegelenk, wenn du das Bein nach oben gezogen hast.

Don'ts

Bring das Knie nicht höher als 90 Grad. Nur so arbeiten wir effektiv für unseren Hüftbeuger.

Lass das Bein nicht nach unten fallen. Wir wollen langsam und kontrolliert den Fuß absenken.

Take it easy

Gerade wenn dein Hüftbeuger sehr schwach ist und/oder du schnell zur Seite kippst, empfehle ich dir, weniger Wiederholungen pro Bein zu machen.

Challenge yourself

Anstatt dein Bein angewinkelt hochzuheben, streckst du es gerade nach vorne aus. Das ist deutlich schwieriger!

Arme/Schultern					
Brust					
Bauch	●				
Rücken					
Po	●				
Beine	●	●			

Unser Hüftbeuger ist kein einzelner Muskel, sondern eine ganze Muskelgruppe, die – wie der Name schon sagt – dafür zuständig ist, dass wir die Hüfte beugen (das Knie in Richtung Brust ziehen) können. Zur Hüftbeuger-Muskulatur gehören der kleine und der große Lendenmuskel und der Darmbeinmuskel. Der große Lendenmuskel zum Beispiel entspringt an der Brust- und Lendenwirbelsäule und reicht hinunter bis zum Oberschenkel. Er ist mitverantwortlich für die Stabilisation der Wirbelsäule. Lasst uns die Muskulatur also nicht vergessen beim Pilates!

Standing Bicycle

Wieder haben wir die Herausforderung, unser Gleichgewicht zu halten. Gleichzeitig trainieren wir mit dieser Übung auch unser Gesäß und unsere Beine und haben eine dynamische Dehnung des Hüftbeugers. Ich liebe die Übung »Standing Bicycle«, weil sie meine ganze Konzentration erfordert.

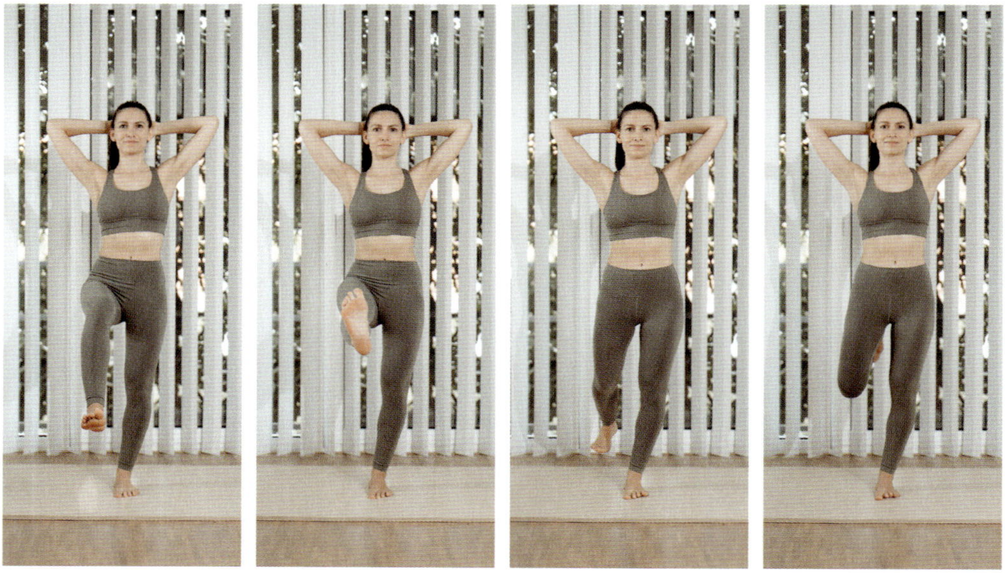

Ausgangsposition:

Aufrechter Stand (siehe S. 12).
Die Finger sind ineinander verschränkt und liegen am Hinterkopf.
Die Ellenbogen sind weit geöffnet.
Im Augenwinkel kannst du deine Ellenbogen sehen.
Dein Powerhouse ist aktiviert.

So geht's:

1. Einatmen. Bring das rechte Bein nach vorne oben in den rechten Winkel.

2. Ausatmen. Strecke das Bein lang nach vorne aus.

3. Einatmen. Schiebe dein Bein lang nach hinten weg.

4. Ausatmen. Winkle das Bein nun an und bringe die Ferse langsam zu deiner rechten Gesäßhälfte.

Wiederhole die Übung 8 Mal und wechsle dann die Seite.

Dos

Der Fuß ist im *Flex* (siehe S. 14) und bleibt während der gesamten Übungsausführung vom Boden gelöst.

Stell dir bei der Übung vor, du trittst die Pedale eines sehr großen Fahrrads.

Deine Ferse bleibt die ganze Zeit hinter der Fußspitze. Dreh dein Bein nicht ein oder aus.

Bringe deine Ferse erst zum Gesäß, bevor du dein Bein wieder nach vorne oben ziehst. So wirst du die Kräftigung deiner Oberschenkelrückseite optimal wahrnehmen.

Mach die Übungsausführung mit einer flüssigen Bewegung. Stoppe nicht in den einzelnen Positionen.

Drück deinen Kopf leicht in deine Hände, während deine Scheitelkrone nach oben zieht. So werden deine Hals- und deine Nackenmuskulatur mit gekräftigt.

Don'ts

Falle nicht ins Hohlkreuz. Das passiert schnell, wenn wir unser Bein lang nach hinten strecken. Geh nur so weit zurück, wie du dein Powerhouse aktiv und deinen Oberkörper stabil halten kannst.

Mach keine Gegenbewegung mit dem Oberkörper. Wir gehen weder ins Hohlkreuz und drücken unsere Brust raus, wenn das Bein zurück gestreckt wird, noch lehnen wir uns im Oberkörper nach hinten, wenn wir das Bein lang nach vorne strecken. Halte den Oberkörper stabil und aufrecht.

Take it easy

Die Übung ist sehr komplex. Fang damit an, die einzelnen Bewegungen zu trainieren.

Challenge yourself

Schließe die Augen bei der Übung. Jetzt wird es deutlich wackeliger!

Arme/Schultern	●				
Brust					
Bauch	●				
Rücken	●				
Po	●	●			
Beine	●	●	●		

Wie du siehst, haben wir ein paar Übungen, bei denen unsere Balance gefragt ist. Damit du schnell besser wirst, hier noch einmal drei Tipps, wie du dein Gleichgewicht leichter halten kannst.

1. Fixiere deinen Blick auf einen Punkt im Raum.

2. Solltest du auf einem Teppich oder einer Matte stehen, gehe auf einen harten Boden.

3. Achte darauf, dass du deinen Fuß gleichmäßig belastest und deine Zehen alle auf dem Boden sind. Ja, auch dein großer Zeh!

Side Leg Kick

Lass uns den Po und die Beinaußenseite kräftigen. Dadurch, dass wir die Arme lang gestreckt nach oben hinten ziehen, arbeitet auch unsere Rückenmuskulatur mit.

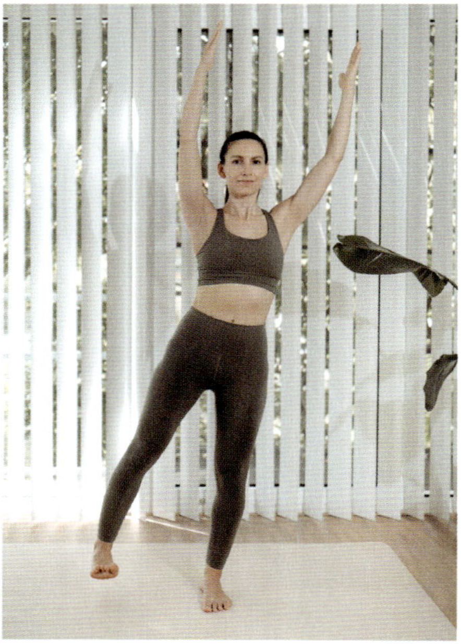

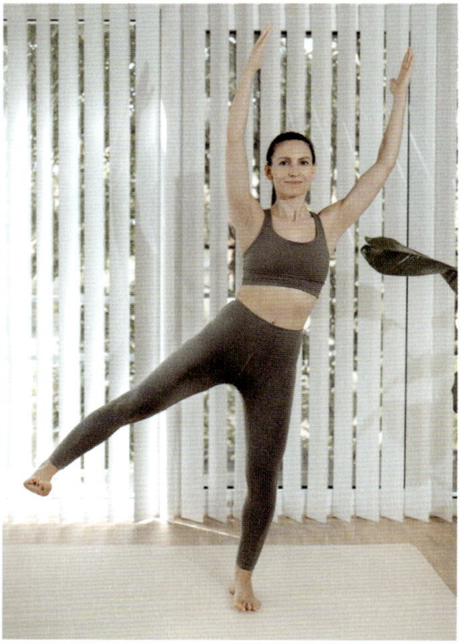

Ausgangsposition:

Dein Gewicht ist auf das linke Bein verlagert.
Dein rechtes Bein ist angehoben.
Dein rechter Fuß ist im Flex (siehe S. 14).
Die Arme sind lang nach oben gestreckt.
Die Handflächen sind zueinander gedreht.
Dein Oberkörper ist leicht nach links geneigt.
Dein Powerhouse ist aktiviert.

So geht's:

1. Einatmen. Hebe dein Brustbein noch ein wenig mehr in Richtung Decke an.

2. Ausatmen (2 Mal). Heb dein rechtes Bein noch höher und mach 2 kleine Bewegungen mit dem Bein in Richtung Decke.

3. Einatmen. Senke das Bein wieder in Richtung Boden, ohne es abzustellen.

Wiederhole die Übung 8 Mal und wechsle dann die Seite.

Dos

Lass das Standbein leicht gebeugt und deinen Fuß fest verankert am Boden.

Die Fußspitze des Spielbeins (also das Bein, das gerade oben ist) zeigt nach vorne. Zum Test: Dreh mal deine Fußspitze nach außen. Spürst du, dass du dann deine Gesäßmuskulatur deutlich weniger aktivierst? Das wollen wir nicht.

Super, wenn du auch dein Standbein merkst. Das Bein muss dein Gewicht halten und hat eine Dauerspannung (eine statische Kräftigung).

Bewege deinen Oberkörper so wenig wie möglich und lass die Arme lang gestreckt. Solltest du dabei Probleme mit deinem Nacken haben, bring die Arme lang gestreckt nach vorne auf Schulterhöhe, anstatt sie nach oben anzuheben.

Don'ts

Verändere nicht die Fußstellung deines Spielbeins. Deine Fußspitze zeigt während der gesamten Übungsausführung nach vorne.

Arbeite nicht mit Schwung. Du bewegst dein Bein zwar bei der Aufwärtsbewegung schnell, aber trotzdem mit Kraft und Kontrolle.

Das Spielbein wird nicht gebeugt. Halte es lang gestreckt, bis du es wieder auf den Boden abstellst.

Take it easy

Wechsle nach jeder Aufwärtsbewegung das Standbein. Ausatmen. Hebe das rechte Bein zwei Mal seitwärts hoch, während du den Oberkörper nach links lehnst. Einatmen. Stelle beide Füße nebeneinander auf. Ausatmen. Hebe das linke Bein zwei Mal seitwärts hoch, während du den Oberkörper nach rechts lehnst.

Challenge yourself

Geh bei der Einatmung nicht ganz tief mit dem Spielbein. Ausatmen. 2 kleine Bewegungen oben. Einatmen. Ca. 15 cm das Bein nach unten schieben.

Arme/Schultern	●				
Brust					
Bauch	●				
Rücken	●				
Po	●	●	●		
Beine	●	●			

Ist dir auf dem Übungsfoto aufgefallen, dass sich meine Zehen vom Boden heben? Im Text erwähne ich noch mal explizit, dass der gesamte Fuß unten bleiben soll. Tja, das passiert einfach! Keiner ist perfekt, und vielleicht merkst du bei deinem eigenen Training, dass du Tage hast, an denen dir eine Übung leichtfällt, an einem anderen wiederum nicht. Wie gut wir sind, hängt von vielen Faktoren ab, wie zum Beispiel unserer Tagesverfassung oder wie konzentriert wir sind. Und manchmal sollten wir es einfach so hinnehmen, dass etwas nicht zu 100 Prozent klappt.

Swimming

Die Übung »Swimming« ist einer meiner Favoriten, wenn es darum geht, die Rückenmuskulatur im Stand zu kräftigen. Eine echte Herausforderung, da wir hier besonders auf die Ausrichtung unserer einzelnen Körperpartien achten müssen.

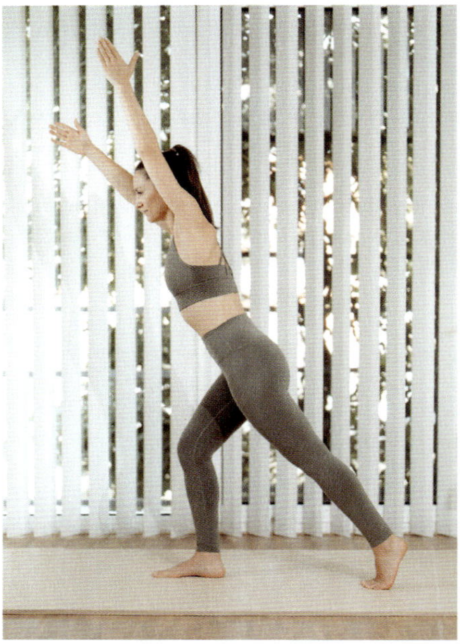

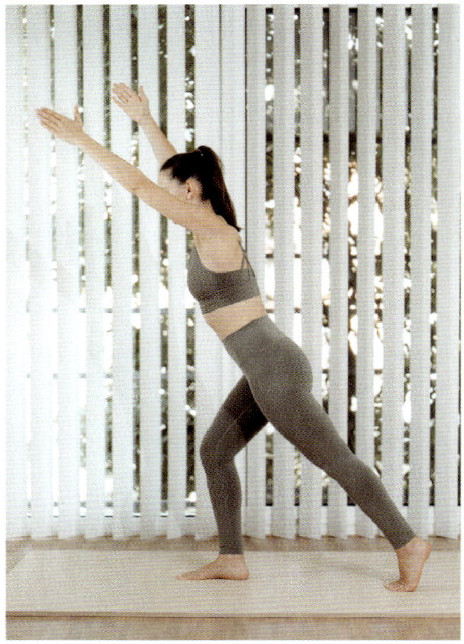

Ausgangsposition:

Dein rechtes Bein ist leicht gebeugt.
Dein linkes Bein ist nach hinten weggestreckt, die linke Fußspitze aufgestellt.
Dein Oberkörper ist lang nach vorne gelehnt.
Die Arme sind lang nach vorne oben gestreckt.
Die Handflächen zeigen zueinander.
Dein Blick auf den Boden gerichtet, auf einen Punkt ungefähr 2 Meter vor dir.
Dein Powerhouse ist aktiviert.

So geht's:

1. Ausatmen. Mache 5 kleine, schnelle Schlagbewegungen mit den Armen auf und ab. Die Arme schlagen dabei in die entgegengesetzten Richtungen.

2. Einatmen. Mache weitere 5 kleine, schnelle Schlagbewegungen mit den Armen auf und ab.

Wiederhole die Übung 5 Mal und wechsle dann dein Standbein.

Dos

Stell dir vor, du hackst mit deinen Handaußenkanten etwas klein. Führe die Bewegung klein, aber kraftvoll aus.

Lass den Atem fließen: Ein Atemzug reicht für 5 Schlagbewegungen.

Deine Arme sind so weit wie möglich nach oben gestreckt. Komm aber nur so weit hoch mit den Armen, wie du dein Powerhouse aktiv halten kannst und nicht ins Hohlkreuz fällst.

Bleibe stabil in der Körpermitte. Dein Oberkörper bewegt sich nicht mit.

Achte darauf, dass die Fersen genau hinter deinen Fußspitzen bleiben und du die Hüfte nicht aufdrehst. Oft passiert es, dass wir den Hüftknochen des hinteren Beins nach hinten schieben wollen und somit eine Ausweichbewegung aus der Hüfte machen.

Don’ts

Mach nicht einfach weiter, wenn dein unterer Rücken schmerzt. Ist dein Powerhouse wirklich aktiviert? Wenn du das mit Ja beantworten kannst, und es trotzdem schmerzt, richte dich auf und führe die Übung mit aufgerichtetem Oberkörper aus.

Lass deinen Kopf nicht hängen. Halte den Kopf in einer Linie mit der Wirbelsäule. Wenn du dich von der Seite betrachten würdest, könntest du sehen, dass du von der Zehenspitze bis zur Fingerspitze eine Diagonale bildest.

Take it easy

Wenn du bei der Übung Probleme mit deinem Nacken hast, strecke die Arme nach vorne aus auf Schulterhöhe. Solltest du bei der Übung Probleme mit dem unteren Rücken haben, stelle die Füße hüftbreit nebeneinander und richte deinen Oberkörper während der Übungsausführung auf.

Challenge yourself

Hebe deinen hinteren Fuß vom Boden ab, sodass du dein komplettes Gewicht auf das vordere Bein verlagerst und dein Gleichgewichtssinn noch mehr gefordert ist.

Arme/Schultern	●	●			
Brust					
Bauch	●				
Rücken	●	●	●		
Po	●				
Beine	●				

Beim »Swimming« kräftigen wir die *autochthone* Rückenmuskulatur! Die was? Ja, die *autochthone* Rückenmuskulatur. Du kennst sie schon unter dem Begriff »Rückenstrecker« aus dem Einführungskapitel (siehe S. 15). Sie wird auch »ortsständige Rückenmuskulatur«, »tiefliegende Rückenmuskulatur« oder *Erector Spinea* genannt. So viele Begriffe und alle bedeuten dasselbe: Es ist ein System von tiefen Rückenmuskeln, die eine direkte Verbindung zur Wirbelsäule haben und von Becken bis Kopf vorhanden sind. Es sind Aufrichter und Stabilisatoren der Wirbelsäule und sehr bedeutend beim Pilates. Die *autochthonen* Rückenmuskeln werden übrigens von der großen Rückenfaszie umgeben.

Saw

Die Übung heißt »Saw«, da wir uns vorstellen, dass wir mit dem kleinen Finger an unserem kleinen Zeh sägen. Eine tolle Übung, wenn wir den ganzen Tag am Schreibtisch saßen und unserem Körper mehr Aufmerksamkeit schenken wollen: Wir dehnen die Beinrückseite und rotieren unseren Oberkörper.

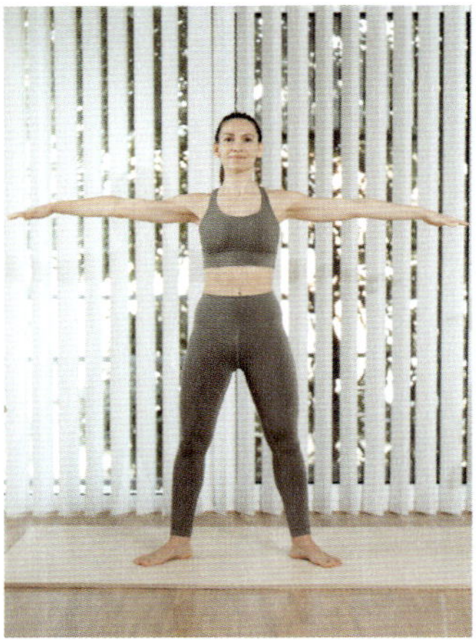

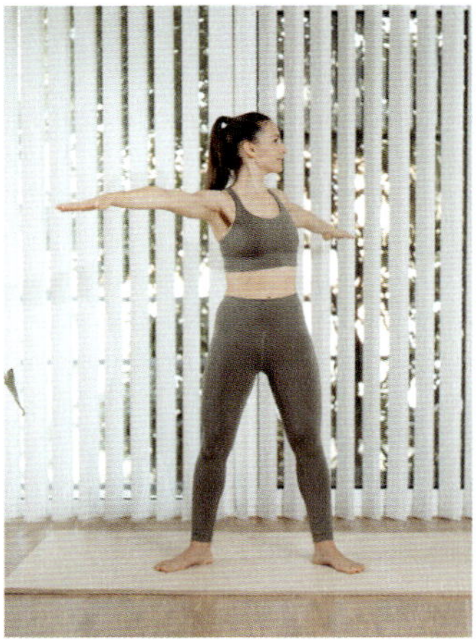

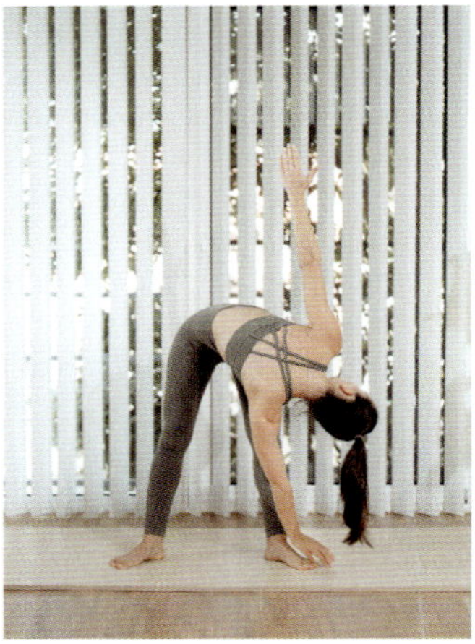

Ausgangsposition:

Aufrechter Stand, die Beine stehen etwas mehr als hüftbreit auseinander.
Die Fußspitzen sind nach außen gedreht.
Die Arme sind lang auf Schulterhöhe zur Seite weggestreckt.
Die Handflächen zeigen in Richtung Boden.
Dein Powerhouse ist aktiviert.

So geht's:

1. Einatmen. Rotiere deinen Oberkörper zur linken Seite.

2. Ausatmen. Beuge dich im Oberkörper nach vorne. Dein rechter kleiner Finger kommt zum linken kleinen Zeh. Deinen linken Arm streckst du lang nach oben. Dein Blick geht nach oben zu deiner linken Hand.

3. Einatmen. Richte dich wieder auf.

4. Ausatmen. Rotiere deinen Oberkörper wieder zurück in die Ausgangsposition.

5. Mit der nächsten Einatmung rotierst du zur rechten Seite – machst die Übung also spiegelverkehrt – und fährst fort wie oben beschrieben.

Wiederhole die Übung insgesamt 8 Mal.

Dos

Nimm deinen Blick mit. Bei der Seitwärtsrotation drehst du auch in der Halswirbelsäule. Wenn du dich nach vorne neigst, geht dein Blick nach oben zu deiner Hand.

Lass die Arme weit auseinander. Stell dir vor, du hast einen langen Stock in deinen Händen. Deine Hände halten den Stock fest und sind somit immer gleich weit voneinander entfernt.

Runde deine Brustwirbelsäule, wenn du in die Vorwärtsneigung gehst. Ziehe deinen Bauchnabel gleichzeitig sanft rein und hoch, um den unteren Rücken zu schützen.

Arbeite behutsam. Wir »reißen« in keine dieser Bewegungen rein, um weiter/tiefer zu kommen. Du wirst merken, dass du mit fortschreitender Praxis und guter Technik besser wirst.

Don'ts

Schieb deinen Po nicht nach hinten bei der Vorwärtsbeuge. Wir verlagern oft viel Gewicht nach hinten auf die Fersen, sodass die Sitzbeinhöcker nicht gerade nach oben in Richtung Decke zeigen. Verteile dann das Gewicht erneut auf den ganzen Fuß.

Mach nicht weiter, wenn du ein Ziehen im unteren Rücken spürst. Wenn das der Fall ist, beuge die Beine und achte darauf, ob es besser ist. Wenn nicht, lass die Vorwärtsbeuge weg und rotiere deinen Oberkörper nur von rechts nach links.

Take it easy

Beuge die Beine während der Vorwärtsbeuge. So minimierst du die Streckung der Beinrückseite und kannst besser vom Oberkörper rotieren.

Challenge yourself

Lass den Rücken während der gesamten Übung lang gestreckt. Auch bei der Vorwärtsbeuge ist dein Rücken lang und gerade.

Arme/Schultern	●				
Brust					
Bauch	●				
Rücken	●	●			
Po					
Beine	●				

Kleine Erinnerung daran, dass wir beim Pilates weder Schuhe noch Socken tragen wollen. Barfuß zu stehen, hilft uns dabei, eine aufrechte Haltung einzunehmen: Dein Fuß wird nicht zusammengedrückt, kann somit eine natürliche Form einnehmen, und die Fußmuskulatur wird aktiviert. Das führt dazu, dass wir auch unsere weiteren Gelenke neu ausrichten und wir insgesamt eine bessere Haltung einnehmen können. Stell dir mal ein Kartenhaus vor: Wenn die unteren Karten nicht richtig aufgestellt sind, droht das ganze Haus zusammenzufallen. Unsere Füße sind wie die unteren Karten. Sorg also für ein stabiles Fundament!

Sumo Squat

Eine Variante der Kniebeuge, um die Oberschenkelinnenseite in den Fokus zu rücken. Diese wollen wir kräftigen, während wir an unserer Hüftmobilität arbeiten. Die Übung ist auch bekannt unter dem Namen »Wide Plié Squat«.

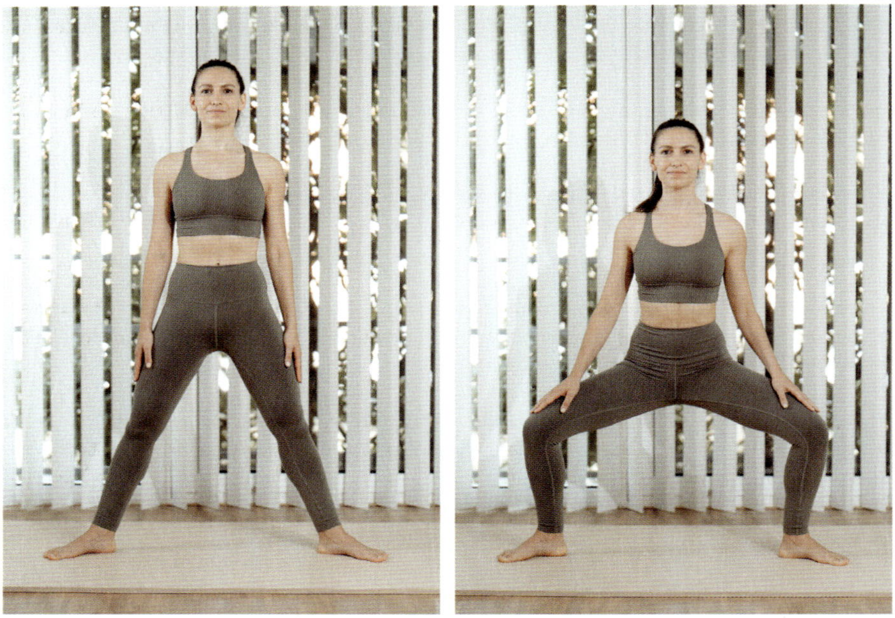

Ausgangsposition:

Deine Beine stehen deutlich mehr als hüftbreit auseinander. Deine Fußspitzen zeigen nach außen.
Dein Oberkörper ist aufrecht.
Deine Hände liegen auf den Oberschenkeln.
Dein Powerhouse ist aktiviert.

So geht's:

1. Einatmen. Beuge die Beine.

2. Ausatmen. Strecke die Beine wieder.

Wiederhole die Übung 12 Mal.

Dos

Lass deinen Oberkörper aufrecht. Stell dir vor, du gleitest mit dem Oberkörper an einer Wand hinauf und hinunter.

Zieh dein Steißbein sanft in Richtung Boden. So wirst du deine Oberschenkelinnenseite noch mehr spüren.

Drück dich kraftvoll mit beiden Füßen in den aufrechten Stand. Damit aktivieren wir die Bein- und Gesäßmuskulatur stärker.

Don'ts

Lass die Knie nicht nach innen fallen. Du drückst die Knie in Richtung der kleinen Zehen nach außen, um die Hüfte zu öffnen.

Schiebe deine Hüfte nicht nach links oder rechts. Kontrolliere dich im Spiegel, ob du beide Beine gleichmäßig nutzt. Die Hüfte bleibt während der gesamten Übungsausführung mittig.

Take it easy

Vor allem, wenn du Knieprobleme bei der Übung hast oder merkst, dass du mit den Knien nach innen fällst, führe die Beine etwas näher zusammen und die Füße etwas mehr nach vorne. Einatmen. Beuge die Beine und schiebe dein Gesäß leicht nach hinten. Ausatmen. Strecke die Beine wieder.

Challenge yourself

Einatmen. Beuge die Beine. Ausatmen. Strecke die Beine und komm auf deine Fußspitzen. So wird gleichzeitig deine Wadenmuskulatur trainiert.

Arme/Schultern					
Brust					
Bauch	●				
Rücken	●				
Po	●	●			
Beine	●	●	●		

Die *Adduktoren* der Beine, die an der Oberschenkelinnenseite liegen, sind eine sehr große Muskelgruppe und nicht nur für die *Adduktion* (»Heranziehung des Beins«) von Bedeutung. Sie sind auch extrem wichtig als Hüft- und Kniestabilisatoren. Wir wollen immer ganzheitlich arbeiten und kräftemäßige Ungleichgewichte vermeiden. Also trainieren wir auch beim Pilates sowohl die Beinaußen- als auch die Innenseiten.

Pilates an der Wand

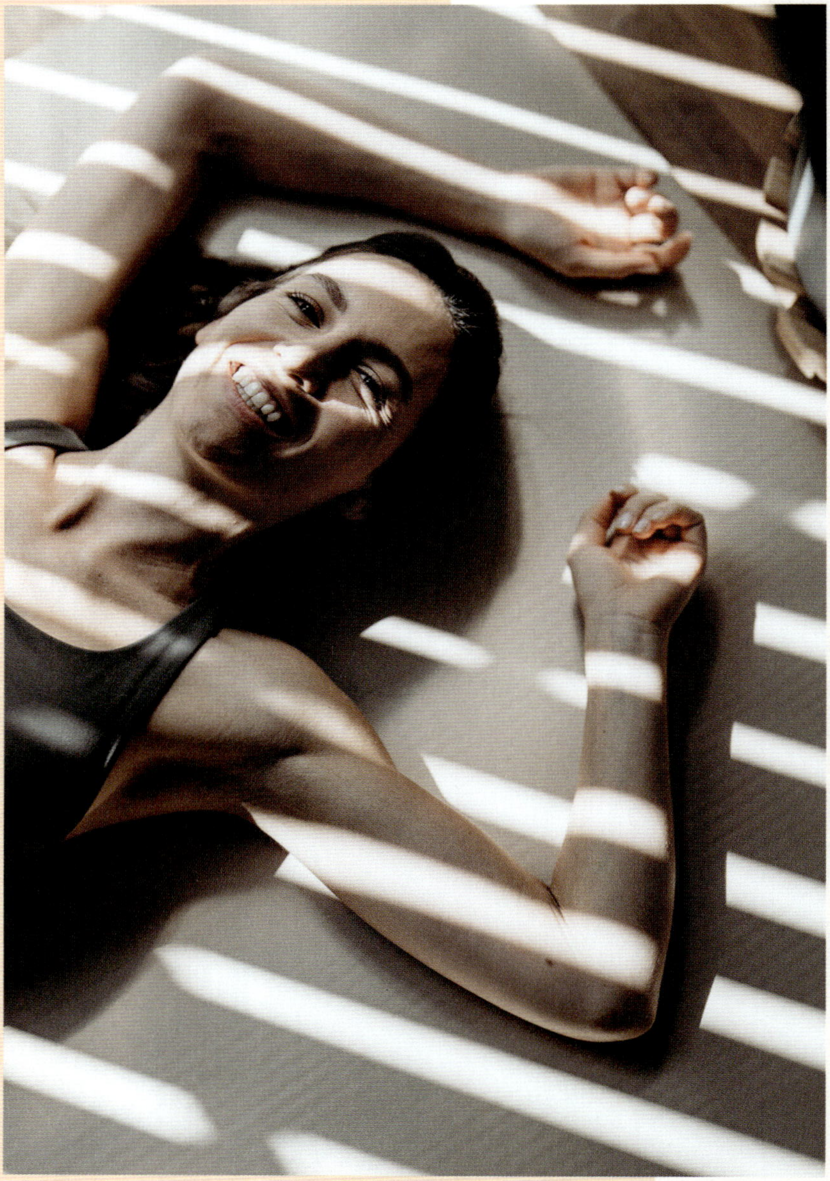

Wer hätte geahnt, dass wir mal eine freie Wand brauchen, um sie als Trainingsgerät beim Pilates einzusetzen? Die Wand bringt als Hilfsmittel nicht nur Abwechslung in unser Training, sondern kann auch von Vorteil sein, wenn du (noch) Probleme mit dem Gleichgewicht hast und dich abstützen möchtest. Auch die Aufrichtung und Artikulation unserer Wirbelsäule ist unglaublich effektiv, da wir die Wand als Feedback-Methode nutzen können. Aber freu dich nicht zu früh! Manche Übungen werden durch die Ausführung an der Wand deutlich erschwert, und wir müssen unsere Komfortzone verlassen. Bei den Übungen auf dem Boden kann ich dir empfehlen, eine Matte mit hinzuzunehmen. Ansonsten wünsche ich dir jetzt viel Spaß an und mit deiner Wand!

Auf YouTube biete ich immer wieder Livestreams zu speziellen Pilates-Themen an. Da durfte natürlich eine Stunde an der Wand nicht fehlen. 60 Minuten, in denen unser Körper mobilisiert und gekräftigt wird. Während des Livestreams gebe ich weitere Tipps und Tricks, wie du die Übungen korrekt ausführen kannst. Hier kommst du zum Special-Livestream auf YouTube »60 Minuten Pilates an der Wand«.

Dir sind 60 Minuten für den Anfang zu lang? Dann habe ich hier ein weiteres Video mit »Pilates an der Wand« für dich. Freu dich auf 25 Minuten, die ganz dir und deinem Körper gehören. Hier kommst du zum YouTube-Video »25 Minuten Wand-Pilates«.

»Ich weiß nicht, wann ich das letzte Mal so Muskelkater im Po hatte. Meine Wand bleibt jetzt freigeräumt für Wandpilates. Danke!« – Silke M.

Roll Down

Die Übung »Roll Down« eignet sich super als Aufwärmübung an der Wand, sie hilft uns, die Wirbelsäule zu mobilisieren, unsere Körperhaltung wahrzunehmen beziehungsweise zu verbessern und die Rückenmuskulatur zu stärken.

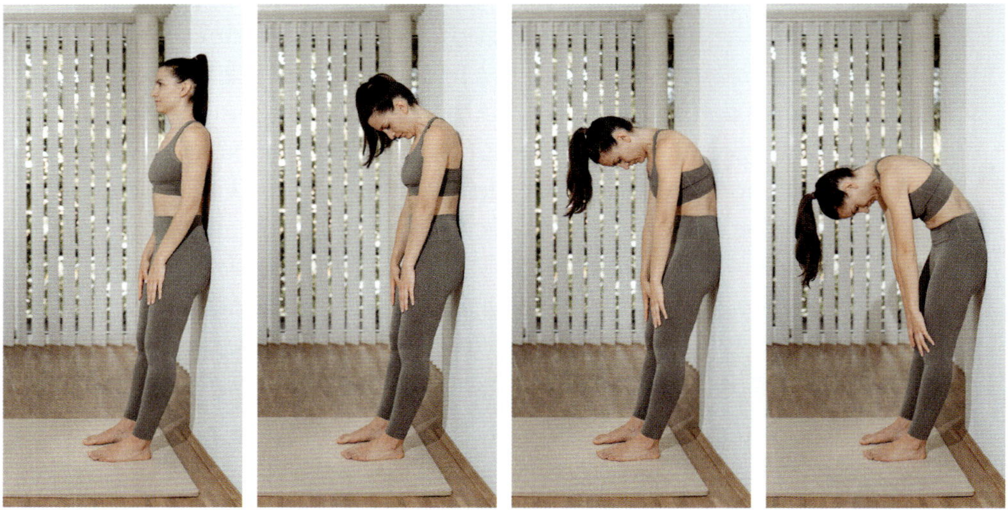

Ausgangsposition:

Du lehnst mit deinem Rücken gegen die Wand.
Deine Wirbelsäule und dein Becken sind in ihrer neutralen Position.
Die Füße sind etwa eine Fußlänge von der Wand entfernt und hüftbreit auseinander aufgestellt.
Deine Hände liegen auf den Oberschenkeln.
Dein Hinterkopf ist gegen die Wand gelehnt – wenn deine Wirbelsäulenkrümmung das zulässt.
Dein Powerhouse ist aktiviert.

So geht's:

1. Einatmen. Strecke deine Scheitelkrone in Richtung Decke und zieh dann dein Kinn in Richtung Brustbein.

2. Ausatmen. Roll dich mit dem Oberkörper Wirbel für Wirbel nach vorne von der Wand ab. Sobald deine Brustwirbelsäule von der Wand gelöst ist, schiebst du deine Lendenwirbelsäule sanft gegen die Wand (Imprint-Position, siehe S. 14).

3. Einatmen. Halte in der Vorwärtsbeuge inne.

4. Ausatmen. Roll dich langsam und kontrolliert wieder auf. Dabei jeden Wirbel einzeln sanft gegen die Wand drücken.

5. Einatmen. Kehre zurück in die Ausgangsposition mit neutraler Wirbelsäule.

Wiederhole die Übung 6 Mal.

Dos

Schiebe deine Scheitelkrone in Richtung Decke und drücke erst dann deinen Hinterkopf leicht gegen die Wand. Nimm wahr, wie du deine Hals- und Nackenmuskulatur miteinbeziehst. Konzentriere dich auf deine Aufrichtung.

Stell dir vor, dein Rücken klebt wie eine alte Tapete an der Wand, die du nun von oben nach unten langsam abschälst.

Spüre deine natürliche Wirbelsäulenkrümmung an der Wand, wenn du aufrecht stehst. Du spürst dein Kreuzbein, deinen oberen Rücken und (vielleicht) deinen Hinterkopf an der Wand.

Konzentriere dich auf deinen Rumpfbereich. Es geht nicht darum, besonders tief zu kommen und die Dehnung der Beinrückseite zu spüren. Es geht darum, die Wirbelsäulenartikulation wahrzunehmen.

Don’ts:

Presse nicht während der gesamten Übungsausführung deinen unteren Rücken gegen die Wand. Wir wollen unsere Wirbelsäule mobilisieren und immer wieder in unsere natürlichen Aufrichtung zurückkehren.

Drücke nicht den Rücken gegen die Wand, ohne dein Powerhouse zu aktivieren. Ziehe den Bauchnabel rein und hoch und erhalte dadurch die Länge in deinem unteren Rücken.

Take it easy

Gehe mit den Füßen weiter weg von der Wand.

Challenge yourself

Gehe mit den Füßen nah an die Wand heran.

Arme/Schultern					
Brust					
Bauch	●				
Rücken	●	●			
Po					
Beine	●				

Unsere Wirbelsäule ist keine Eisenstange und auch nicht gerade. Sie hat 24 Wirbelkörper, und die wollen wir differenziert ansteuern und einzeln bewegen können. Man spricht dabei von der *Wirbelsäulenartikulation*. Eine einwandfreie Wirbelsäulenartikulation hat zum Beispiel den Effekt, dass die Fließfähigkeit der Gelenkflüssigkeit verbessert wird und uns dadurch Bewegungen im Alltag leichter fallen.

Side Reach

Die Übung fühlt sich sowohl morgens nach dem Aufstehen als auch abends nach einem stressigen Tag wunderbar an. Wir sorgen für die Mobilisation der Brustwirbelsäule, für Platz zwischen den Rippenbögen und können sogar muskuläre Ungleichgewichte minimieren.

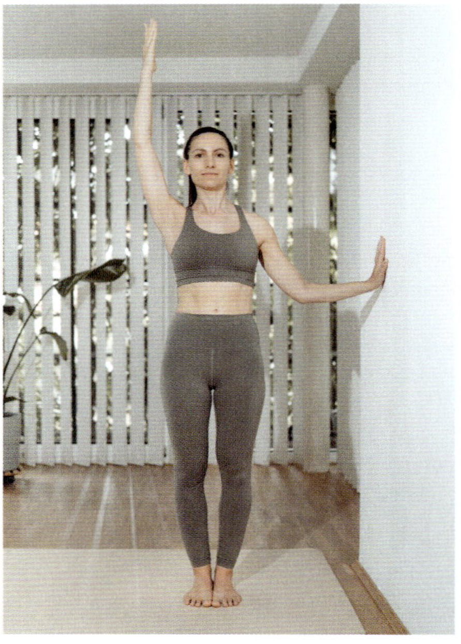

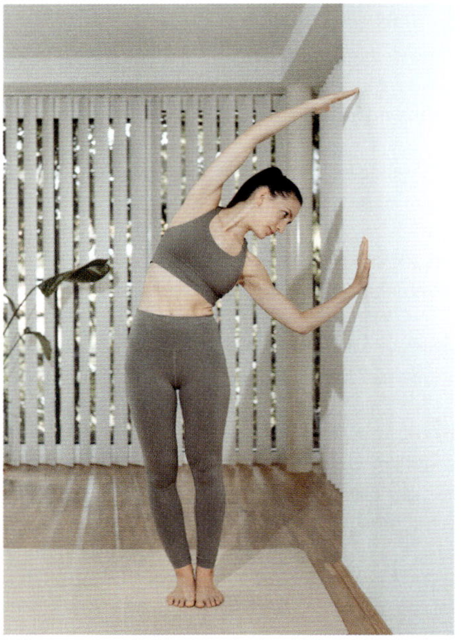

Ausgangsposition:

Aufrechter Stand, mit der linken Schulter zur Wand positioniert.
Deine Füße sind etwa einen halben Meter von der Wand entfernt und stehen eng beieinander.
Dein linker Arm ist gebeugt, die linke Hand etwas unter Schulterhöhe gegen die Wand gedrückt.
Deine rechte Hand hängt seitlich am Körper. Die Handfläche zeigt in Richtung Bein.

So geht's:

1. Einatmen. Hebe deinen rechten Arm über die Seite in Richtung Decke an.
2. Ausatmen. Strecke den rechten Arm über den Kopf und zieh ihn nach links in Richtung Wand. Drücke gleichzeitig deinen rechten Hüftknochen nach rechts. Rotiere deinen Kopf nach links, sodass du die Wand ansiehst.
3. Einatmen. Stelle dich wieder aufrecht hin. Dein rechter Arm zeigt wieder in Richtung Decke.

4. Ausatmen. Lasse den rechten Arm wieder sinken und komm zurück in die Ausgangsposition.

Wiederhole die Übung 6 Mal und wechsle dann die Seite.

Dos

Nimm deinen Blick mit nach unten zu deiner Hand, wenn du deinen Kopf rotierst. So hast du eine noch bessere Rotation der Halswirbelsäule.

Stell dir vor, du möchtest einen Bogen spannen. Spanne dich so weit wie möglich auf. Kannst du in der Seitneigung mit den Fingerspitzen die Wand berühren?

Führe die Übung langsam und kontrolliert aus. Spür die Dehnung und nimm wahr, ob dir die Übung auf beiden Seiten gleich gut gelingt. Wenn dir eine Seite schwerer fällt, mache den »Side Reach« auf der Seite noch zwei Mal öfter.

Don'ts

Mache keine Vor- oder Rückbewegungen. Dein Körper bleibt auf einer Linie, um die bestmögliche Seitneigung zu erreichen.

Lass deine Atmung nicht außen vor. Nimm bewusst wahr, wie sich dein Brustkorb öffnet, wenn du den Arm in Richtung Decke hebst.

Take it easy

Platziere deine Füße in Hüftbreite voneinander. So hast du einen sicheren Stand.

Challenge yourself

Kreuze deine Füße und setze dabei nur die Außenkante deines hinteren Fußes auf den Boden. Wenn dein rechter Arm nach oben geht, geht der rechte Fuß hinter den linken. Und umgekehrt.

Arme/Schultern	●				
Brust					
Bauch	●				
Rücken	●	●			
Po					
Beine					

Oft sitzen wir im Büro mit den Beinen überkreuz, ein Bein lieber oben als das andere, hängen unsere Handtasche immer über dieselbe Schulter oder stehen bei einer Präsentation andauernd auf demselben Bein. Das kann zu muskulären Ungleichgewichten führen, bis hin zu einer *Skoliose* (eine seitliche Verkrümmung der Wirbelsäule). Merkst du zum Beispiel, dass deine rechte Schulter tiefer hängt als die linke? Dann ist die Seitneigung mit der linken Hand an der Wand besonders gut für dich!

Arm Openings

Meine absolute Lieblingsübung für die Rotation der Brust- und Halswirbelsäule.
Die Fuß- und Hüftpositionierung an der Wand helfen uns dabei, nicht zu schummeln!
Du wirst gleich spüren, was ich damit meine.

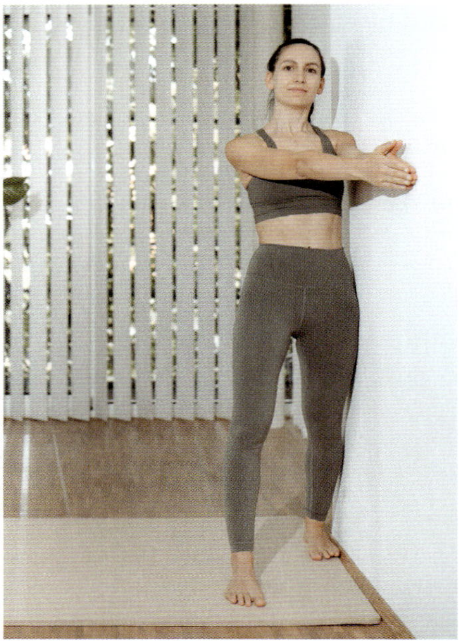

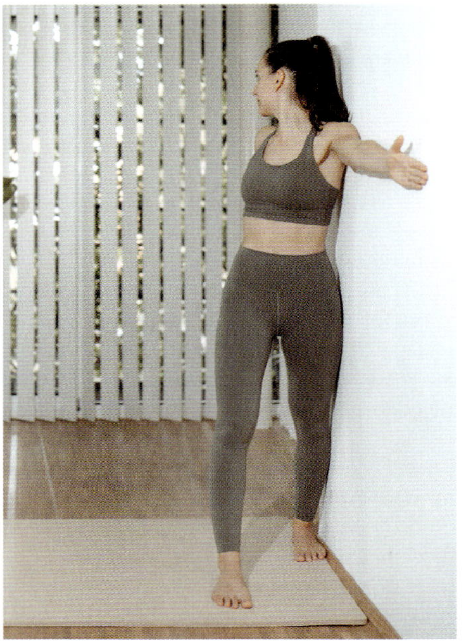

Ausgangsposition:

Aufrechter Stand mit der linken Schulter an der Wand.
Die Außenkante deines linken Fußes ist an der Wand.
Dein rechter Fuß ist etwa eine Fußlänge entfernt vor dem linken aufgesetzt.
Die Füße sind hüftbreit voneinander entfernt.
Deine Arme sind lang nach vorne ausgestreckt, wobei der linke Arm an der Wand ist.
Dein Powerhouse ist aktiviert.

So geht's:

1. Ausatmen. Rotiere den rechten Arm und den Oberkörper über die rechte Seite nach hinten. Nimm deinen Blick mit.

2. Einatmen. Führe den rechten Arm zurück in die Ausgangsposition.

Wiederhole die Übung 6 Mal und wechsle dann die Seite.

Dos

Deine Fußspitzen bleiben jeweils hinter deinen Fersen, wie auf den Fotos. Wir wollen im Unterkörper keine Bewegung. Nimm die Rotation in der Brustwirbelsäule wahr, ohne dass dein Unterkörper mitgeht.

Nimm deinen Blick mit. Richte deinen Blick auf die Hand, die sich bewegt. Unsere Halswirbelsäule darf rotieren!

Führe den Arm auf einer Linie parallel zum Boden nach hinten.

Beide Hüftknochen bleiben parallel zueinander. Spür den Kontakt deines Oberschenkels und deiner Hüfte mit der Wand. Hier bleiben wir stabil, damit wir nicht aus der Hüfte rotieren.

Don'ts

Zieh deine Schultern nicht nach oben. Korrigiere am besten in den verschiedenen Positionen, dass sich deine Schultern den Ohren nicht annähern.

Gehe nicht über deine Schmerzgrenze hinaus. Die Übung ist an der Wand deutlich anspruchsvoller, weil wir die Hüfte nicht nutzen, um zu rotieren. Öffne die Arme nur so weit, wie es sich für dich gut und richtig anfühlt.

Take it easy

Mach deinen Schritt breiter. So wirst du das Gleichgewicht besser halten können.

Challenge yourself

Ausatmen. Rotiere den Arm nach hinten. Einatmen. Bleibe in der Position. Ausatmen. Rotiere den Arm wieder zurück in die Ausgangsposition. Einatmen. Halte diese Position.

Arme/Schultern	●				
Brust	●				
Bauch	●				
Rücken	●	●	●		
Po					
Beine					

Unsere Brustwirbelsäule, die aus 12 Brustwirbeln besteht, liebt Drehungen. Durch die Rotation entlang der Wirbelsäule aktivieren wir viele kleine stabilisierende Muskeln, die an der Rotation des Rumpfes beteiligt sind. Und jetzt einmal Hand aufs Herz: Wie oft rotierst du im Alltag deinen Oberkörper von rechts nach links? Oft haben wir im Alltag nur Bewegungen, die wir nach vorne und hinten hin ausführen. Deine Brustwirbelsäule freut sich aber über die Aufmerksamkeit, da sie in einem Winkel von bis zu 40 Grad rotieren kann!

Push Ups

Wir kräftigen nicht nur die Brustmuskulatur, sondern tun auch was für unsere Arme. »Push Ups« an der Wand sind eine perfekte Alternative, wenn sie auf der Matte noch nicht ganz klappen wollen. Ein Pilates »Push Up« sorgt gleichzeitig auch für eine schöne Dehnung des Rückenstreckers.

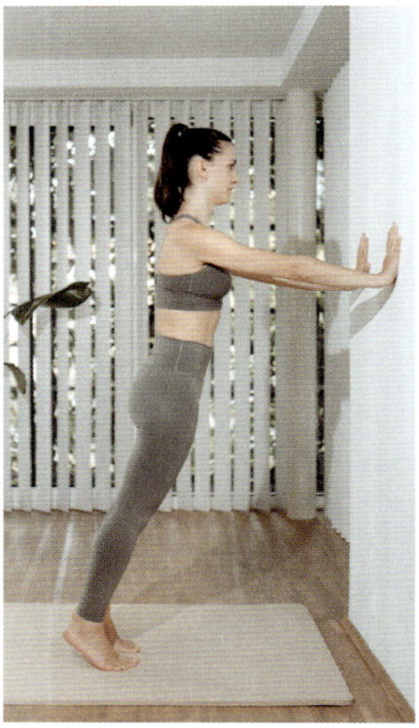
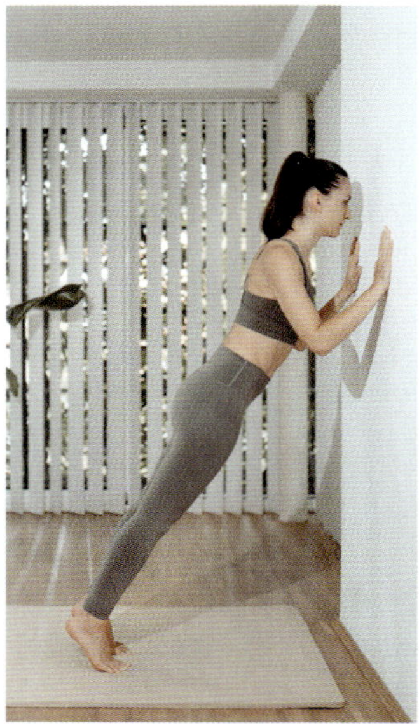
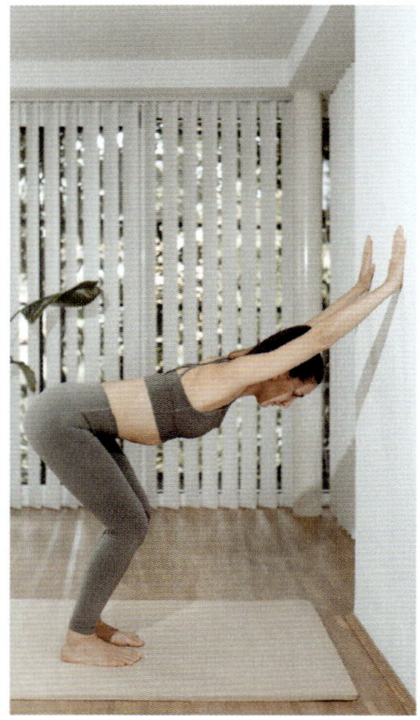

Ausgangsposition:

Aufrechter Stand in Richtung Wand.
Deine Arme sind lang nach vorne ausgestreckt.
Deine Handflächen sind an der Wand auf Brusthöhe, schulterbreit voneinander entfernt.
Deine Fersen sind angehoben.
Dein Körper ist in einer leichten Schräglage nach vorne.
Dein Powerhouse ist aktiviert.

So geht's:

1. Einatmen. Beuge die Arme, ziehe die Ellenbogen in Richtung Taille. Neige dadurch deinen ganzen Körper in einer Diagonalen nach vorne.

2. Ausatmen. Strecke die Arme wieder, beuge die Beine und schiebe deine Brust in Richtung Boden. Kehre dann sofort zurück in die Ausgangsposition.

Wiederhole die Übung 12 Mal.

Dos

Gehe in einer geraden Linie nach vorne. Wenn du merkst, dass du »durchhängst«, richte dich erneut auf und stelle die Füße näher an die Wand.

Drück dich kraftvoll von der Wand weg, wenn du die Arme streckst. Stell dir vor, du schiebst die Wand weg von dir.

Deine Ellenbogen ziehen immer in Richtung Taille. So können wir nicht nur die Brustmuskulatur trainieren, sondern auch den Trizeps.

Beuge die Beine, wenn du dich wieder von der Wand wegdrückst. Stell dir vor, deine Sitzbeinhöcker ziehen dich auf die andere Seite des Raumes. Spüre die Streckung deiner Rückenmuskulatur, während du den Brustkorb in Richtung Boden schiebst.

Don'ts

Strecke nicht deinen Kopf nach vorne. Dein Blick bleibt nach vorne gerichtet und deine Halswirbelsäule ist lang. Dein Kinn ist leicht reingezogen.

Verlagere dein Gewicht nicht auf eine Seite. Wenn ein Arm deutlich stärker ist als der andere oder eine Schulter stabiler als die andere, konzentriere dich auf die schwächere Seite, sodass du sie gleichmäßig mit aktivierst.

Take it easy

Stelle die Füße näher an die Wand heran.

Challenge yourself

Hebe ein Bein während der Übungsausführung nach hinten oben. Dein Powerhouse bleibt aktiv. Nach 6 Wiederholungen wechselst du das Bein.

Arme/Schultern	●	●			
Brust	●	●	●		
Bauch	●				
Rücken	●				
Po					
Beine					

Kennst du das Problem, dass du auf der Matte, wenn du auf den Knien bist, unzählige »Push Ups« machen könntest, sobald du aber auf die Füße kommst, keinen einzigen mehr schaffst? Lass die Liegestütze auf den Knien weg und mache sie stattdessen zuerst lieber an der Wand. Sobald du merkst, dass du 12 Liegestütze von dieser Variante ausführen kannst, verändere deinen Winkel; je weiter sich deine Füße dabei von der Wand entfernen, umso anspruchsvoller wird die Übung. Vielleicht setzt du deine Hände auch gegen eine Tischplatte, um den Winkel noch mehr zu vergrößern. Von Mal zu Mal gehst du so tiefer. Und du wirst sehen, irgendwann schaffst du deinen ersten »Push Up« auf der Matte, ohne die Knie abzusetzen.

Wall Squat + Arm Raises

Lass uns unsere Oberschenkelvorderseite trainieren und gleichzeitig an unserer Schultermobilität arbeiten. Bitte pass auf, wenn du deine Füße auf einer Matte platzierst: Diese sollte eine rutschfeste Unterseite besitzen, sonst kann sie schnell wegrutschen.

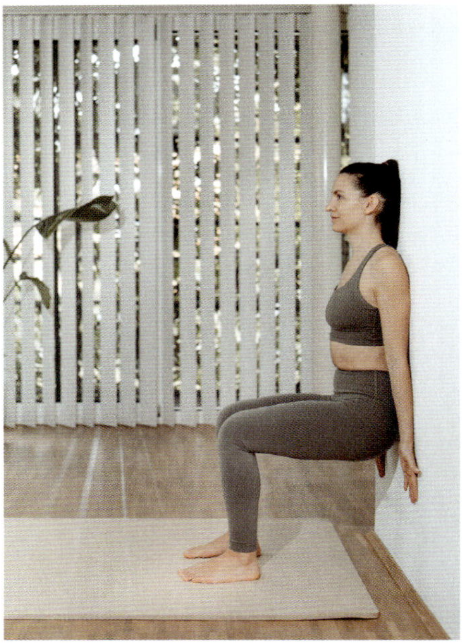

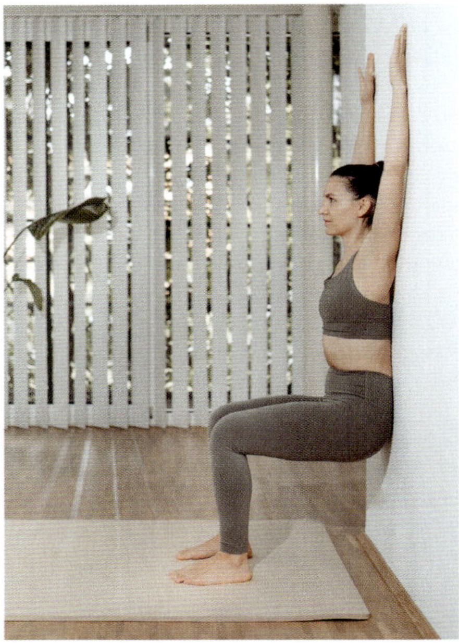

Ausgangsposition:

Deine Beine sind angewinkelt und dein Rücken ist gegen die Wand gelehnt.
Du bist in der Imprint-Position (siehe S. 14).
Deine Füße sind hüftbreit unter den Knien aufgestellt.
Deine Hüfte ist auf gleicher Höhe mit den Knien.
Dein Blick ist nach vorne gerichtet.
Die Arme sind seitlich am Körper.
Die Handflächen zeigen nach vorne.
Dein Powerhouse ist aktiviert.

So geht's:

1. Ausatmen. Hebe die Arme seitlich nach oben an, führe sie an der Wand entlang.

2. Einatmen. Senke die Arme wieder zurück in die Ausgangsposition.

Wiederhole die Übung 10 Mal.

Dos

Halte (wenn möglich) deinen Kopf an der Wand. Spüre den Kontakt zwischen Hinterkopf und Wand. So bleibt unser Nacken lang gestreckt und wir trainieren für unsere aufrechte Haltung.

Lass die Arme (wenn möglich) entlang der Wand auf und ab gleiten. So öffnen wir den Brustkorb und lassen unsere Schulterblätter optimal rotieren.

Bleibe im Oberkörper aufgerichtet und drücke den Bauchnabel in Richtung Wand. Zwischen deiner Lendenwirbelsäule und der Wand ist kein Platz.

Don'ts

Verlagere dein Gewicht nicht auf eine Seite. Ich weiß, das ein Bein meist stärker ist, als das andere und wir eine Ausweichbewegung machen wollen. Aber mach dir bewusst, dass beide Beine gleich belastet werden sollen.

Ziehe deine Schultern nicht nach oben, wenn deine Arme aufwärts g eiten. Schiebe deine Schulterblätter bewusst nach unten in Richtung Gesäß. Wir können die Schulterblätter rotieren, ohne sie anzuheben.

Werde nicht schneller nach ein paar Wiederholungen. Wenn es anstrengend wird, wollen wir die Übung schnell beenden und machen die letzten Wiederholungen unkontrolliert. Führe lieber weniger Wiederholungen aus, wenn du merkst, dass es zu schwer wird.

Take it easy

Beuge deine Beine nicht bis in einen 90-Grad-Winkel. Bleibe zunächst einmal etwas aufrechter. Trotzdem bist du mit dem Oberkörper gegen die Wand gelehnt.

Challenge yourself

Hebe einen Fuß vom Boden, während du die Arme hebst. Senke den Fuß wieder, wenn die Arme tief gehen. Deine Hüftknochen bleiben parallel zueinander.

Arme/Schultern					
Brust					
Bauch	●				
Rücken	●				
Po					
Beine	●	●	●	●	

Dadurch, dass wir unser Kinn in Richtung Hals ziehen und den Hinterkopf gegen die Wand drücken, wird die Nackenmuskulatur gedehnt und der Halsbeuger gekräftigt. Super, um gegen einen sogenannten Handy-Nacken (wenn der Kopf nach vorne herunterhängt, weil wir auf unser Handy schauen) zu arbeiten. Bei einem sehr ausgeprägten Handy-Nacken wirst du vielleicht gar nicht mit deinem Hinterkopf die Wand berühren. Probiere es trotzdem immer wieder, dann wird sich dein Training mit der Zeit auszahlen und du bekommst eine bessere Körperhaltung.

Wall Lunge

Falls du eine Übung suchst, die deine Beine richtig brennen lässt, dann nimm den »Wall Lunge«. Gesäß und Beine werden gekräftigt, und mit ein paar kleinen Tricks kannst du die Übung richtig intensiv gestalten.

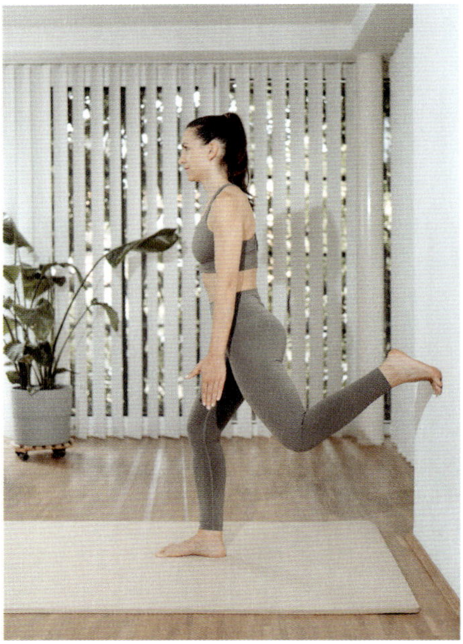

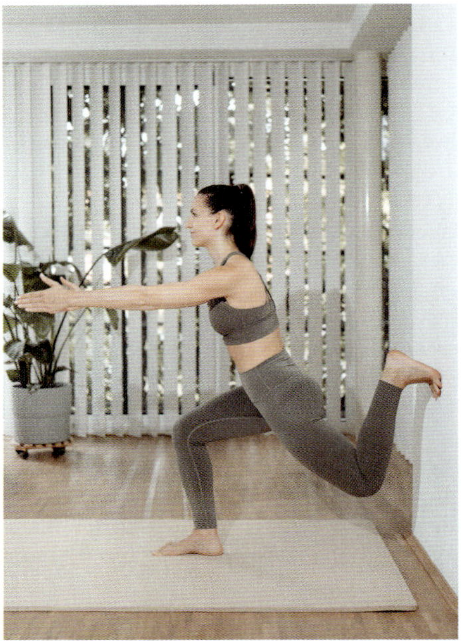

Ausgangsposition:

Aufrechter Stand etwa 70 cm von der Wand entfernt, mit dem Rücken zur Wand gerichtet.
Dein linkes Bein ist nach hinten weggestreckt.
Dein linker Fußballen berührt die Wand etwas über Kniehöhe.
Deine Arme hängen seitlich am Körper herab.
Dein Powerhouse ist aktiviert.

So geht's:

1. Einatmen. Beuge die Beine. Senke deine Hüfte in Richtung Boden. Schiebe die Arme lang nach vorne auf Schulterhöhe.

2. Ausatmen. Drück dich wieder hoch in die Ausgangsposition und nimm die Arme tief.

Wiederhole die Übung 10 Mal und wechsle dann die Seite.

Dos

Rotiere dein vorderes Knie leicht nach außen, sodass es über dem Fußgelenk bleibt. Wir neigen oft dazu, das Knie nach innen kippen zu lassen.

Deine Füße sind hüftbreit voneinander entfernt. So stehst du stabil. Stell dir vor, deine Füße stünden auf zwei Bahngleisen. Wenn du einen Fuß hinter den anderen setzt, wie ein Seiltänzer, wird es deutlich schwieriger, das Gleichgewicht zu halten.

Drücke deinen hinteren Fußballen fest gegen die Wand, wenn du hochkommst. So aktivierst du die Bein- und Gesäßmuskulatur noch stärker.

Schiebe dein Steißbein sanft in Richtung Boden. Damit fällt es dir vielleicht leichter, dein Powerhouse aktiv zu halten.

Solltest du Knieschmerzen bei der Übung haben, verändere den Abstand zur Wand. Vielleicht klappt es besser, wenn du weiter weg bist von der Wand.

Lass deinen Blick nach vorne gerichtet. Fixiere dich auf einen Punkt am Boden oder an der Wand, um das Gleichgewicht zu halten.

Don'ts

Rotiere nicht deine Hüfte. Beide Hüftknochen bleiben parallel zueinander. Um dich selbst zu korrigieren, kannst du deine Hände an die Hüften legen und fühlen, ob sie auf einer Linie sind.

Lehne dich nicht zu weit nach vorne mit dem Oberkörper. Bleibe so aufrecht, wie du kannst, um deine Oberschenkel zu kräftigen. Wenn du dich nach vorne lehnst, lenkst du den Fokus auf deine Gesäßmuskulatur.

Take it easy

Hebe dein Bein hinten nicht an, sondern setze den Fuß unten an der Sockelleiste an die Wand. So hat dein Fußballen Kontakt zum Boden und die Ferse Kontakt zur Wand. Diese Variante ist besonders gut für dich geeignet, wenn du Probleme mit dem Gleichgewicht hast.

Challenge yourself

Führe die Übung langsamer aus. Ausatmen. Beuge die Beine. Einatmen. Halte in der Lunge-Position. Ausatmen. Strecke die Beine wieder. Einatmen. Halte die Ausgangsposition.

Arme/Schultern	●				
Brust					
Bauch	●				
Rücken	●				
Po	●	●	●		
Beine	●	●	●	●	

Die Muskeln des Powerhouses werden auch als »lokale Muskeln« bezeichnet. Sie liegen gelenksnah und haben eine Verbindung zur Wirbelsäule. Sie sorgen für Stabilität und Halt zwischen den Wirbeln. Globale Muskeln wiederum liegen oberflächlicher und verbinden die Wirbelsäule und/oder das Becken mit den oberen und unteren Extremitäten. Daher reden wir beim Pilates auch davon, dass wir erst die lokalen Muskeln aktivieren, bevor die globalen beansprucht werden.

Kneeling Leg Circles

Durch die Hand an der Wand können wir unseren Körper noch mehr in die Länge ziehen und die Seitneigung wahrnehmen. Gleichzeitig ist die Stützkraft gefragt, und der Po wird gekräftigt. Oh, und nicht zu vergessen: Wir mobilisieren auch noch die Hüfte!

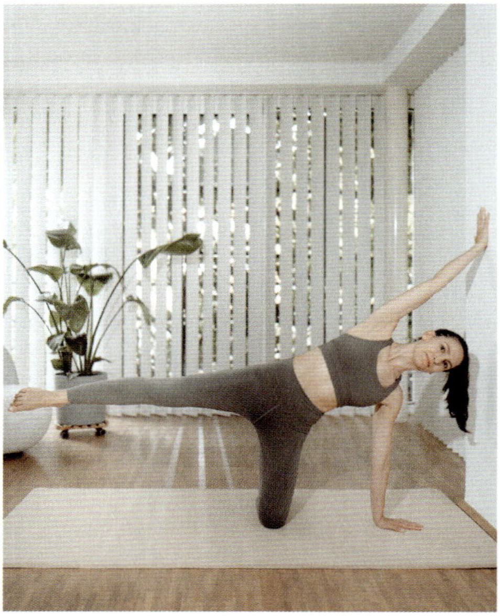

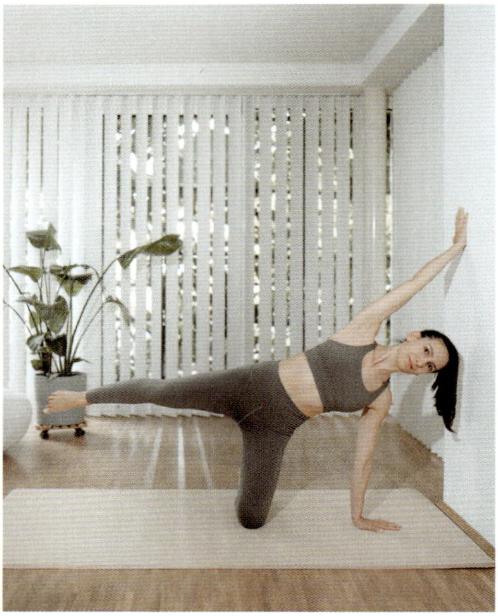

Ausgangsposition:

Du kniest auf deinem linken Knie, etwa 70 cm von der Wand entfernt.
Die linke Schulter ist in Richtung Wand positioniert.
Dein linkes Schienbein ist auf dem Boden abgelegt.
Deine linke Hand ist auf dem Boden, die Fingerspitzen sind nach außen gedreht, in Richtung Wand.
Dein rechtes Bein ist lang gestreckt auf Hüfthöhe, der Fuß ist im Point (siehe S. 14).
Dein rechter Arm ist lang über dem Kopf ausgestreckt.
Deine rechte Hand ist gegen die Wand gestützt.
Dein Powerhouse ist aktiviert.

So geht's:

1. Ausatmen. Führe mit deinem rechten Bein einen Kreis aus, indem du es nach hinten schiebst und über oben und vorne wieder zurückführst.

2. Einatmen. Führe das rechte Bein nun nach vorne, kreise es nach hinten und dann wieder zurück in die Ausgangsposition. Wir haben also einen Richtungswechsel beim Kreisen mit dem rechten Bein.

Wiederhole die Übung 8 Mal und wechsle dann die Seite.

Dos

Spanne dich mit deiner oberen Seite so lang wie möglich auf. Drück die entsprechende Hand fest gegen die Wand und schiebe deinen Beckenknochen nach oben, damit du die seitliche Streckung spürst. Dein oberes Bein schiebst du dafür weit weg.

Drück deine Hüfte nach vorne, ohne die Aktivierung des Powerhouses zu verlieren.

Lass das obere Bein während der gesamtes Übungsausführung ausgestreckt. Stell dir vor, ich ziehe an deinem Fuß, um noch mehr Länge in deinem Bein zu schaffen.

Stell dir vor, du möchtest mit deinem großen Zeh Kreise an die gegenüberliegende Wand zeichnen.

Don’ts

Schiebe die unteren Rippenbögen nicht auseinander. Dann kommst du zwar in eine gute Streckung, aber dafür hältst du dein Powerhouse nicht mehr aktiv.

Mache die Bewegung mit dem Bein nicht zu groß. Arbeite lieber klein und nimm die Rotation in deinem Hüftgelenk wahr.

Take it easy

Mache deine Kreise nur über vorne, anstatt jedes Mal die Richtung zu wechseln.

Challenge yourself

Mach die Kreise deutlich größer, ohne die Spannung im Oberkörper zu verlieren.

Arme/Schultern	●	●			
Brust	●				
Bauch	●	●			
Rücken	●				
Po	●	●	●	●	
Beine	●	●	●		

Vielleicht fällt dir auf, dass sich deine Ellenbogen leicht »durchbiegen«, wenn du sie ganz durchstreckst? Oder dass deine Beine einen leichten Bogen bilden, wenn du die Knie vollkommen durchstreckst? Vielleicht leidest du an einer Bindegewebsschwäche und bist hypermobil. Deine Gelenke sind also über den normalen Umfang hinaus beweglich. Achte dann bitte besonders darauf, beim Pilates nicht in extreme Streckungen zu gehen. Lass deine Ellenbogen leicht gebeugt und lass einen leichten Knick in deinen Knien. So stellst du sicher, dass du deine Muskulatur trainierst, ohne dabei die Gelenke zu belasten.

Double Straight Leg Stretch

Hier muss deine Bauchmuskulatur alles geben. Nicht nur deine tiefe Bauchmuskulatur, also ein Teil deines Powerhouses ist gefragt, sondern auch deine geraden Bauchmuskeln. Die Wand nutzen wir als Feedback-Methode. Wie weit kannst du deine Füße in Richtung Wand bringen?

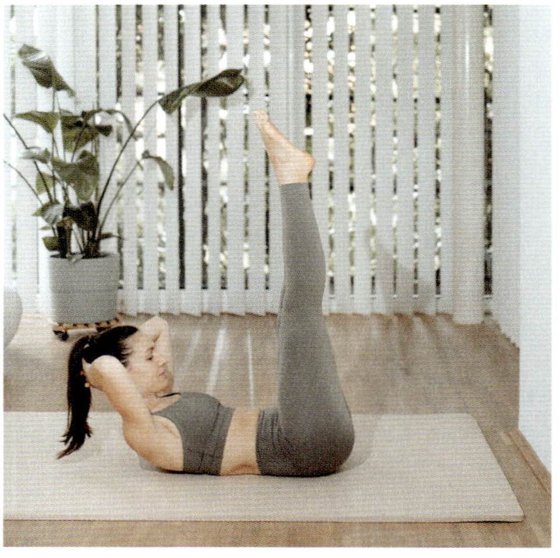

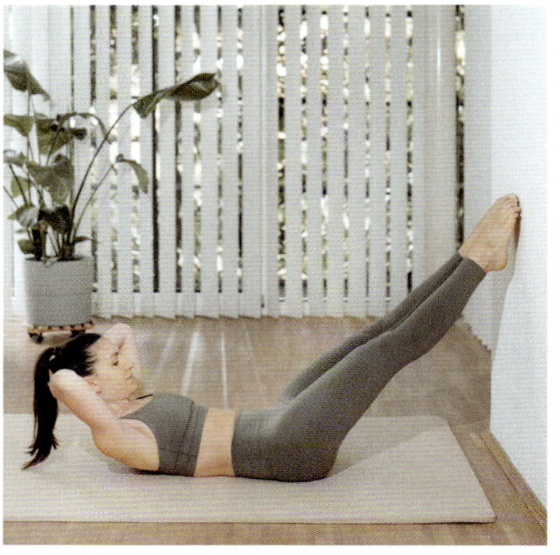

Ausgangsposition:

Du bist in Rückenlage.
Deine Füße sind in Richtung Wand positioniert.
Dein Gesäß ist etwa 70 cm von der Wand entfernt.
Die Hände liegen am Hinterkopf, deine Finger sind ineinander verschränkt.
Die Beine sind eng zusammen und ausgestreckt, die Zehen zeigen nach oben, in Richtung Decke.
Die Füße sind im Point (siehe S. 14).
Dein Rücken liegt komplett auf dem Boden auf (Imprint, siehe S. 14).
Dein Powerhouse ist aktiviert.

So geht's:

1. Ausatmen. Hebe deinen Kopf und die Schulterblätter an. Rolle den Kopf leicht ein. Halte diese Position während der gesamten Übung.

2. Einatmen. Senke die ausgestreckten Beine langsam ab, bis deine Zehen an die Wand tippen.

3. Ausatmen. Ziehe die ausgestreckten Beine wieder zurück nach oben, bis sie in Richtung Decke zeigen.

Wiederhole die Beinbewegung 10 Mal und lege danach deinen Kopf wieder ab, bring die Beine angewinkelt nach unten auf den Boden.

Dos

Stell dir vor, deine Beine sind wie ein Uhrzeiger, der sich vor und zurück bewegt. Gleichmäßig und kontrolliert.

Leg den Kopf ab, falls du Probleme mit dem Nacken hast. Probiere bei deinem nächsten Training aber wieder, den Kopf anzuheben, um auch die Nackenmuskulatur zu stärken.

Schau nach vorne zu deinen Knien und rolle deinen Kopf nach vorne ein, sodass du im Nackenbereich nicht verkrampfst.

Denk daran, dass es zunächst nicht darum geht, mit den Beinen besonders tief zu kommen, sondern darum, das Powerhouse aktiv zu halten und die Bauchmuskulatur zu nutzen. Dafür musst du deinen unteren Rücken am Boden halten können.

Don'ts

Es ist so wichtig, daher noch mal: Dein unterer Rücken hebt sich nicht von der Matte. Sobald das doch geschieht, bist du mit den Füßen zu tief gekommen und dein Powerhouse ist nicht mehr aktiviert.

Wir führen unsere Beine und Füße nicht über die Senkrechte weiter in Richtung Gesicht. Hebe auch dein Gesäß nicht mit an.

Ruhe dich nicht aus, wenn deine Füße die Wand berühren. Es geht gleich wieder nach oben.
Der kleine Tap mit den Zehen gegen die Wand bedeutet für dich nur, den Bauchnabel noch mehr reinzuziehen, um die Beine anzuheben.

Take it easy

Lege deine Hände unter dein Gesäß, die Handflächen nach unten gerichtet. So ist dein Becken leicht gekippt und dein unterer Rücken wird unterstützt.

Challenge yourself

Gehe auf 1 Zählzeit mit den Beinen tief und auf 3 Zählzeiten mit den Beinen wieder hoch. Passe deine Atmung an. Du atmest weiterhin beim Tiefgehen ein und beim Hochgehen aus.

Arme/Schultern	●				
Brust					
Bauch	●	●	●	●	●
Rücken	●				
Po					
Beine	●	●			

Weniger ist mehr! Die Übungen sehen großartig aus, wenn wir dabei unser Bein in die Luft schwingen oder auch beim »Double Straight Leg Stretch« die Füße bis nach unten bringen, bevor wir die Beine wieder anheben. Doch oft bedeutet es auch, dass die Technik darunter leidet. Frag dich bei Übungen immer wieder, ob du die Muskulatur erreichst, die du ansteuern willst. Und wenn nicht, führe die Übung wieder kleiner aus und denke an alle Feinheiten. Deine Muskulatur freut sich!

Shoulder Bridge

Willkommen zu meiner Lieblingsübung an der Wand! Wieso es meine Lieblingsübung ist? Nun, zum einen können wir so großartig Po und Beinrückseite trainieren und zum anderen die Wirbelsäule mobilisieren. Ich finde, das ist eine super Kombi!

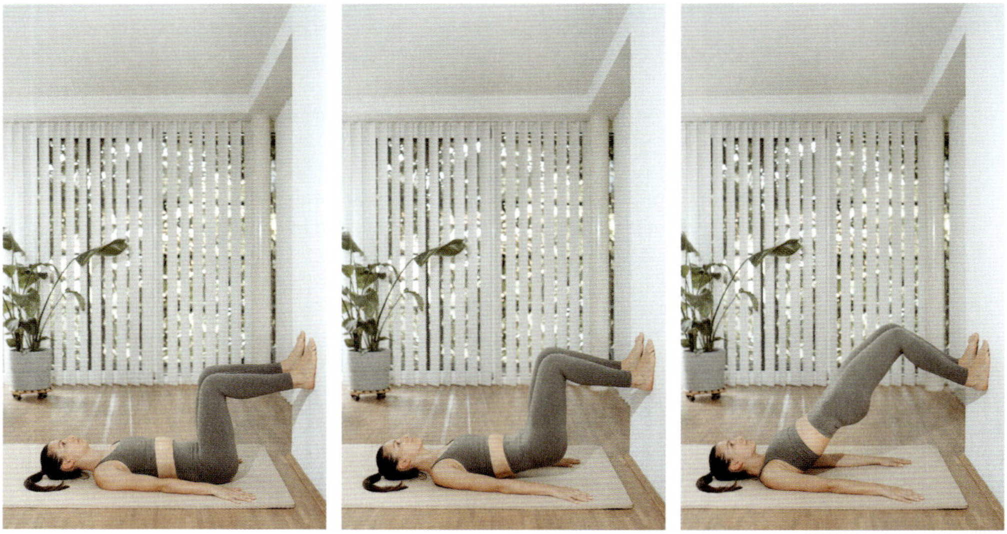

Ausgangsposition:

Du bist in Rückenlage.
Deine Beine sind angewinkelt und hüftbreit auseinander.
Deine Knie befinden sich senkrecht über der Hüfte.
Deine Füße sind an der Wand.
Dein Blick ist nach oben gerichtet und dein Nacken gestreckt.
Deine Arme liegen ausgestreckt neben dem Körper, die Handflächen zeigen nach unten.

So geht's:

1. Einatmen. Bleibe in der Ausgangsposition und nimm wahr, wie du in den seitlichen und hinteren Brustkorb atmest.

2. Ausatmen. Rolle dich vom Steißbein aufwärts Wirbel für Wirbel auf, bis du die namensgebende Brückenform erreichst.

3. Einatmen. Halte dein Gesäß oben.

4. Ausatmen. Rolle dich Wirbel für Wirbel wieder ab und kehre zurück in die Ausgangsposition.

Wiederhole die Übung 10 Mal.

Dos

Stemme deine Fersen fest gegen die Wand, wenn du dein Gesäß nach oben schiebst. Dadurch werden deine Beinrückseite und dein Gesäß stärker aktiviert.

Drücke deine Hände stärker in den Boden, wenn bei der Übung deine Beinrückseiten krampfen. So aktivierst du deinen großen Rückenmuskel, der die Beinrückseite bei der Übung unterstützen kann.

Stell dir vor, deine Wirbelsäule ist eine Perlenkette, die du Perle für Perle auffädelst und von der du auch eine Perle nach der anderen Perle wieder ablegst.

Wenn du dich aufrollst, ziehe zuerst dein Schambein in Richtung Nase und drücke den unteren Rücken in den Boden. So trainieren wir, das Becken zu kippen und die Wirbelsäule zu mobilisieren.

Wenn du dich wieder abrollst, lege auch die Lendenwirbelsäule ab (*Imprint*, siehe S. 14) und kehre dann erst zurück in eine neutrale Wirbelsäulenposition.

Don'ts

Belaste nicht deinen Nacken, indem du dich so weit nach oben drückst, dass dein Schultergürtel nicht mehr aufliegt. Komme nur so weit nach oben, wie du deine Schultern noch auf der Matte liegen haben kannst.

Klappe die Knie nicht nach außen oder innen. Deine Knie bleiben immer in einer Linie mit den Fuß- und Hüftgelenken.

Drücke dein Gesäß oben nicht so hoch, dass du ein starkes Hohlkreuz hast. Ich bin mir sicher, dass du nicht mehr die Beinrückseite und dein Gesäß spürst. Vielleicht hast du dann sogar Schmerzen im unteren Rücken. Und das wollen wir auf keinen Fall!

Take it easy

Übe zunächst einmal, nur dein Becken zu kippen (Schambein in Richtung Nase ziehen) und deinen Po leicht nach oben anzuheben.

Challenge yourself

Führe die Übung mit nur einem Fuß gegen die Wand aus. Das andere Bein ist lang nach oben in Richtung Decke gestreckt. Achtung: Du musst jetzt gleichzeitig deine Hüfte stabilisieren. Lass die Hüftknochen dabei parallel zueinander.

Arme/Schultern					
Brust					
Bauch	●				
Rücken	●				
Po	●	●	●		
Beine	●	●			

Die Übung, die ich mit am häufigsten korrigiere. Wie ich schon auf der vorherigen Seite geschrieben habe: Weniger ist mehr! Drücke deinen Po nicht einfach nach oben, sondern aktiviere deine Gesäßmuskulatur dadurch, dass du dein Schambein einrollst und dann dein Becken nach oben schiebst. Vielleicht spürst du sogar die Dehnung der Oberschenkelvorderseite.

Front Support Mountain Climber

Eine tolle Ganzkörperübung! Nicht nur sind beim »Front Support Mountain Climber« die Beine in Bewegung, wir kräftigen gleichzeitig auch Bauch, Schultern und Rücken.

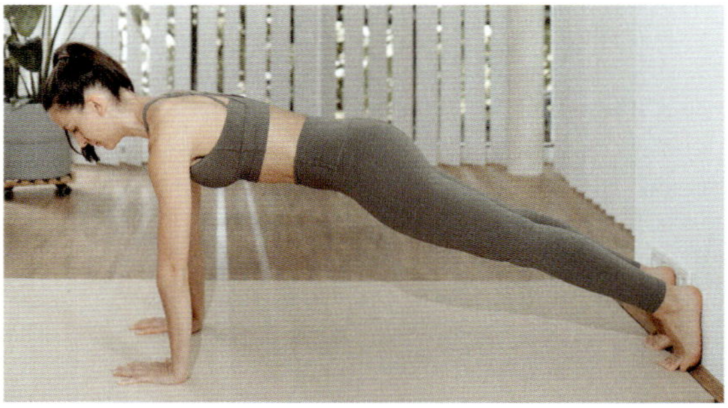

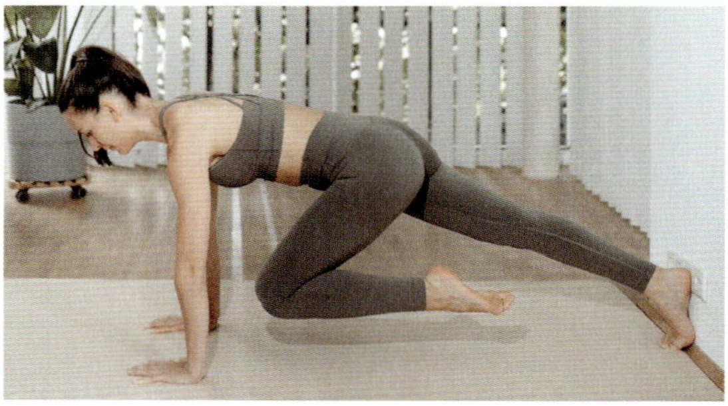

Ausgangsposition:

Du bist in der Stützposition. Deine Beine sind zur Wand ausgerichtet.
Deine Füße sind hüftbreit aufgestellt, deine Fersen gegen die Wand gedrückt.
Deine Hände sind schulterbreit aufgestellt.
Deine Arme sind gestreckt (aber nicht ganz durchgestreckt; eine kleine Beugung sollte sein!), die Ellenbeugen zeigen zueinander.
Dein Rücken ist gestreckt.
Dein Blick geht nach unten und dein Powerhouse ist aktiviert.

So geht's:

1. Ausatmen. Hebe deinen linken Fuß an und ziehe dein linkes Knie in Richtung Brust.

2. Einatmen. Setze deinen linken Fuß wieder zurück in die Ausgangsposition.

3. Ausatmen. Hebe nun deinen rechten Fuß an und ziehe dein rechtes Knie in Richtung Brust.

4. Einatmen. Setze deinen rechten Fuß wieder zurück in die Ausgangsposition.

Wiederhole die Übungsabfolge 10 Mal.

Dos

Drücke deine Schulterblätter auseinander und die Schultern weg von den Ohren. So kräftigst du bei der Übung die »Sägemuskulatur«. Das ist ein Muskel, der unter deiner Achsel sitzt und hilft, das Schulterblatt zu stabilisieren.

Schau nach unten und ziehe dein Kinn leicht rein. Stell dir dabei vor, dass deine Scheitelkrone dich nach vorne zieht. Dadurch bleibt dein Nacken gestreckt.

Ziehe dein Steißbein leicht nach unten in Richtung Boden. Dein unterer Rücken ist geschützt und du aktivierst die Bauchmuskulatur noch ein wenig mehr. Solltest du ein starkes Hohlkreuz haben und/ oder die Bauchmuskulatur nicht spüren bei der Übung, zieh dein Schambein dabei deutlich mehr in Richtung Nase.

Drücke die Fersen fest gegen die Wand. Spann dich auf von deiner Scheitelkrone bis zu den Fersen. Dadurch ist es auch leichter, die Körpermitte stabil zu halten.

Don’ts

Sinke nicht mit dem Becken ab. Stell dir vor, du hast dich mit deinen Hüftknochen über eine Schaukel gelehnt und diese hält dich.

Drücke deine Arme nicht komplett durch. Lasse deine Ellenbeugen immer minimal gebeugt.

Werde nicht schneller, wenn es anstrengend wird. Halte durch, so lang du kannst, und mach dann lieber eine Pause!

Take it easy

Zu viel auf einmal? Lerne erst einmal deine Ausrichtung in der Stützposition und gehe immer wieder zurück auf die Knie. Ausatmen. Drück dich in die Stützposition. Drücke die Fersen gegen die Wand. Einatmen. Beuge die Beine und senke die Knie ab auf den Boden.

Challenge yourself

Dreimal kontrolliert ausatmen (schnell). Bringe das rechte Knie zum rechten Ellenbogen, ziehe es zum linken Ellenbogen herüber, dann wieder zurück nach rechts. Einatmen. Zurück in die Stützposition, beide Füße aufgestellt. Drei Mal ausatmen (schnell). Wiederhole die Sequenz mit dem linken Fuß.

Arme/Schultern	●	●	●		
Brust	●				
Bauch	●	●	●		
Rücken	●	●			
Po	●				
Beine	●	●			

Wir alle haben unterschiedliche Wirbelsäulenkrümmungen, und deshalb sieht eine neutrale Beckenposition auch bei uns allen unterschiedlich aus. Manche Menschen haben ein stärkeres Hohlkreuz und ihr Becken ist eher nach vorne gekippt. Andere wiederum haben ein nach hinten gekipptes Becken und damit einhergehend eher einen Flachrücken. Daher ist es sehr schwer, beim Pilates allen Trainierenden die gleichen Anweisungen zu geben. Vielleicht musst du beim »Front Support Mountain Climber« dein Schambein sehr stark in Richtung Nase ziehen. Vielleicht ist es für dich aber auch besser, in ein leichtes Hohlkreuz zu fallen. Hauptsache du spürst, dass deine Bauchmuskulatur arbeiten muss.

Diamond Press

Willst du etwas für deine aufrechte Haltung tun? Dann lass den »Diamond Press« nicht aus. Damit kräftigen wir den unteren Teil unseres »Kapuzenmuskels« (auch »Trapezmuskel«), der unter den Schulterblättern liegt. Er hilft uns dabei, uns aufzurichten.

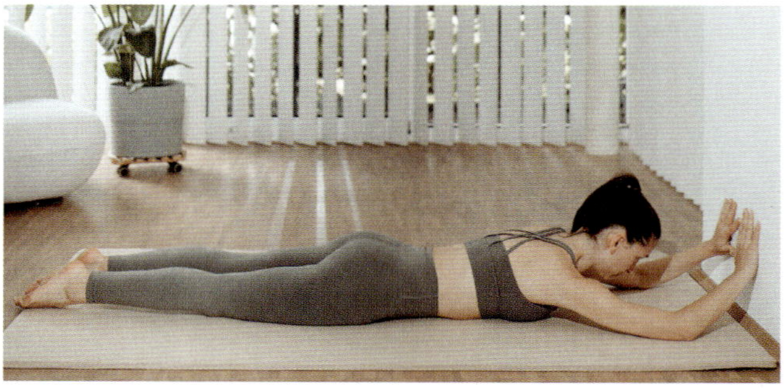

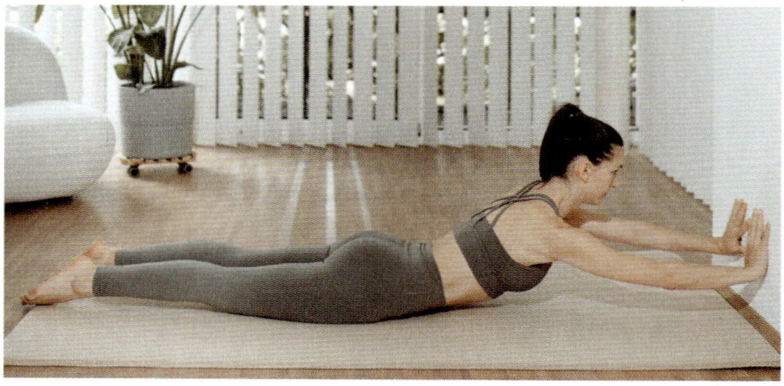

Ausgangsposition:

Du bist in Bauchlage.
Deine Arme sind leicht gebeugt in Richtung Wand gestreckt.
Deine Handflächen sind gegen die Wand gedrückt.
Dabei formen deine Finger einen Diamanten (Daumen und Zeigefinger berühren sich).
Dein Blick geht nach vorne in Richtung Sockelleiste.
Dein Nacken ist lang.
Dein Powerhouse ist aktiviert.

So geht's:

1. Einatmen. Drücke deine Hände gegen die Wand, strecke die Arme durch und hebe deinen Brustkorb an. Richte deinen Blick auf deine Hände.

2. Ausatmen. Gehe langsam zurück in die Ausgangsposition. Dein Powerhouse bleibt aktiv.

Wiederhole die Übung 10 Mal.

Dos

Stell dir vor, du hast je einen Faden am oberen und unteren Ende an deiner Brustwirbelsäule, die dich nach oben ziehen. Deine Brustwirbelsäule bleibt dabei lang gestreckt. Stell dir vor, deine einzelnen Wirbel sind weit voneinander entfernt.

Drücke dein Schambein leicht in den Boden und ziehe den Bauchnabel weg von der Matte. Wir wollen nicht den unteren Rücken spüren! Die Streckung der Beinvorderseite und der Bauchdecke dürfen wiederum spürbar sein.

Stell dir vor, dass du dich in die Länge schiebst, statt in die Höhe. Scheitel und Fußspitzen sind weit voneinander entfernt.

Halte deinen Blick auf den Boden gerichtet. Dadurch bleibt der Nacken lang und der Kopf in einer Linie mit der Wirbelsäule.

Don’ts

Komm nicht hoch, ohne dein Powerhouse vorher zu aktivieren. Sobald du merkst, dass sich deine Bauchdecke wölbt und du sie gegen den Boden drückst, wird dein Powerhouse nicht mehr aktiv sein und du kannst deinem unteren Rücken schaden.

Hebe nicht die Beine gleichzeitig mit an. Bei der Übung wollen wir uns auf die Aufrichtung aus dem oberen Rücken konzentrieren.

Ziehe nicht die Schultern nach oben. Stell dir vor, dass warmes Öl deine Schultern herunterfließt. Lass sie weg von deinen Ohren!

Take it easy

Kümmere dich in Bauchlage zunächst einmal nur um dein Powerhouse, bevor du dich hochschiebst. Schambein leicht tief senken. Den Bauchnabel wegziehen von der Matte.

Challenge yourself

Setze die Hände weiter nach oben an die Wand. Dadurch kommst du in eine stärkere Rückbeuge. Führe die Übung bitte nur aus, wenn du keine Probleme mit dem unteren Rücken hast.

Arme/Schultern	●				
Brust					
Bauch	●				
Rücken	●	●	●		
Po					
Beine					

Uns fällt es oft unglaublich schwer, unsere Brustwirbelsäule zu strecken. Da wir im Alltag unsere Brustwirbelsäule eher runden, ist es schwierig, am Gegenteil zu arbeiten. Genau das müssen wir aber für eine aufrechte Körperhaltung tun! Daher konzentriere dich bei Extensionsübungen wie dem »Diamond Press« immer wieder auf die Streckung zwischen den Schulterblättern. Es fühlt sich so an, als ob sich dein Brustbein nach vorne zieht.

Fire Hydrant

Bei der Übung wünscht man sich, man hätte keine Wand zum Stabilisieren.
Wir kräftigen unseren Po, die Schultern und unsere Bauchmuskulatur.
Unser Körper wird ganz schön schnell zittern durch die Anstrengung.

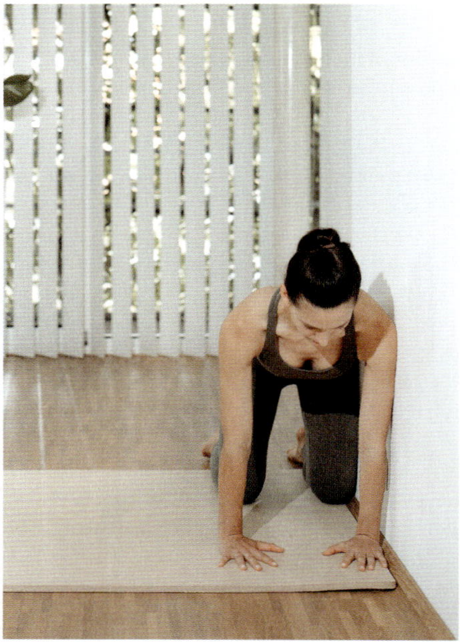

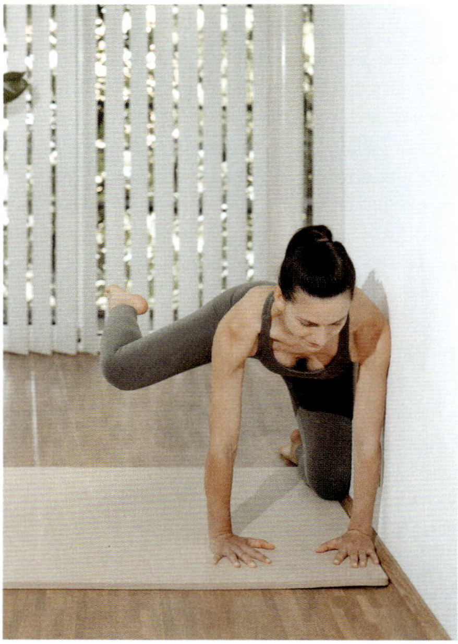

Ausgangsposition:

Du bist im Vierfüßlerstand, die linke Körperseite ist zur Wand gerichtet.
Die linke Hand und das linke Knie berühren die Wand.
Deine Knie sind unter den Hüftgelenken.
Deine Hände sind unter den Schultern.
Dein Blick ist nach unten gerichtet.
Deine Wirbelsäule ist neutral und dein Powerhouse aktiviert.

So geht's:

1. Ausatmen. Hebe dein rechtes Bein seitlich an.

2. Einatmen. Senke dein rechtes Bein langsam wieder, aber ohne es abzusetzen.

Wiederhole die Übung 8 Mal und wechsle dann die Seite.

Dos

Komm nur so weit nach oben, wie du dein Powerhouse aktiv halten kannst. Wenn du stärker ins Hohlkreuz kommst, ist dein Powerhouse nicht mehr aktiv. Setz das Knie komplett ab und aktiviere erst wieder dein Powerhouse.

Lass deinen Blick nach unten gerichtet. Achte aber darauf, dass dein Kopf nicht zwischen deinen Armen herunterhängt.

Die Beine bleiben während der gesamten Übungsausführung auf einer Linie. Du winkelst das Bein nur zur Seite an, wie ein Hund sein Bein an einem Feuerhydranten hebt.

Versuche, dein Gewicht gleichmäßig auf beide Hände verteilt zu halten.

Idealerweise kommt dein Knie seitlich bis auf Hüfthöhe. Bitte komm aber nur so hoch, wie es deine Hüftmobilität zulässt und du deinen restlichen Körper stabil halten kannst.

Solltest du Schmerzen in deinen Handgelenken haben, nimm dir ein Handtuch und setze deine Handballen darauf. Dadurch ist dein Handgelenk erhöht und entlastet.

Don'ts

Ziehe die Schulterblätter nicht zusammen. Drück sie auseinander und halte die Schulterblattstabilisation aufrecht.

Geh nicht weg von der Wand. Ich weiß, dass es unglaublich schwer ist, das Bein nach oben zu führen, wenn man mit der Hüfte nicht zur anderen Seite ausweichen kann. Aber es ist so effektiv!

Take it easy

Mach die Übung auf den Unterarmen. Jetzt sind deine Ellenbogen unter den Schulterblättern. Drück die Unterarme fest in den Boden.

Challenge yourself

Führe das Bein angewinkelt zur Seite hoch und dann streck es einmal lang zur Seite aus. Einatmen. Winkle jetzt das Bein wieder an und führe es nach unten.

Arme/Schultern	●	●			
Brust	●				
Bauch	●	●	●		
Rücken	●				
Po	●	●	●	●	
Beine	●				

Beim »Fire Hydrant« führen wir eine »Hüftabduktion« aus, also eine seitliche Wegführung des Oberschenkels von der Körpermitte. Das fällt uns oft unglaublich schwer! Warum? Weil die meisten von uns viel zu viel sitzen. Der kleine und mittlere Gesäßmuskel sind (zusammen mit ein paar anderen Muskeln) zuständig für die Hüftabduktion. Beim Sitzen können es sich die Gesäßmuskeln gemütlich machen und werden von uns gar nicht aktiviert. Und je weniger wir die Muskulatur im Alltag nutzen, desto anstrengender wird es natürlich auch beim Training.

Pilates auf der Matte

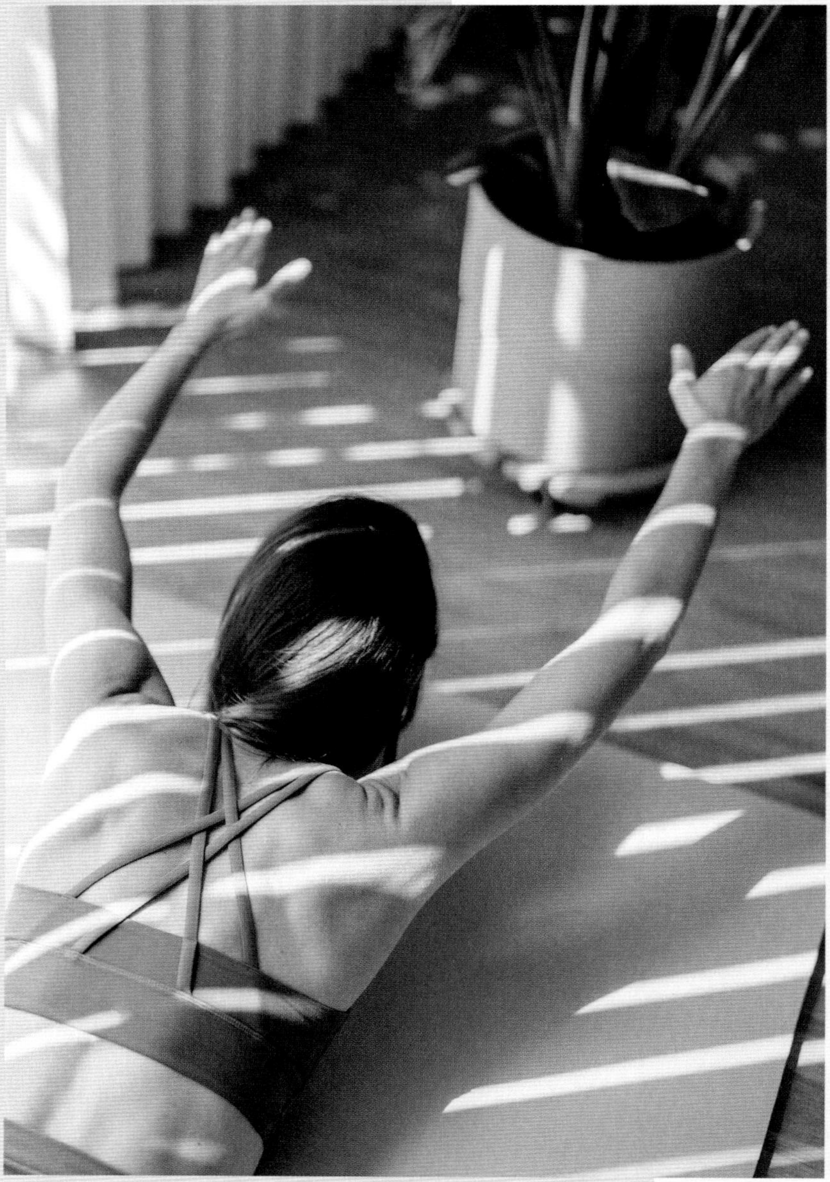

Wir brauchen bei unseren Workouts meist nicht mehr als eine Matte. Hier noch einmal der Hinweis, dass es überaus sinnvoll ist, eine Matte von mindestens 1,5 cm Dicke zu verwenden. Wir rollen viel über die Wirbelsäule, und auf einer dünnen Matte kann das sehr unangenehm werden.

Die 12 Übungen in diesem Kapitel kommen übrigens den klassischen Übungen nach Joseph Pilates am Nächsten. Er hat ein Mattenkonzept entworfen mit nur 34 Übungen. Diese wurden immer in derselben Reihenfolge und mit unveränderten Wiederholungszahlen ausgeführt.

Wenn du diesen QR-Code scannst, gelangst du zum YouTube-Video »Matten-Pilates für Anfänger«.
So hast du die Möglichkeit, dich noch mal auf die Grundlagen zu konzentrieren und die Powerhouse-Aktivierung zu verinnerlichen. Ich nehme dich für 20 Minuten mit in einen schönen Park, damit wir gemeinsam Pilates machen können.

Wenn du weitere Matten-Workouts unter meiner Anleitung ausführen möchtest, kommst du hier zur YouTube-Playlist »Matten-Pilates«. Viel Spaß mit den abwechslungsreichen Workouts für unterschiedliche Level. Die Workouts auf dieser Playlist sind zwischen 10 und 50 Minuten lang.

»Danke für diese unglaublich wohltuende Zeit auf der Matte. Ich fühle mich wie neugeboren. Gekräftigt und gut mobilisiert.«

Beate W.

Rolling Like a Ball

Fühlt sich an wie eine Rückenmassage, wenn wir die Wirbelsäule beim »Rolling Like a Ball« mobilisieren. Und gleichzeitig muss der Bauch ordentlich mitarbeiten. Hier ist es besonders wichtig, dass du eine dicke Matte hast, da wir über die Wirbelsäule rollen!

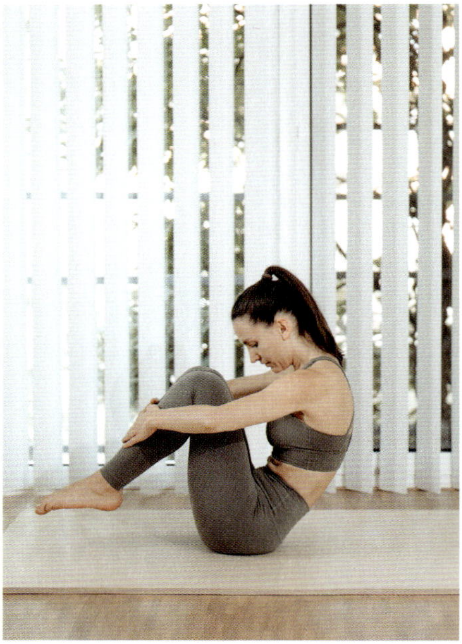

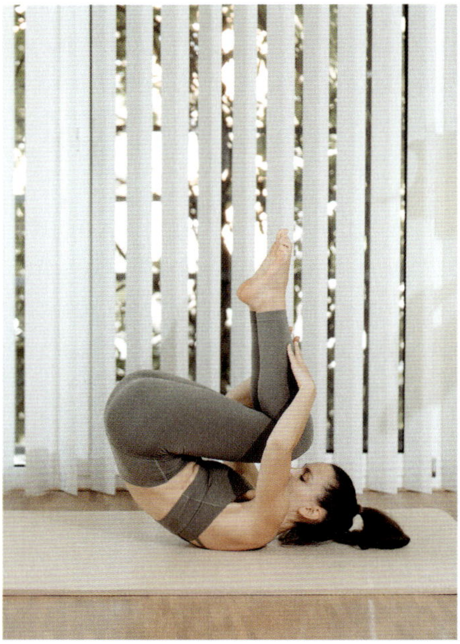

Ausgangsposition:

Du sitzt auf deiner Matte.
Die Knie sind in Richtung Brust angezogen.
Die Füße sind angehoben vom Boden.
Deine Hände liegen auf den Schienbeinen.
Deine Arme sind gebeugt, die Ellenbogen zeigen nach außen.
Dein Blick ist nach unten gerichtet, in Richtung Bauchnabel.
Dein Powerhouse ist aktiviert.

So geht's:

1. Einatmen. Roll über deinen Rücken nach hinten bis zum Schulterdach.

2. Ausatmen. Roll wieder zurück in die Ausgangsposition.

Wiederhole die Übung 6 Mal.

Dos

Dein Kinn ist zur Brust gezogen und du stellst dir vor, dass du dich so rund machst wie ein Ball.

Du kippst dadurch nach hinten weg, dass du den Bauchnabel noch mehr in Richtung Wirbelsäule und dein Schambein noch mehr in Richtung Nase ziehst.

Jedes Mal, wenn du dich aufrollst, bremse ab, um auf den Sitzbeinhöckern zu balancieren. Halte die Füße in der Luft.

Halte deinen ganzen Körper so stabil und ruhig wie möglich. Beim Zuschauen würde ich nur sehen, dass du vor- und rückrollst.

Don'ts

Verändere nicht den Abstand zwischen Gesäß und Fersen während der Übung. Wenn du deine Bauchmuskulatur aktiviert hast und den Abstand zwischen Gesäß und Fersen nicht veränderst, wirst du merken, wie stark dein Bauch bei der Übung arbeiten muss.

Arbeite kontrolliert und mit wenig Schwung, reiß nicht in die Übung.

Rolle nicht bis auf deinen Nacken und wirf den Kopf nicht nach hinten. Wir halten den Kopf in einer Linie mit der Wirbelsäule. Du kannst dir dabei vorstellen, dass deine Wirbelsäule ein großes C bildet.

Take it easy

Anstatt deine Schienbeine zu berühren, nimm die Rückseite deiner Oberschenkel.

Challenge yourself

Strecke die Arme lang nach vorne in Richtung Füße. Deine Hände sind nun auch in der Luft.

Arme/Schultern	●				
Brust					
Bauch	●	●	●		
Rücken	●	●			
Po					
Beine	●				

Du trainierst zu Hause, hast aber das Gefühl, dass du nicht mit vollem Elan dabei bist? Wie wäre es, wenn du dich mit einer anderen Person zum »Zu-Hause-Training« verabredetest? Ihr könnt einen Videocall machen, euch gegenseitig motivieren und korrigieren. Vergesst nicht, euch am Ende des Trainings schon direkt für die nächste Einheit zu verabreden.

Teaser

Ich glaube, der »Teaser« ist die bekannteste Pilatesübung.
Sie sieht nicht nur schön aus, sondern fordert uns auch richtig. Wir kräftigen unsere Tiefenmuskulatur und arbeiten an unserem Gleichgewicht.

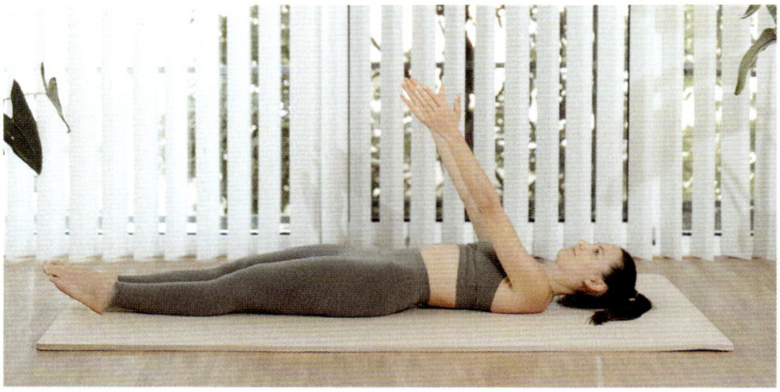

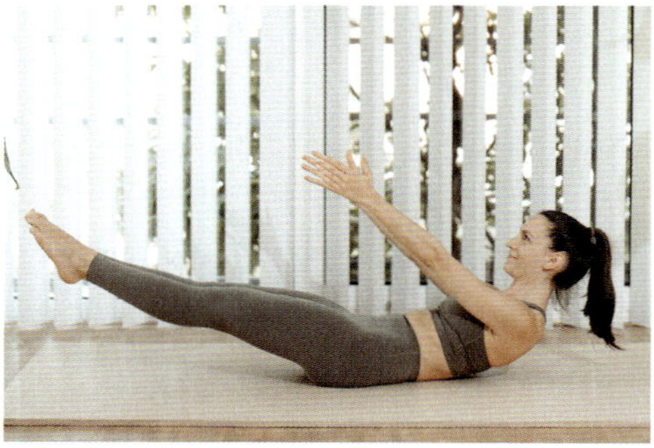

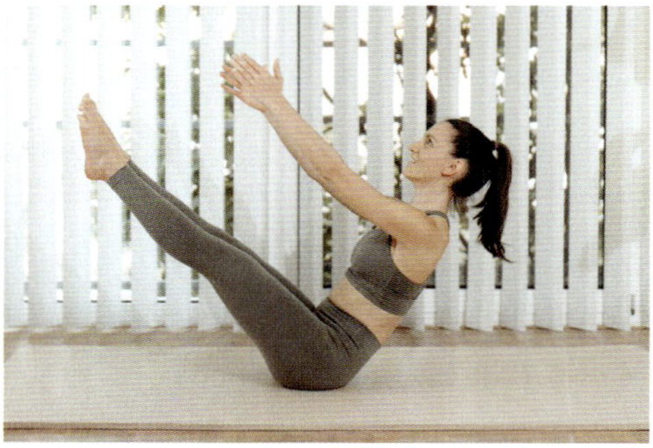

Ausgangsposition:

Du liegst in Rückenlage.
Deine Beine sind ausgestreckt und eng zusammen.
Die Zehen sind weggestreckt.
Dein Oberkörper ist gestreckt, deine Wirbelsäule bleibt dabei neutral.
Die Arme sind lang gestreckt und in die Diagonale angehoben.
Dein Nacken ist gestreckt, dein Blick geht zu deinen Händen.

So geht's:

1. Atme vorbereitend durch die Nase ein.

2. Ausatmen. Ziehe den Bauchnabel in Richtung Matte (*Imprint*, siehe S. 14) und rolle dich Wirbel für Wirbel auf. Gleichzeitig hebst du die lang gestreckten Beine an. Dein Blick geht nach oben in Richtung Decke.

3. Einatmen. Kehre langsam zurück in die Ausgangsposition. Rolle dich Wirbel für Wirbel wieder nach unten ab, während du deine Beine genauso langsam tief bringst.

Dos

Stell dir vor, du hast einen Faden an deinem Brustkorb, der dich in Richtung Decke zieht. So wirst du dich in der Endposition noch mehr aufrichten.

Deine Arme sind die ganze Zeit gleich ausgerichtet und schulterbreit voneinander entfernt. Perfekt für unsere Schultermuskulatur, da sie bei der Übung aktiviert wird.

Dein Blick ist nach oben, vorne an die Decke, gerichtet. Du wirst merken, dass dir die Übung so deutlich leichter fällt.

Rolle dich Wirbel für Wirbel auf. Du rundest dich dabei zunächst. Erst wenn du in der Endposition angekommen bist, streckst du deinen Rücken. Runde dich wieder, um zurück in die Ausgangsposition zu gelangen.

Wenn du oben bist, achte darauf, dass deine Arme und Beine parallel zueinander sind. Oberkörper und Beine bilden dabei ein V.

Don'ts

Arbeite ohne Schwung. Wenn du merkst, dass die Übung noch zu schwer ist, versuch es zunächst mit der leichteren Variante. Optional kannst du auch nur ein Bein nach oben ausstrecken, während das andere am Boden angewinkelt aufgestellt ist.

Halte nicht deinen Atem an. Dazu neigen wir, wenn die Übung schwer ist und wir uns sehr konzentrieren. Lass den Atem dann einfach fließen.

Ziehe dich nicht nur mit der Kraft des Hüftbeugers nach oben. Solltest du nur deine Beine spüren, lenke deine Gedanken noch mal mehr zur Bauchmuskulatur und konzentriere dich auf dein Powerhouse. Stell dir vor, dass deine Beine ganz leicht sind.

Take it easy

Anstatt die Beine bei der Ausatmung lang gestreckt zu lassen, kannst du sie auch anwinkeln, sodass die Unterschenkel parallel zum Boden sind.

Challenge yourself

Ausatmen. Richte dich auf in die Teaser-Position. Einatmen. Lass deine Beine tief kommen, ohne sie auf den Boden abzulegen. Ausatmen. Hebe die Beine wieder an (du bist zurück in der Teaser-Position). Einatmen. Gehe zurück in die Ausgangsposition.

Arme/Schultern	●				
Brust					
Bauch	●	●	●	●	
Rücken	●	●			
Po					
Beine	●	●	●		

Beim Teaser wirst du feststellen, wie wichtig die Blickrichtung bei einer Übungsausführung ist. Schau mal zu deinem Bauchnabel, während du in den Teaser gehst. Es ist unglaublich schwer, sich aufzurichten und die Beine weit nach oben zu bekommen. Und dann schaust du nach oben an die Decke, also diagonal vor dich. Merkst du, wie du deinen Rücken deutlich besser strecken kannst und auch mit den Beinen höher kommst?

Corkscrew

Eine anstrengende Übung für die gerade und die schräge Bauchmuskulatur.
Gleichzeitig strecken wir die Beinrückseite und erreichen dadurch deren Dehnung.
Kräftigung und Stretching zur selben Zeit – einer von vielen Gründen,
warum ich Pilates liebe!

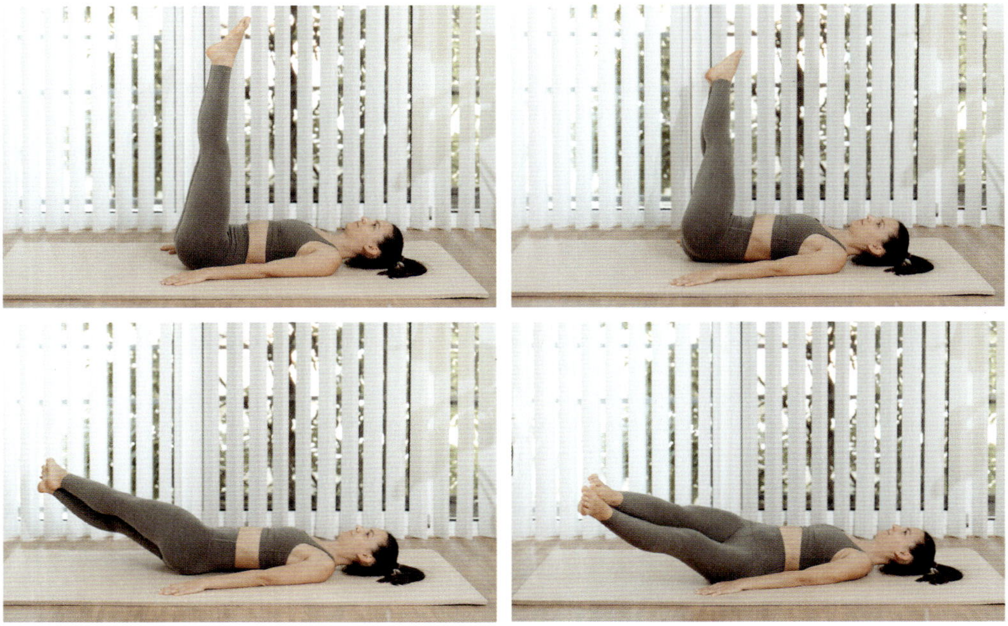

Ausgangsposition:

Du bist in Rückenlage.
Die Beine sind senkrecht zur Decke gestreckt und eng zusammen.
Dein kompletter Rücken ist auf dem Boden (Imprint-Position, siehe S. 14).
Deine Arme liegen lang gestreckt neben dem Körper auf der Matte.
Dein Nacken ist lang und dein Blick nach oben gerichtet.
Dein Powerhouse ist aktiviert.

So geht's:

1. Einatmen. Bewege beide Beine zur rechten Seite.

2. Ausatmen. Mach einen Halbkreis mit den Beinen, ziehe sie über die linke Seite wieder heran und komme zurück in die Ausgangsposition.

Führe die Übung dann über die linke Seite aus.

Wiederhole die Übung insgesamt 8 Mal.

Dos

Stell dir vor, dein Oberkörper ist in Zement gegossen und du kannst nur deine Beine bewegen.

Lass die Schultern auf dem Boden. Sobald du merkst, dass du die Schultern hebst, mach die Bewegung in den Beinen kleiner und drücke die Hände stärker in den Boden.

Halte die Beine während der gesamten Übungsausführung zusammen und geschlossen. Stell dir vor, deine Beine sind zu einer Einheit verschmolzen. Drück deine Beine zusammen und spüre, dass die Oberschenkelinnenseiten gleichzeitig mitbeansprucht werden.

Komm mit den Beinen nur so tief, wie du dabei die Spannung des Powerhouses aktiv halten kannst.

Don'ts

Lass die vorderen unteren Rippenbögen nicht nach oben und auseinandergleiten. Drücke deinen unteren Rücken in den Boden. Deine Wirbelsäule bleibt abgeflacht.

Keine Pressatmung! Lass den Atem fließen und verbinde die Atmung mit deiner Bewegung.

Drehe den Oberkörper nicht mit. Die Schultern bleiben auf dem Boden und deine seitliche Bauchmuskulatur ist aktiv, damit du deinen Rumpf nicht zur Seite hebst.

Take it easy

Winkle deine Beine rechtwinklig an. Die Knie sind auf einer Linie mit den Füßen und die Hüftknochen genau unter deinen Knien.

Challenge yourself

Anstatt eines Halbkreises machst du einen vollen Kreis. Dafür hebst du deine Hüfte ab und bringst die Beine hinter den Kopf. Ausatmen. Ausgangsposition mit lang gestreckten Beinen nach oben. Einatmen. Bewege die Beine zur rechten Seite hinüber. Ausatmen. Kreise die Beine über unten und führe nun einen kompletten Kreis aus, indem du deine Hüfte hebst und die Beine über den Kopf bringst. Du endest auf der rechten Seite mit dem Kreis. Kehre in die Ausgangsposition zurück und wechsle dann die Richtung.

Arme/Schultern	●	●			
Brust					
Bauch	●	●	●	●	
Rücken	●				
Po					
Beine	●	●	●		

Im Pilates geht es nicht darum, immer mehr Wiederholungen zu machen oder schneller zu werden. **Unser Ziel ist, innerhalb der Übungsausführung besser zu werden.** Feile an deiner Technik! Auch wenn du Pilates schon lange ausübst, schleichen sich immer wieder Fehler ein. Freue dich über den einen oder anderen Aha-Moment, den du beim Training erlebst.

Jackknife

Eine weitere Übung, die unsere Bauchmuskeln wirklich herausfordert. Probiere doch mal den »Teaser«, den »Corkscrew« und den »Jackknife« direkt hintereinander. Wenn deine Bauchmuskeln dann nicht brennen, weiß ich es auch nicht.

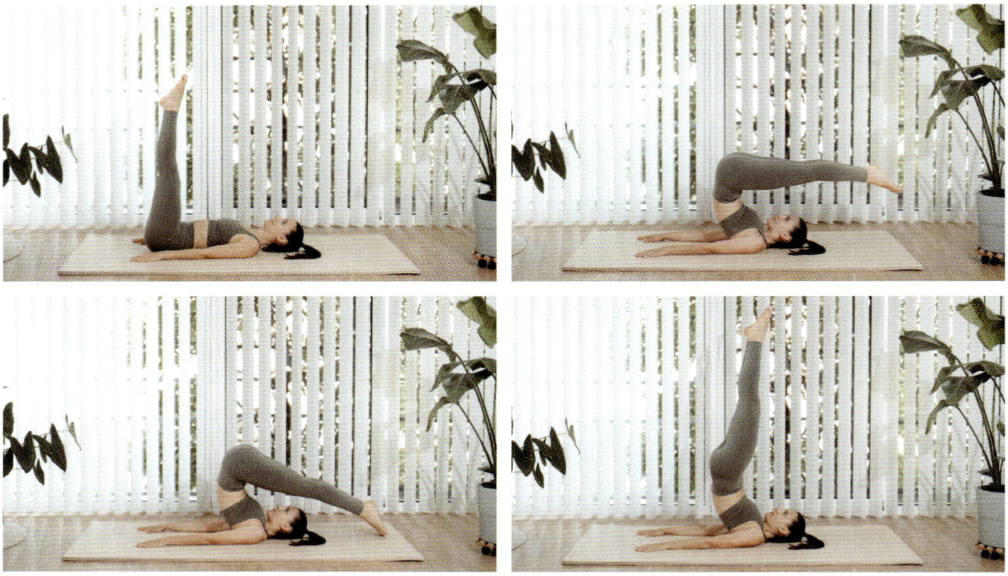

Ausgangsposition:

Gleiche Ausgangsposition wie bei der Übung »Corkscrew« (siehe S. 82).
Du bist in Rückenlage.
Dein kompletter Rücken ist auf dem Boden (Imprint-Position, siehe S. 14).
Die Beine sind senkrecht zur Decke gestreckt und eng zusammen.
Deine Arme liegen lang gestreckt neben dem Körper auf der Matte.
Dein Nacken ist lang und dein Blick geht nach oben.
Dein Powerhouse ist aktiviert.

So geht's:

1. Ausatmen. Roll dich vom Steißbein bis zum Schulterdach Wirbel für Wirbel auf. Strecke deine Beine dabei lang hinter den Kopf.

2. Einatmen. Tippe die Zehen kurz hinter deinem Kopf auf den Boden und bringe sie dann in Richtung Decke, während du deinen Rücken streckst und dein Gesäß höher bringst.

3. Ausatmen. Rolle dich langsam Wirbel für Wirbel wieder ab.

4. Einatmen. Halte in der Ausgangsposition inne.

Wiederhole die Übung 6 Mal.

Dos

Stell dir vor, deine Beine sind wie ein Klappmesser, das schnell nach oben ausklappt.

Führe die einzelnen Bewegungen unterschiedlich schnell aus. Das Tippen auf den Boden hinter dem Kopf und das Hochbringen der Beine bei der Einatmung geschehen schnell, das Abrollen zurück auf den Rücken langsam.

Lass Arme und Rücken mitarbeiten. Drücke deine Hände dafür fest in den Boden. So aktivierst du auch deinen großen Rückenmuskel und den Trizeps.

Lass die Beine so lang wie möglich nach hinten über deinem Kopf gestreckt, wenn du dich auf deinen Rücken zurückrollst.

Nutze deine Ausatmung, um die Beanspruchung deines Powerhouses noch mehr zu intensivieren.

Dein Blick ist die komplette Übungszeit zur Decke gerichtet. Dadurch bleibt deine Halswirbelsäule lang, und du verkrampfst nicht im Nackenbereich.

Don’ts

Verlagere dein Gewicht nicht auf deinen Nacken. Rolle bis zum Schulterdach und lass deinen Nacken lang gestreckt.

Öffne deine Beine nicht während des Jackknife. Wir halten sie die ganze Zeit über lang gestreckt und eng zusammen.

Lass die Übung aus, wenn du dabei Probleme mit deinem Nacken, deinen Schultern oder dem unteren Rücken verspürst.

Take it easy

Tippe die Füße nicht hinter deinem Kopf auf den Boden. Strecke die Beine lediglich parallel zum Boden aus.

Challenge yourself

Roll dich noch langsamer nach unten ab und drück die Arme nicht mehr ganz so fest auf den Boden. Dadurch muss deine Bauchmuskulatur deutlich stärker arbeiten.

Arme/Schultern	●	●			
Brust					
Bauch	●	●	●	●	
Rücken	●	●			
Po					
Beine	●	●			

Wenn ich möchte, dass jemand sein Powerhouse aktiviert, sage ich immer: »Spann deinen Beckenboden an und ziehe sanft deinen Bauchnabel rein und hoch«. Es gibt aber verschiedene Arten, die Powerhouse-Aktivierung anzuleiten. Vielleicht ist es für dich verständlicher, wenn du dir bildlich vor Augen führst, dass du ein Fischernetz hast, das sich aufspannt, wenn du deine Bauchwand abflachst. Oder du stellst dir vor, dass du in kaltes Wasser gehst, weil du dann den Beckenboden anspannst. Nimm dir Zeit, um zu lernen, dein Powerhouse zu aktivieren. Irgendwann klappt es im Schlaf!

Bicycle

Wir stellen uns vor, dass wir Fahrrad fahren und dehnen dabei die Oberschenkelvorder- wie auch die Rückseite. Den Rumpfbereich müssen wir gleichzeitig gut stabilisieren können. Keine leichte Aufgabe!

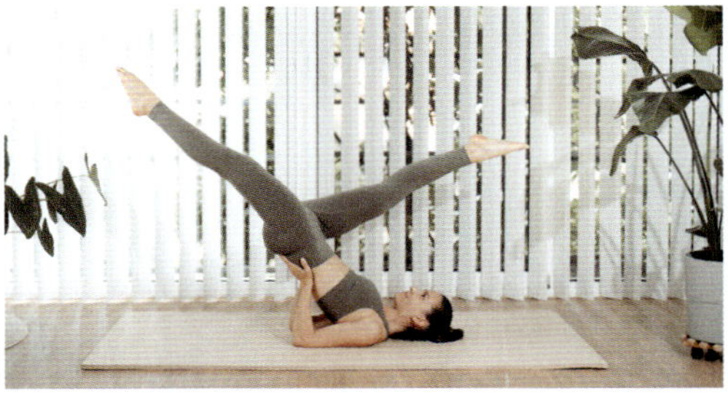

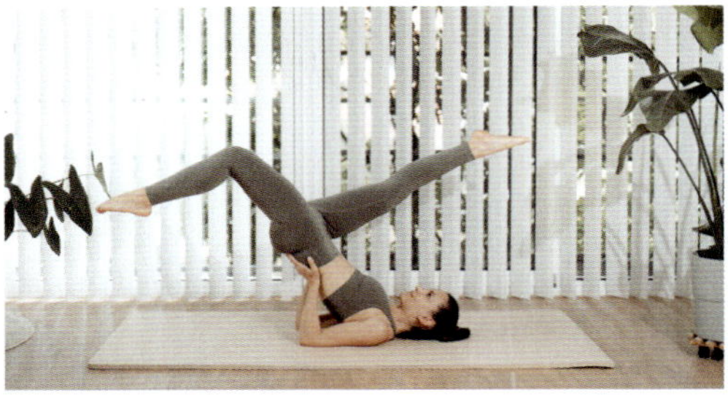

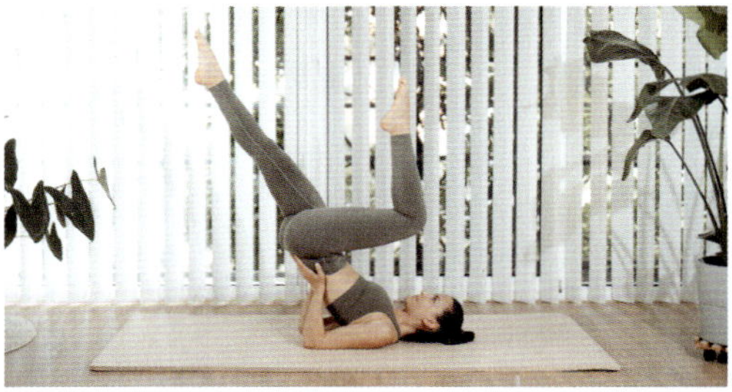

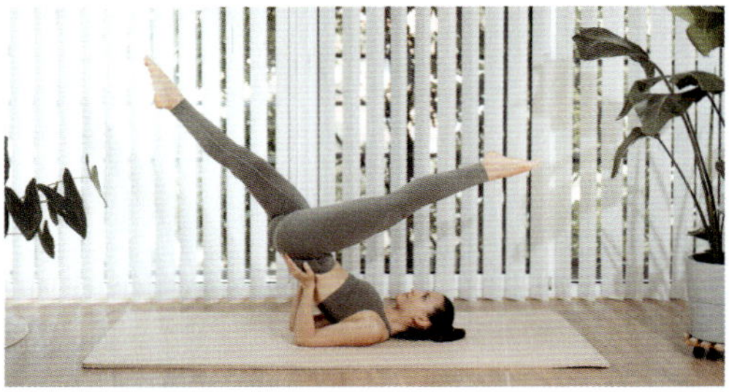

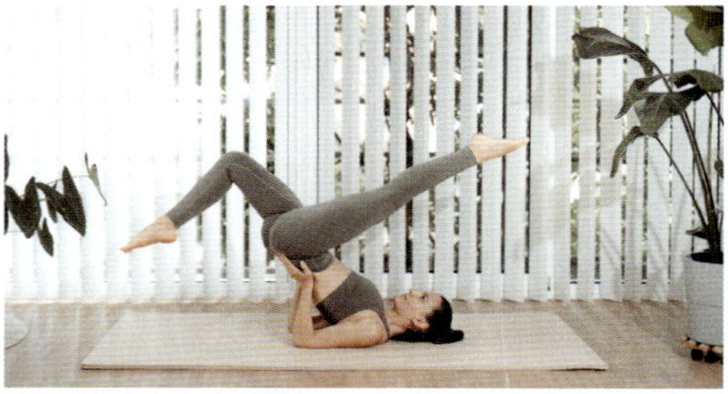

Ausgangsposition:

Dein Gesäß ist in der Luft.
Deine Hände sind an den Hüften platziert.
Die Fingerspitzen zeigen zum Gesäß.
Dein Gewicht ruht auf deinem Schultergürtel und deinen Armen.
Die Beine sind weit gespreizt.
Dein linkes Bein ist lang in Richtung Boden gestreckt.
Dein rechtes Bein ist lang in Richtung Gesicht gestreckt.
Die Füße sind im Point (siehe S. 14).
Dein Nacken ist lang.
Dein Powerhouse ist aktiviert.

So geht's:

1. Einatmen. Winkle dein linkes Bein an, sodass deine Fußspitze zum Boden zeigt.

2. Ausatmen. Bringe dein linkes Bein angewinkelt über den Kopf, während das rechte Bein lang gestreckt nach vorne in Richtung Boden zieht.

3. Einatmen. Strecke das linke Bein lang. Winkle dein rechtes Bein an, sodass deine Fußspitze zum Boden zeigt.

4. Einatmen. Bringe nun dein rechtes Bein angewinkelt über den Kopf, während das linke Bein lang gestreckt nach vorne in Richtung Boden zieht.

Wiederhole die Übung 8 Mal.

Dos

Die Beine bewegen wir auf zwei Linien. Kipp nicht zur Seite und dreh auch nicht die Hüfte weg.

Bleibe im Rumpfbereich stabil. Die Bewegung geschieht nur in den Beinen. Stell dir vor, deine Hände sind an deiner Hüfte festgeklebt.

Der Fokus liegt auf der lang gestreckten Bewegung nach vorne und dem Abknicken des Beins. Denk dir, du möchtest mit dem Fuß den Boden berühren. Dabei spürst du die Dehnung der Oberschenkelvorderseite.

Wenn beide Beine gestreckt sind, formen sie ein »V«. So spüren wir die Dehnung der Oberschenkelvorderseite des hinteren Beins und die Oberschenkelrückseite des vorderen Beins.

Um sanft aus der Übung zu gleiten, setze die Hände auf den Boden und roll dich langsam ab.

Don’ts

Halte dein Gewicht nicht auf deinen Handgelenken. Verteile es gleichmäßig auf deinen Armen und dem Schultergürtel.

Geh nicht so weit ins Hohlkreuz, dass sich dein Bauch nach vorne wölbt. Halte die Verbindung zwischen deinen vorderen unteren Rippenbögen und den Hüftknochen.

Take it easy

Mach die Fahrradbewegungen in Rückenlage. Dabei liegen deine Hände neben dem Körper auf und du drückst deinen unteren Rücken in die Matte.

Challenge yourself

Tippe den Fuß vorne einmal auf den Boden auf. **Achtung:** Mach das bitte nur, wenn du dabei keine Probleme mit deinem unteren Rücken hast und du deine Becken-Lenden-Region stabil halten kannst! Du wirst dabei in ein stärkeres Hohlkreuz gehen müssen.

Arme/Schultern	●	●			
Brust					
Bauch	●	●			
Rücken	●				
Po					
Beine	●	●	●		

»Das Training ist gar nicht effektiv. Ich habe keinen Muskelkater nach Pilates.« Dass wir Muskelkater haben müssen nach einem guten Training, ist noch immer ein weit verbreiteter Mythos. Ja, wir erfahren ein Gefühl von »ich habe was getan«. Aber ob du nach deiner Trainingseinheit Muskelkater hast oder nicht, hängt auch von deinem sonstigen Lebensstil ab. Trinkst du zum Beispiel genug und führst du deinem Körper ausreichend die richtigen Nährstoffe zu? Dann ist ein Muskelkater weniger gewiss. Entscheidend ist, wie du dich nach mehreren Pilateseinheiten fühlst. Gehst du aufrechter? Hast du das Gefühl, dass du deinen Körper besser wahrnimmst? Das sind wahre Trainingserfolge!

Swimming Preparation

Mit der Übung »Swimming Preparation« strecken wir uns bewusst in die Länge und stärken die Muskeln entlang der Wirbelsäule. Diese stabilisierenden Muskeln verhelfen uns zu einer aufrechten, geraden Haltung.

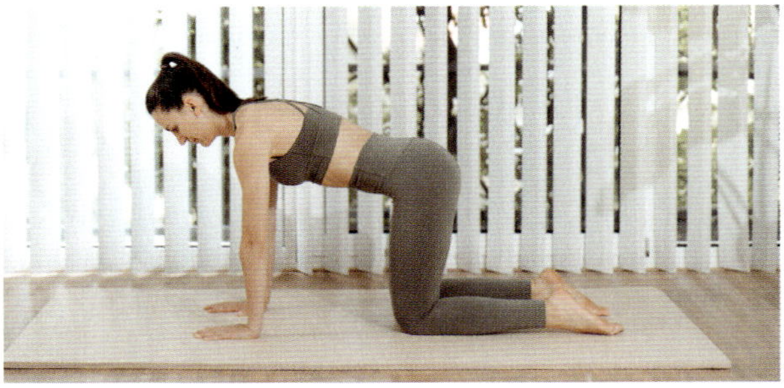

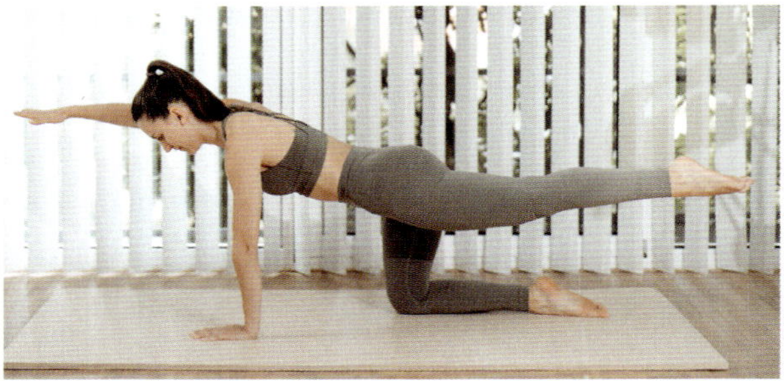

Ausgangsposition:

Du bist im Vierfüßlerstand.
Deine Hände sind unter den Schultern.
Deine Knie sind unter deinen Hüftknochen.
Deine Wirbelsäule ist in der neutralen Position.
Dein Blick geht nach unten zu deinen Händen.
Dein Powerhouse ist aktiviert.

So geht's:

1. Ausatmen. Hebe den rechten Arm lang nach vorne an, während du dein linkes Bein nach hinten ausstreckst.

2. Einatmen. Senke Arm und Bein wieder und geh zurück in die Ausgangsposition.

3. Ausatmen. Wechsle die Seite. Hebe den linken Arm lang nach vorne an, während du dein rechtes Bein nach hinten ausstreckst.

4. Einatmen. Senke Arm und Bein wieder und kehre zurück in die Ausgangsposition.

Wiederhole die Übung 10 Mal.

Dos

Führe deinen Arm am Ohr vorbei. Solltest du dabei aber deinen Rumpf nicht stabil halten können, hast du deinen Arm zu hoch geführt.

Zieh dich eher in die Länge als nach oben. Stell dir dabei vor, jemand zieht an deinem Fuß und jemand anderer an deinem Arm. Du spürst die Streckung von deinen Fingerspitzen bis hin zu deinen Zehen.

Pointe (siehe S. 14) den Fuß. Sorge für noch mehr Streckung des angehobenen Beins.

Lass deinen oberen Rücken breit. Dafür drückst du die Schulterblätter auseinander.

Don'ts

Fall nicht in ein stärkeres Hohlkreuz. Halte die Verbindung zwischen vorderen unteren Rippenbögen und Hüftknochen. Drück dich weg von der Matte.

Deine Sitzbeinhöcker zeigen nach hinten und nicht nach unten. Stell dir vor, sie seien zwei Rückstrahler am Auto.

Lass den Kopf nicht hängen. Deine Scheitelkrone zieht dich nach vorne und dein Kinn ist leicht reingezogen.

Stoppe, wenn dein unterer Rücken schmerzt! Gehe dann in die *Imprint*-Position deines Rückens (siehe S. 14) und kippe dein Becken nach hinten. Flache dazu den unteren Rücken ab und ziehe dein Schambein mehr in Richtung Nase.

Kippe nicht mit der Hüfte zur Seite. Die Hüftknochen bleiben parallel zueinander.

Take it easy

Bei der Ausatmung hebst du einen Arm lang gestreckt nach vorne an und lässt beide Knie auf dem Boden. Einatmen. Gehe zurück in die Ausgangsposition.

Challenge yourself

Stell den Fuß des angewinkelten Beins auf. Wenn du Arm und Bein in die Länge ziehst, hebst du gleichzeitig das andere Knie vom Boden ab. Aber nur 1 cm!

Arme/Schultern	●	●			
Brust	●				
Bauch	●	●			
Rücken	●	●	●		
Po	●				
Beine	●				

Pilates ist ein super Training für Menschen mit Skoliose, das heißt, mit einer Seitabweichung der Wirbelsäule von der Längsachse (»Wirbelsäulenverkrümmung«), sie geht mit einer Verformung und Verdrehung der Wirbelkörper einher. Nicht nur, weil wir die Tiefenmuskulatur aktivieren und an der Aufrichtung der Wirbelsäule arbeiten, sondern vor allem, weil der Fokus darauf gelegt werden kann, einen muskulären Ausgleich zwischen den beiden ungleichen Körperseiten zu schaffen. In dieses Programm werden gerne Überkreuz-Übungen wie »Swimming Preparation« mit eingebaut.

Breaststroke

Wir kräftigen die Rückenmuskulatur und mobilisieren gleichzeitig unseren Schultergürtel. Die Übung kann ich dir sehr empfehlen, wenn du das Gefühl hast, oft »zusammengefallen« dazusitzen oder zu stehen.

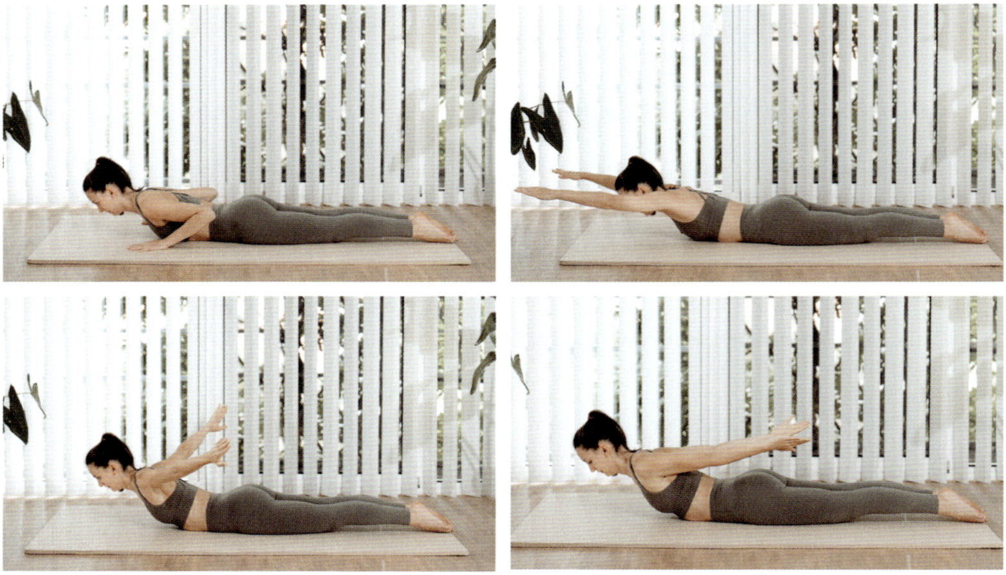

Ausgangsposition:

Du bist in Bauchlage. Deine Beine liegen lang gestreckt auf dem Boden.
Die Füße sind im Point (siehe S. 14).
Die Arme sind seitlich angewinkelt mit den Händen in Schulterhöhe auf der Matte.
Die Handflächen zeigen nach unten. Dein Brustkorb ist leicht angehoben.
Dein Blick geht nach unten. Dein Kinn ist leicht reingezogen.
Dein Powerhouse ist aktiviert.

So geht's:

1. Ausatmen. Hebe die Arme an und strecke sie dann lang nach vorne aus.

2. Einatmen. Kreise die Arme über die Seiten nach hinten in Richtung Füße und hebe deinen Brustkorb höher. Die Handflächen drehen dabei nach außen.

3. Ausatmen. Bring die Arme angewinkelt wieder zurück an den Oberkörper, gehe langsam tief mit dem Oberkörper und strecke dann die Arme erneut nach vorne aus.

Wiederhole die Übung 10 Mal, bevor du die Arme wieder absetzt und den Oberkörper auf dem Boden ruhen lässt. Bevor du zur nächsten Übung übergehst, führe 5 Mal den »Shell Stretch« (siehe S. 204) aus, um deinen Rücken zu entspannen.

Dos

Nimm die Bewegung in der Schulter wahr. Drehe bewusst die Hände und Arme nach außen, wenn du die Arme zurücknimmst.

Bewege deine Arme und deinen Oberkörper als eine Einheit bei der Einatmung. Spüre die Streckung dabei im ganzen Körper.

Stell dir vor, dass du einen Faden an deiner Brustwirbelsäule hast, der deinen Oberkörper nach oben zieht.

Lass deinen Blick nach unten gerichtet. Dein Nacken bleibt lang und dein Kinn leicht reingezogen, dadurch bleibt dein Kopf zwischen den Armen, wenn die Arme lang nach vorne gestreckt sind.

Don'ts

Drücke deinen Bauch nicht in den Boden. Dein Schambein schiebst du sanft nach unten auf die Matte und deinen Bauchnabel ziehst du weg von der Matte. Stell dir vor, dass du in kaltes Wasser gehst und wegen der Kälte den Beckenboden anspannst und den Bauchnabel reinziehst.

Wirf deine Arme nicht nach hinten. Stell dir stattdessen vor, dass du anmutig im See schwimmst.

Take it easy

Wenn du Probleme mit dem Nacken hast, lege den Kopf ab. Idealerweise liegt deine Stirn dann auf einem zusammengerollten Handtuch auf, damit dein Hals lang gestreckt bleibt.

Challenge yourself

Hebe den Oberkörper schon in der Ausgangsposition an und weg vom Boden. So, dass du nur deine Arme bewegst.

Arme/Schultern	●	●			
Brust					
Bauch	●				
Rücken	●	●	●		
Po	●				
Beine	●				

Es gibt unglaublich viele gute Gründe, sich um eine aufrechte Haltung zu bemühen. Wir entlasten die Bandscheiben, minimieren muskuläre Dysbalancen und erhöhen die körperliche Leistungsfähigkeit. Außerdem verbessert es das psychische Wohlbefinden, und du wirkst deutlich selbstbewusster. Habe ich dich überzeugt?

Grasshopper

Für die Übung »Grasshopper« brauchen wir eine gute Streckung der Hüftbeuger und einen starken Po. Deine ganze Körperrückseite wird gekräftigt und profitiert von dieser Übung.

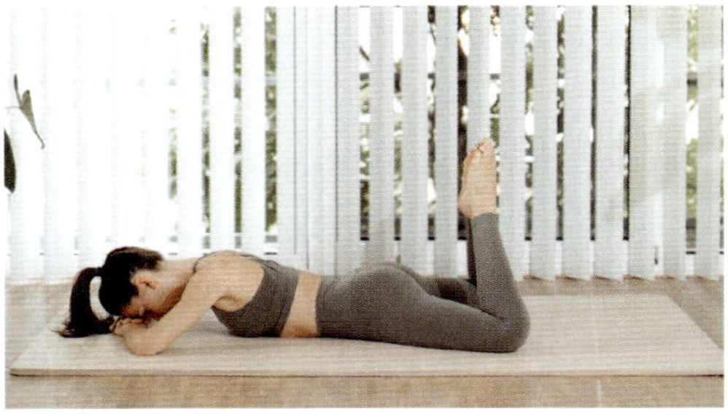

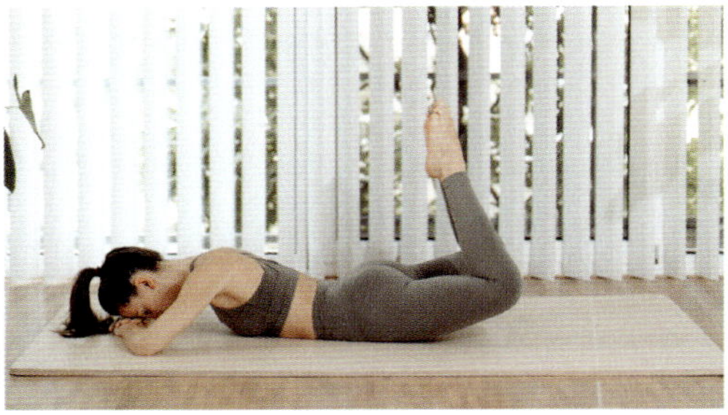

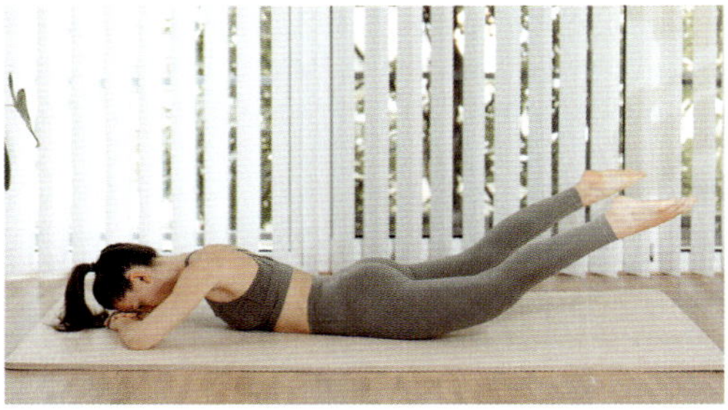

Ausgangsposition:

Du bist in Bauchlage.
Deine Beine sind angewinkelt und deine Knie mehr als hüftbreit auseinander.
Die Fußinnenseiten berühren sich und deine Füße sind dabei im Point (siehe S. 14).
Deine großen Zehen zeigen in Richtung Decke.
Die Arme sind nach vorne angewinkelt, mit den Handflächen aufeinander.
Deine Stirn ist auf dem oben liegenden Handrücken abgelegt.
Dein Powerhouse ist aktiviert.

So geht's:

1. Ausatmen. Hebe die Beine an und strecke sie dann lang weg von dir. Die Füße bleiben dabei nach außen rotiert.

2. Einatmen. Führe die Füße wieder zusammen und komm zurück in die Ausgangsposition.

Wiederhole die Übung 10 Mal.

Bevor du zur nächsten Übung übergehst, führe 5 Mal den »Shell Stretch« (siehe S. 204) aus, um deinen Rücken zu entspannen.

Dos
Mach die Übung in einer flüssigen Bewegung. Genauso langsam, wie du hochgehst und die Füße auseinanderbringst, winkelst du die Beine auch wieder an und gehst nach unten zurück.

Stell dir vor, jemand zieht deine Füße nach oben in Richtung Decke. Die Füße ziehen sich dabei an wie Magnete.

Bleibe mit den Füßen während der gesamten Übungsausführung im *Point* (siehe S. 14).

Hebe die Oberschenkel noch etwas mehr an, wenn du die Füße zusammenführst. Da dein Powerhouse dabei aktiv bleiben muss, hebst du die Beine durch die Streckung der Beinvorderseite.

Wenn du stark verkürzte Hüftbeuger und/oder eine schwache Gesäßmuskulatur hast, wird dir die Übung extrem schwer fallen. Erleichtere sie dir zunächst dadurch dass du ein Kissen oder ein eingerolltes Handtuch unter dein Schambein legst.

Don'ts
Drück deinen Bauch nicht nach unten, wenn du die Beine nach oben schiebst. Spüre, wie du die Länge im unteren Rücken beibehältst.

Bring die Knie nicht zusammen. Bei dieser Übung rotieren wir im Hüftgelenk nach außen und spüren so stärker unseren seitlichen Gesäßmuskel.

Take it easy
Hebe die Oberschenkel nicht vom Boden ab. Ausatmen. Strecke die Beine lang weg von dir. Einatmen. Bringe die Füße zusammen nach oben, während deine Knie geöffnet sind.

Challenge yourself
Lass die Oberschenkel während der gesamten Übungssequenz gehoben. In der Ausgangsposition liegen somit deine Oberschenkel nicht mehr auf der Matte auf. Einatmen. Strecken, ohne abzulegen. Ausatmen. Füße wieder zusammenführen.

Arme/Schultern					
Brust					
Bauch	●				
Rücken	●	●			
Po	●	●	●	●	
Beine	●	●			

Wusstest du, dass der große Gesäßmuskel der voluminöseste Muskel unseres Körpers ist? Er sorgt beispielsweise dafür, dass wir die Hüfte strecken können, wie etwa hier beim »Grasshopper«. Wenn dir ein runder Po wichtig ist, solltest du ihn nicht vernachlässigen. Allerdings sollten wir den Po nicht um unserer Silhouette willen miteinbeziehen. Denn heute weiß man: Eine zu schwache Gesäßmuskulatur ist oft verantwortlich für Schmerzen im unteren Rücken.

Swan Dive Modification

Mit dieser »Swan Dive«-Variante, bei der ohne Schwung trainiert wird, fühlen sich viele von euch am wohlsten, und wir können uns mehr auf die Mobilisation der Brustwirbelsäule konzentrieren. Und während wir die Mobilisation der Brustwirbelsäule betreiben, kräftigen wir gezielt die Muskulatur in diesem Bereich. Super für einen gesunden Rücken und eine aufrechte Haltung!

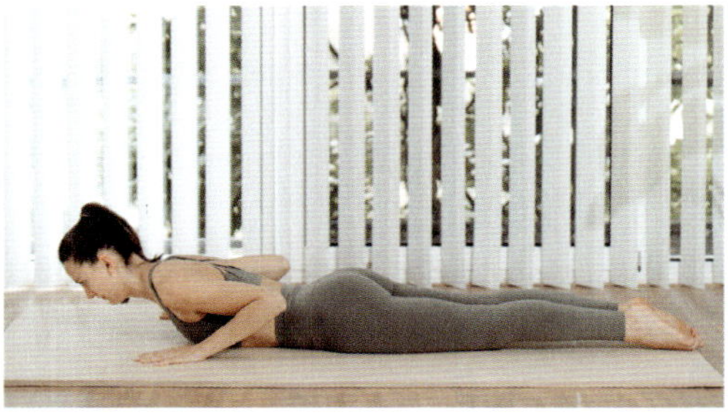

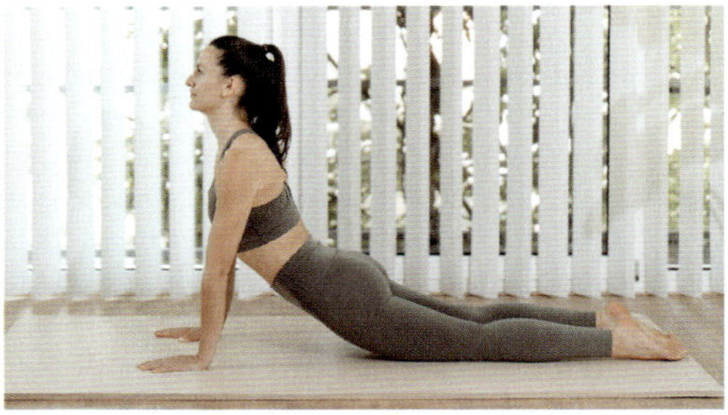

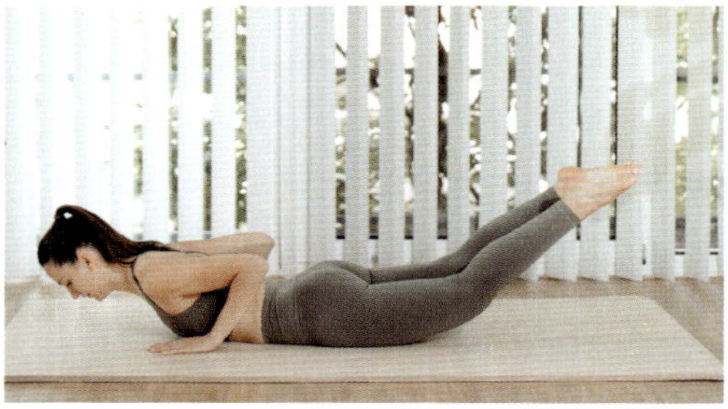

Ausgangsposition:

Du bist in Bauchlage.
Deine Beine liegen lang gestreckt und zusammen auf der Matte.
Die Füße sind im Point (siehe S. 14).
Deine Hände sind neben der Brust aufgestellt und deine Ellenbogen in Richtung Taille gezogen.
Dein Blick geht nach unten.
Der Nacken ist lang.
Dein Brustkorb ist leicht gehoben.
Dein Powerhouse ist aktiviert.

So geht's:

1. Ausatmen. Strecke die Arme und hebe deinen Oberkörper an. Dein Blick geht nach vorne.

2. Einatmen. Beuge die Arme wieder und hebe gleichzeitig die Beine vom Boden ab. Dein Blick geht nach unten in Richtung Boden.

Wiederhole die Übung 8 Mal.

Bevor du zur nächsten Übung übergehst, führe 5 Mal den »Shell Stretch« (siehe S. 204) aus, um deinen Rücken zu entspannen.

Dos

Komm nur so hoch mit dem Oberkörper, wie du dich wohlfühlst und dein Powerhouse aktiv halten kannst. Du spürst die Streckung deiner Bauchwand, wenn du den Oberkörper hebst.

Drücke dein Schambein während der gesamten Übung in Richtung Matte, damit dein unterer Rücken geschützt ist. Du solltest keinen Schmerz im unteren Rückenbereich verspüren.

Wenn du deinen Oberkörper hebst, willst du dein Brustbein in Richtung Decke strecken. Stolze Brust! Stell dir vor, an deinem Brustbein ist ein Faden befestigt, der dich nach oben zieht.

Konzentriere dich vor allem darauf, dass die Hebung von der Rückenmuskulatur herkommt und du dich nicht nur mit deiner Armkraft hochdrückst.

Don'ts

Spann nicht dein Gesäß an, wenn du deinen Oberkörper hebst. Dein Po bleibt so locker wie möglich.

Lass die Schultern weg von den Ohren. Denk vor allem daran, wenn dein Oberkörper angehoben ist.

Take it easy

Lass die vorderen unteren Rippenbögen im Kontakt zur Matte und deine Beine unten. Die Arme werden dadurch nicht komplett durchgestreckt.

Challenge yourself

Arbeite mit Schwung. Stell dir vor, du wärst die Kufe eines Schaukelpferds. Ausatmen. Strecke die Arme durch. Hebe deinen Oberkörper an. Einatmen. Zieh die Arme schnell hoch und rolle über deine komplette Vorderseite. Hebe die Beine. Ausatmen. Setze die Hände wieder auf und drück dich schnell nach oben.

Arme/Schultern	●				
Brust					
Bauch	●				
Rücken	●	●	●	●	
Po	●	●			
Beine	●	●			

Kannst du die Streckung deiner Bauchdecke bewusst wahrnehmen? Wie bereits erwähnt, sitzen wir im Alltag sehr viel – und was passiert dabei mit unserer geraden Bauchmuskulatur? Sie wird zusammengestaucht. Also arbeiten wir hier in die entgegengesetzte Richtung! In der »Swan Dive Modification« spannen wir die ganze Körpervorderseite auf. Beim Faszientraining wird auch von der »Aufspannung der oberflächlichen Frontallinie« gesprochen, die von den Zehen bis hin zum Kopf verläuft.

Kneeling Side Kick

Koordination, Gleichgewicht, Stabilisation und Kräftigung – alles in einer Übung. Der »Kneeling Side Kick« ist anstrengend. Bei präziser Ausführung spürst du sowohl die Aktivierung deiner seitlichen Bauchmuskulatur als auch die Kräftigung von Gesäß, Bein- und Schultermuskulatur.

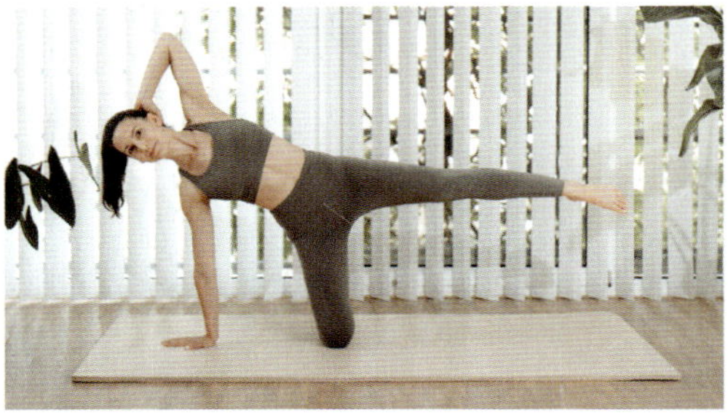

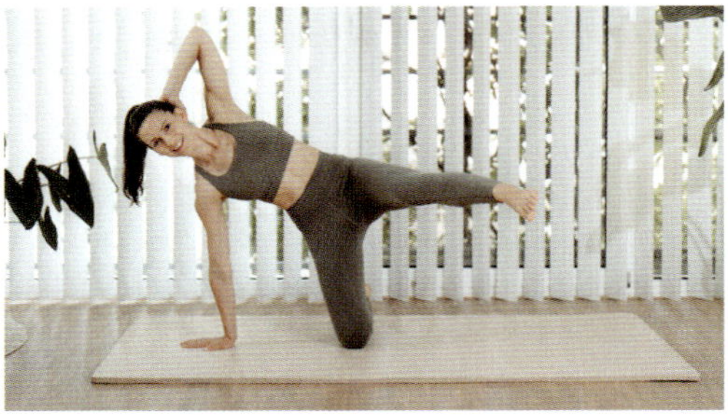

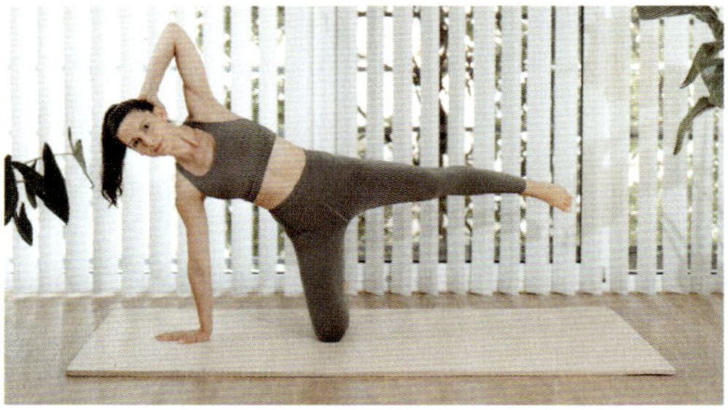

Ausgangsposition:

Du kniest auf deinem rechten Knie.
Dein rechtes Schienbein ist auf der Matte abgelegt.
Mit deiner rechten Hand stützt du dich auf der Matte ab. Die Fingerspitzen sind nach außen gedreht.
Knie, Hand und Hüfte sind auf einer Linie.
Dein linkes Bein ist lang gestreckt auf Hüfthöhe.
Der linke Fuß ist im Point (siehe S. 14).
Deine linke Hand ist am Hinterkopf platziert, dein Ellenbogen zeigt nach oben.
Dein Powerhouse ist aktiviert.

So geht's:

1. Ausatmen. Kicke dein linkes Bein lang nach vorne.

2. Einatmen. Schieb es langsam wieder zurück.

Wiederhole die Übung 8 Mal und wechsle dann die Seite, indem du das linke Knie neben dem rechten aufstellst und deinen Oberkörper aufrichtest. Setze dann die linke Hand auf den Boden auf.

Dos

Drück dich weg vom Boden. Wenn du dabei aufgerichtet bleibst, kannst du spüren, wie deine seitliche Bauchmuskulatur aktiviert wird.

Schulter, Hüfte und Hand bleiben während der gesamten Übung auf einer Linie. Meist schieben wir den Po etwas mehr nach hinten, um uns zu stabilisieren. Drück dein Becken dann noch einmal nach vorne und führe die Bewegung kleiner aus.

Stell dir vor, du möchtest einen Torbogen von deinem Knie- zum Handgelenk spannen. Dein Unterschenkel ist genau hinter deinem Knie. Deine Hand ist genau unter deinem Schultergelenk aufgesetzt.

Mach die Bewegung schnell, wenn das Bein nach vorne geht, so als ob du einen Fußball wegschießen möchtest. Bringe das Bein langsam wieder nach hinten.

Don'ts

Lass die Schulter nicht einsinken. Drück dich weg von deiner Matte. Bleibe stabil im Rumpfbereich.

Rotiere deinen Oberkörper nicht nach vorne. Dein Ellenbogen zeigt während der gesamten Übung nach oben.

Take it easy

Mach die Bewegung mit dem Bein kleiner und konzentriere dich mehr darauf, dein Gleichgewicht zu halten.

Challenge yourself

Führe den Kick mit mehr Kraft aus. Dadurch musst du deinen Oberkörper noch besser stabilisieren. Der imaginäre Fußball muss jetzt mit voller Kraft ins Tor geschossen werden.

Arme/Schultern	●	●			
Brust	●				
Bauch	●	●			
Rücken	●				
Po	●	●	●		
Beine	●	●	●		

»In 10 sessions you'll feel the difference, in 20 sessions you'll see the difference and in 30 sessions you'll have a whole new body.« – Joseph Pilates

Ich glaube, das ist eines der bekanntesten Zitate von Joseph Pilates, und ich greife es immer wieder gerne auf. Oft habe ich das Gefühl, dass wir vor allem beim Training sehr ungeduldig sind und sofort Resultate sehen wollen. Aber es ist wie Klavier spielen lernen oder eine neue Sprache. Wir müssen uns Zeit geben und am Ball bleiben!

Side Passé

Die Übung »Side Passé« sieht sehr grazil aus. Hier drehen wir bewusst das Bein nach außen, arbeiten damit an unserer Hüftbeweglichkeit und kräftigen die Oberschenkelvorderseite.

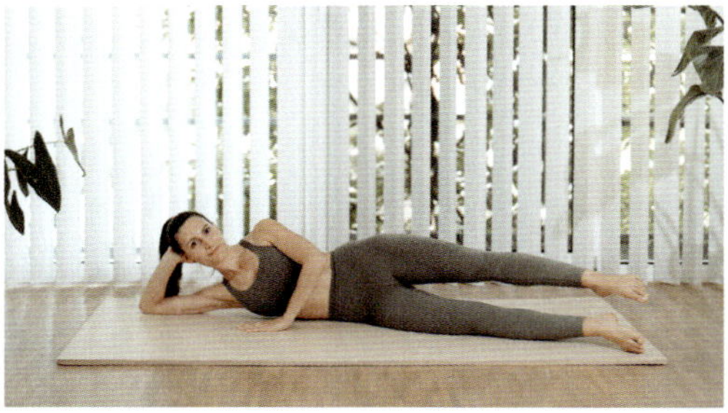

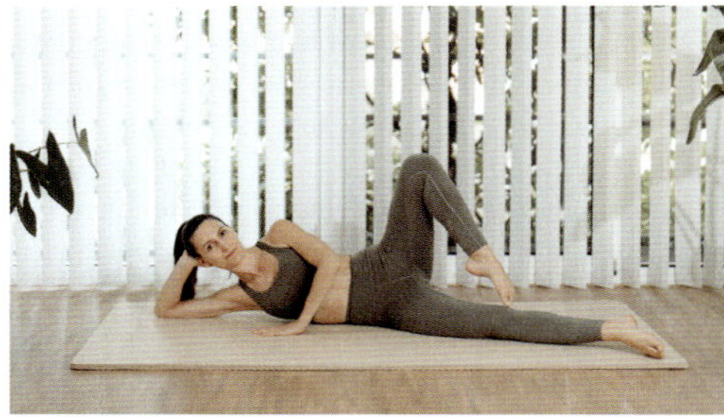

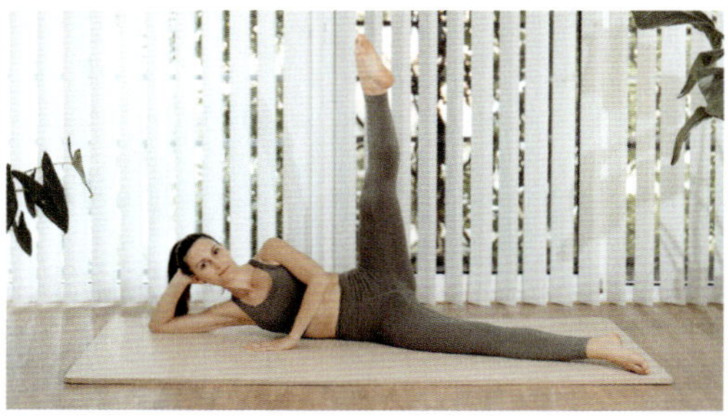

Ausgangsposition:

Du liegst auf deiner rechten Seite.
Die Beine sind zusammen und in einem 45-Grad-Winkel nach vorne ausgestreckt.
Die Füße sind im Point (siehe S. 14).
Dein Kopf ist auf deiner rechten Hand abgestützt.
Deine linke Hand ist vor der Brust aufgestellt.
Dein Powerhouse ist aktiviert.

So geht's:

1. Einatmen. Führe deinen linken Fuß zum rechten Knie und strecke das Bein dann lang nach oben aus.

2. Ausatmen. Lass das Bein lang gestreckt und führe es langsam wieder zurück in die Ausgangsposition.

Wiederhole die Übung 10 Mal und wechsle dann die Seite.

Dos

Drücke die Zehen vom unteren Fuß auf die Matte, um mehr Stabilität zu erreichen. Deine Ferse ist angehoben, sodass dein Fuß leicht ausgedreht ist.

Lass die Hüftknochen auf einer Linie. Die Taille senkt sich zwar leicht ab, wenn dein Bein nach oben geht, aber du sinkst nicht ein und verlierst keine Spannung.

Konzentrier dich zunächst auf das Stillhalten im Oberkörper, bevor du die Bewegung groß ausführst. Unser Ziel ist es, den Oberkörper die gesamte Zeit stabil zu halten.

Dein Knie zeigt nach oben, wenn dein Bein angewinkelt ist. Wir sorgen für eine Rotation in der Hüfte.

Dein Bein ist leicht ausgedreht und der Fuß zeigt nach oben, wenn das gestreckte Bein nach unten zieht.

Don'ts

Drücke deinen Bauch nicht nach vorne, um das Bein höher zu bekommen. Halte die Verbindung zwischen Hüftknochen und Rippenbögen.

Fall nicht im Oberkörper zusammen, wenn du das Bein hebst. Dein Blick ist nach vorne gerichtet und dein Brustbein angehoben.

Take it easy

Strecke den unteren Arm lang aus, mit der Handfläche nach oben, und lege deinen Kopf darauf ab.

Challenge yourself

Nimm die obere Hand vor deiner Brust weg und setze sie an den Hinterkopf. Dein Ellenbogen zeigt nach oben in Richtung Decke.

Arme/Schultern	●				
Brust					
Bauch	●				
Rücken					
Po	●				
Beine	●	●	●		

Wir neigen dazu, uns oft nur auf die Muskulatur zu konzentrieren, die wir bewegen. Das funktioniert beim Pilates leider nicht. Denn dann bleibt dein Powerhouse ziemlich schnell auf der Strecke. Es erfordert viel Konzentration (und ein ausgeschaltetes Handy), um Übungen sauber und akkurat auszuführen. Lenke deinen Fokus bei der Ausführung der Übungen auch immer wieder auf dein Powerhouse und deine stabilisierende Muskulatur. Ist dein Bauchnabel reingezogen? Sind deine Ohren wirklich weg von den Schultern?

Grand Rond de Jambe

Der Grand Rond de Jambe heißt auf Deutsch »großer Beinkreis«, und genau das machen wir hier. Gar nicht so einfach, wie es sich liest. Deine Pomuskulatur wird gekräftigt, während die Hüfte mobilisiert und der Oberkörper still gehalten wird.

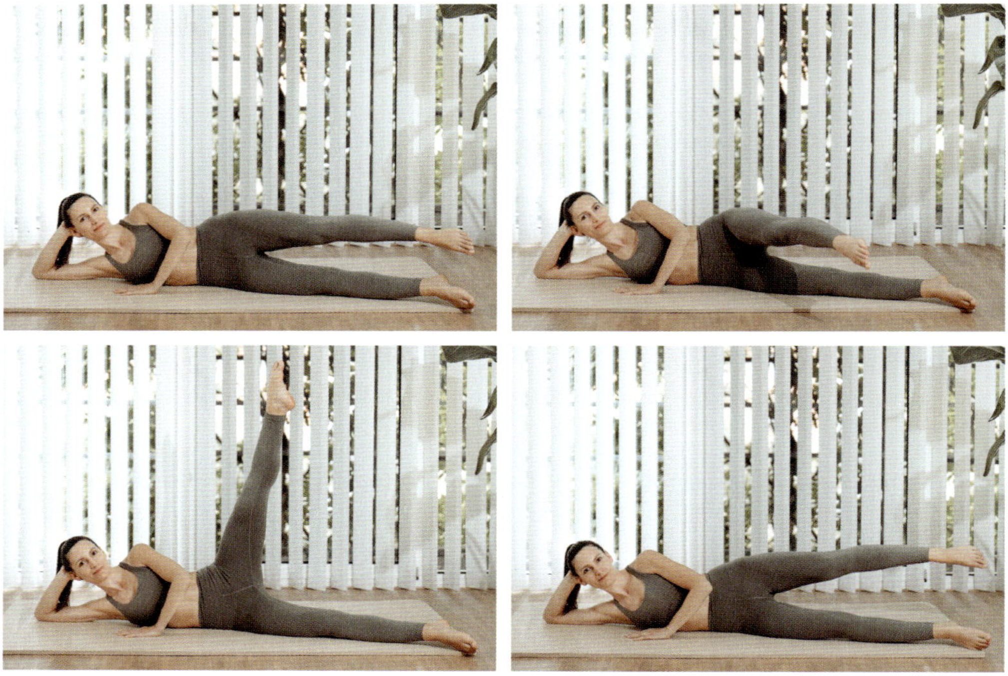

Ausgangsposition:

Du liegst auf deiner rechten Seite.
Die Beine sind zusammen und in einem 45-Grad-Winkel nach vorne ausgestreckt.
Die Füße sind im Point (siehe S. 14).
Dein Kopf ist auf deiner rechten Hand abgestützt.
Deine linke Hand ist vor der Brust aufgestellt.
Dein Powerhouse ist aktiviert.

So geht's:

1. Einatmen. Strecke dein linkes Bein auf Hüfthöhe lang nach vorne aus.

2. Ausatmen. Kreise das Bein nach oben, drehe den Fuß dabei aus. Vollende den Kreis über hinten und kehre zurück in die Ausgangsposition.

Wiederhole die Übung 10 Mal und wechsle dann die Seite.

Dos

Führe die Übung flüssig an einem Stück und ohne Pause durch. Stell dir vor, dein Bein ist ein langer Kochlöffel und du willst damit eine Suppe gleichmäßig durchrühren.

Drehe den Fuß nach oben, wenn dein Bein nach oben geführt wird. Deine Fußspitze zeigt für einen kurzen Moment in Richtung Himmel, bevor du das Bein wieder eindrehst.

Spüre die Streckung der Beinvorderseite, wenn dein Bein über hinten kreist. Wir kräftigen und dehnen uns gleichzeitig bei der Übung.

Denk noch mal daran, dass dein Oberkörper sich nicht bewegt. Mach den Kreis lieber kleiner, dafür bleibt dein Oberkörper ruhig.

Don'ts

Dein unteres Bein hebt sich nicht mit an. Drücke deinen unteren Fuß leicht in die Matte.
Die Bewegung wird nur aus dem oberen Hüftgelenk ausgeführt.

Sink nicht ein! Drück deinen Oberarm leicht in den Boden und hebe dich leicht von der Matte weg.

Take it easy

Strecke den unteren Arm lang aus und lege deinen Kopf darauf ab.

Challenge yourself

Richtungswechsel! Führe einen Kreis über vorne aus. Den nächsten Kreis machst du dann über hinten.

Arme/Schultern	●				
Brust					
Bauch	●				
Rücken					
Po	●	●	●	●	
Beine	●	●			

Hast du schon mal von einem »birnenförmigen« Muskel gehört? Vielen auch besser bekannt als *Piriformis*. Wie der Name schon sagt, ist er ein birnenförmiger Muskel, der die Wirbelsäule mit den unteren Extremitäten verbindet. Er gehört zur tieferen Schicht der Hüftmuskulatur und ist mitverantwortlich für die Außenrotation und Abduktion der Hüfte. Also genau das, was wir beim »Grand Rond de Jambe« machen. Wenn der Muskel verhärtet oder verkürzt ist, kann das Dehnen helfen (z. B. auf S. 108 »Mermaid«). Trotzdem sollte er aber auch gekräftigt werden. Denn ein verhärteter Muskel muss keineswegs stark sein.

Pilates mit Stuhl und Tisch

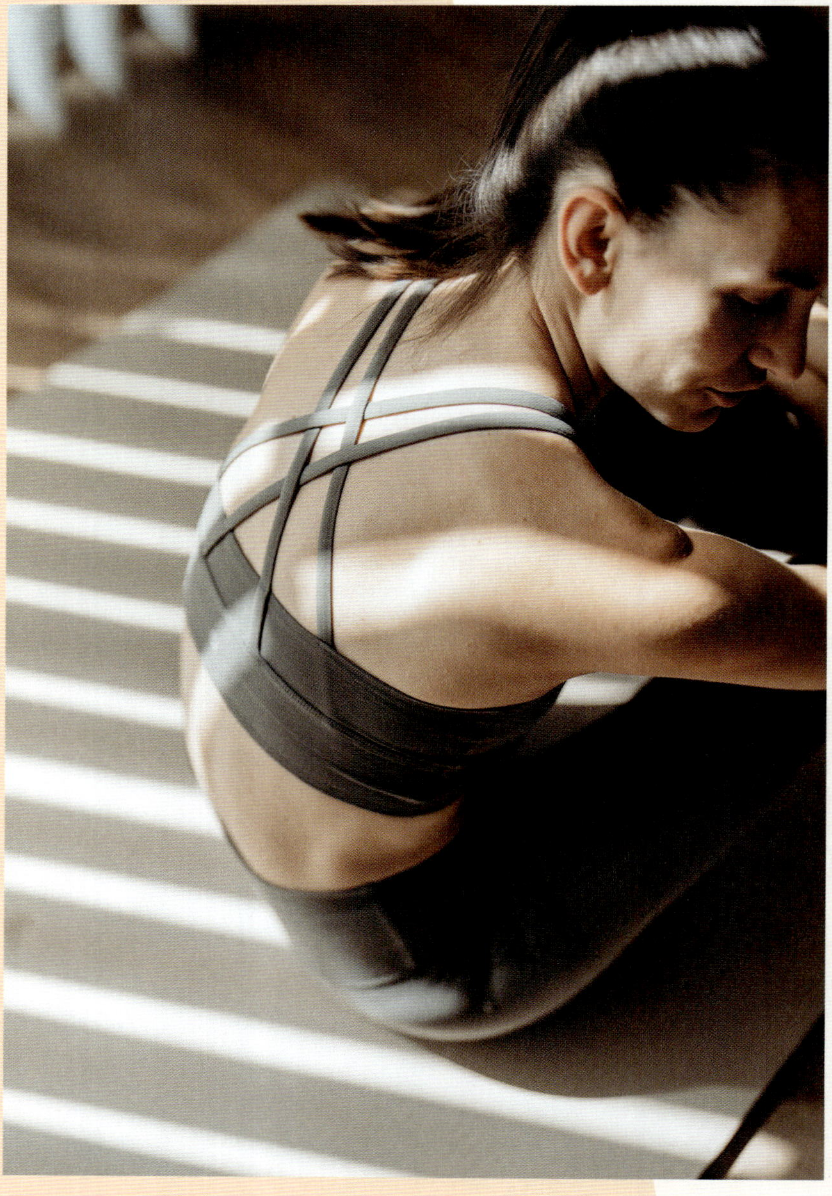

Mit dem Kapitel »Pilates mit Stuhl und Tisch« würde ich dich gerne motivieren, dir wenigstens ein paar Minuten am Schreibtisch zu nehmen, um deinem Körper die verdiente Aufmerksamkeit zu schenken. Für die ersten vier Übungen musst du noch nicht einmal aufstehen! Und wenn du die ersten vier Übungen absolviert hast, verspürst du vielleicht die Lust, dich noch ein wenig mehr zu bewegen.

Wichtig: *Bitte achte darauf, dass dein Stuhl oder Tisch immer gegen eine Wand gestellt ist. Außerdem ist sehr wichtig, dass alle Möbel standfest sind und nichts ungewollt verrücken kann.*

Bereit für ein weiteres Workout im Büro? In diesen 15 Minuten kombinieren wir Übungen, die du im Buch kennengelernt hast, mit weiteren Mobilisations- und Kräftigungssequenzen. Ich freu mich, wenn du unter dem Video kommentierst, wie es dir gefallen hat. Gerne darfst du mir dort auch Fragen stellen!

Du hast keine Zeit, keine Lust und auch keine Matte? Das zählt bei diesem Workout nicht 😊. Dieses Workout dauert nur fünf Minuten. Und ich verspreche dir, dass du dich nach diesen fünf Minuten aktiver und frischer fühlen wirst.
Also, stell dich hin, schieb deinen Bürostuhl zur Seite, und auf geht's.

»Ich bin ein totaler Fan von den kürzeren Einheiten, die ich bei mehr Zeit auch sehr gerne kombiniere.«

Fenia D.

Spine Stretch Forward

Mit dem »Spine Stretch Forward« unterstützen wir die Beweglichkeit unserer Wirbelsäule. Warum? Weil wir die Wirbelsäule bewusst ansteuern und uns vorstellen, wie wir jeden Wirbel einzeln bewegen. Gleichzeitig kräftigen wir unsere tiefliegende Rückenmuskulatur, wenn wir uns gezielt aufrecht hinsetzen.

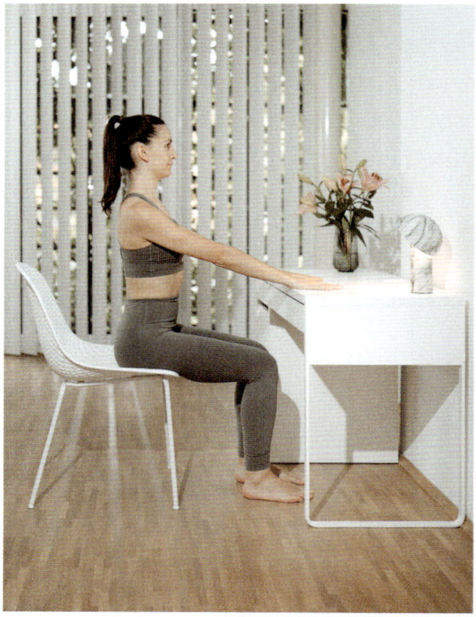

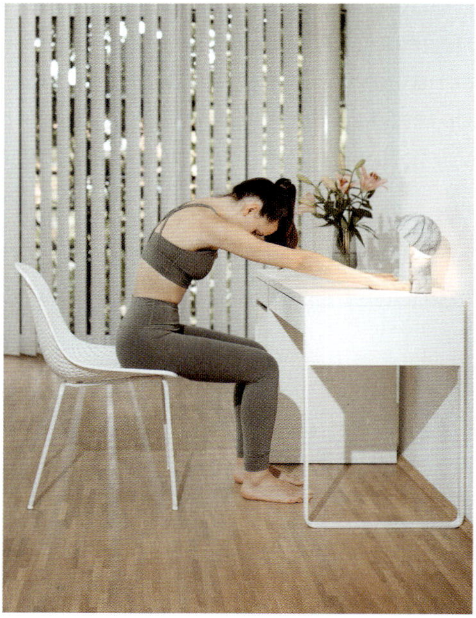

Ausgangsposition:

Aufrechter Sitz auf dem vorderen Teil deines Stuhls.
Deine Füße sind auf dem Boden hüftbreit aufgestellt.
Die Fußgelenke sind unter den Kniegelenken.
Deine Arme sind lang nach vorne gestreckt.
Deine Handflächen liegen auf der Tischplatte auf.
Dein Powerhouse ist aktiviert.

So geht's:

1. Ausatmen. Schiebe die Hände über den Tisch lang nach vorne. Zieh dein Kinn in Richtung Brustbein, schieb die Schulterblätter auseinander und runde deine Brustwirbelsäule.

2. Einatmen. Richte dich Wirbel für Wirbel auf. Komm zurück in die Ausgangsposition.

Wiederhole die Übung 6 Mal.

Dos

Lass die Arme gestreckt und schulterbreit voneinander entfernt.

Atme! Versuche, den Atem nicht anzuhalten. Das führt oft zu ungewollten Verspannungen im Hals- und Nackenbereich.

Drücke die Hände fest auf den Tisch und nimm dadurch wahr, wie du deine Brustmuskulatur mit aktivierst. Richte dich gleichzeitig noch mehr auf, wenn du einatmest.

Lass die Lendenwirbelsäule lang gestreckt. Hebe dein Brustbein in Richtung Himmel.

Arbeite langsam. Spüre, wie du jeden Wirbel einzeln bewegst.

Bei der Ausatmung ziehst du deinen Bauchnabel noch etwas mehr rein und hoch. Dabei streckst du dich gleichzeitig mit der Lendenwirbelsäule in die Länge.

Beim Aufrichten ist der Kopf der letzte Teil des Körpers, den du anhebst.

Achte bitte bei allen Übungen in diesem Kapitel darauf, dass alle Möbel standfest sind und nichts ungewollt verrücken kann. Stell den Tisch am Besten gegen eine Wand.

Don’ts

Lehne dich nicht nach hinten. Die Bewegung geschieht nach vorne, das Becken wird dabei nicht gekippt.

Verlagere dein Gewicht nicht auf eine Seite, sondern belaste beide Sitzbeinhöcker gleichermaßen.

Take it easy

Lege deine Hände auf die Oberschenkel und führe die Bewegung kleiner aus. Lass die Hände über deine Oberschenkel gleiten.

Challenge yourself

Stell die Fersen weiter entfernt auf und drück sie in den Boden. Somit erreichst du gleichzeitig eine Streckung der Beinrückseite.

Arme/Schultern	●	●			
Brust	●				
Bauch	●				
Rücken	●	●	●		
Po					
Beine					

Erinnerst du dich noch, dass wir zunächst den Beckenboden anspannen wollen, bevor wir den tiefen Bauchmuskel aktivieren (siehe S. 15)? Vielleicht fällt es dir auf einem Stuhl leichter, zu spüren, was es bedeutet, den Beckenboden anzuspannen. Nimm dafür deine beiden Sitzbeinhöcker wahr. Schließe jetzt ruhig die Augen und richte deinen Blick nach innen. Stell dir vor, wie deine beiden Sitzbeinhöcker zueinander gleiten. Ganz langsam, ganz sanft. So aktivierst du deinen Beckenboden! Du willst ihn entspannen? Dann stell dir vor, wie die beiden Sitzbeinhöcker wieder auseinander gleiten.

Spine Twist

Was gibt es Besseres als ein paar aufgerichtete Rotationen am Schreibtisch, wenn du sonst die ganze Zeit nach vorne geneigt bist? Wenn ich mich für eine Übung am Arbeitsplatz entscheiden müsste, dann wäre es definitiv der »Spine Twist«. Mit dieser Übung sagen wir einer krummen Körperhaltung den Kampf an.

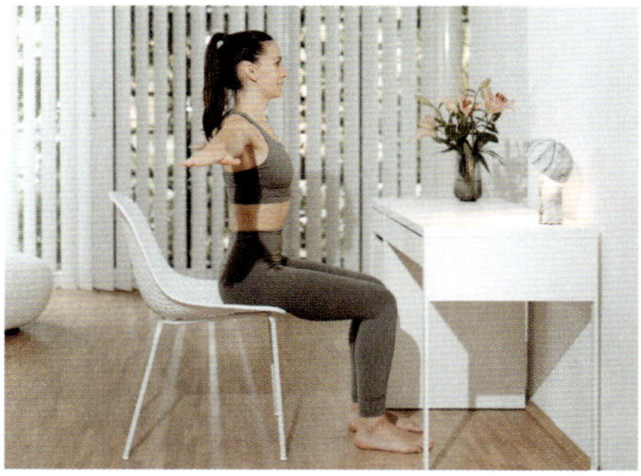

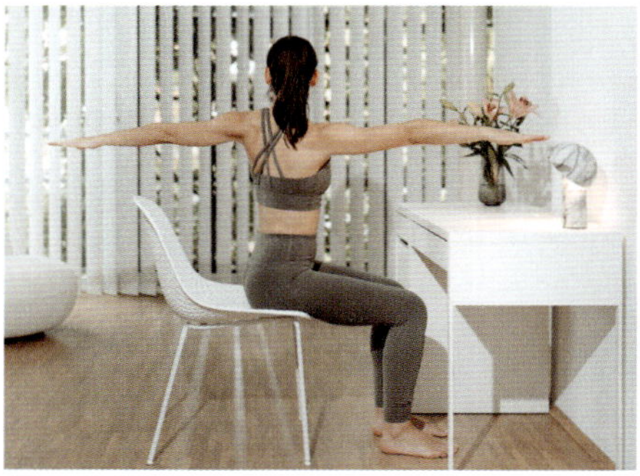

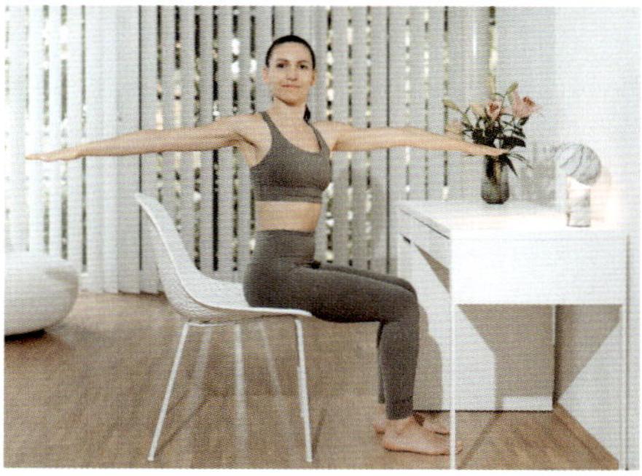

Ausgangsposition:

Aufrechter Sitz auf dem vorderen Teil deines Stuhls.
Deine Füße sind hüftbreit nebeneinander auf dem Boden aufgestellt.
Die Fußgelenke sind unter den Kniegelenken.
Deine Arme sind auf Schulterhöhe lang zur Seite ausgestreckt.
Deine Handflächen zeigen nach unten.
Dein Blick ist nach vorne gerichtet.
Dein Powerhouse ist aktiviert.

So geht's:

1. Ausatmen. Rotiere mit deinem Oberkörper und den Armen zur rechten Seite.

2. Einatmen. Drehe dich zur Mitte zurück in die Ausgangsposition.

Mit der nächsten Ausatmung rotierst du spiegelverkehrt zur linken Seite.

Wiederhole die Übung insgesamt 10 Mal.

Dos

Stell dir vor, deine Wirbelsäule ist eine Ziehharmonika. Mit jeder Ausatmung und Rotation wird sie weiter auseinandergezogen.

Nimm deinen Blick mit. Wir wollen die Halswirbelsäule in die Rotation miteinbeziehen.

Die Arme bleiben während der gesamten Übung gleich weit voneinander entfernt. Schaffe Länge im Oberkörper und stell dir vor, dass deine Arme voneinander weggezogen werden.

Mit jeder Einatmung nimmst du deine aufrechte Haltung bewusst wahr. Deine Scheitelkrone zieht dich in Richtung Decke. Es fühlt sich so an, als zögen sich die Wirbel auseinander.

Spüre, wie sich dein Brustkorb weitet und sich deine Rippenbögen bei der Einatmung voneinander entfernen.

Don'ts

Drehe nicht deine Hüfte von links nach rechts. Die Rotation geschieht in der Brust- und der Halswirbelsäule. Der Stuhl kann dir als Feedback dienen: Merkst du, wie du dein Gesäß auf dem Stuhl bewegst? Dann geschieht die Bewegung gerade auch noch aus der Hüfte.

Zieh deine Schultern nicht in Richtung Ohren. Wenn dir das schwerfällt, nimm zunächst die Arme niedriger.

Drehe deinen Kopf nicht weiter, als es sich für dich gut anfühlt.

Initiiere die Bewegung nicht aus den Armen. Die Rotation geschieht in der Brustwirbelsäule.

Take it easy

Nimm deine Hände nach vorne an dein Brustbein, anstatt die Arme lang zur Seite zu strecken.

Challenge yourself

Strecke die Arme lang nach oben, anstatt die Arme zur Seite auszustrecken. Die Handflächen zeigen zueinander und die Schultern sind weg von den Ohren.

Arme/Schultern	●	●			
Brust					
Bauch	●				
Rücken	●	●	●		
Po					
Beine					

Du fühlst dich eher gestresst davon, dass du Pilatesübungen jetzt auch noch am Arbeitsplatz machen sollst? Dann empfehle ich dir, kurz dein Handy beiseitezulegen, den Bildschirm auszuschalten und dir ein paar Minuten Zeit zu nehmen, um dich nur auf deine Atmung zu fokussieren. Nimm wahr, wie du ein- und ausatmest, wie sich dein Brustkorb weitet und sich deine Nackenmuskulatur entspannt. Fühlst du dich schon ein bisschen weniger angespannt? Dann hast du vielleicht jetzt Lust, ein paar »Spine Twists« zu machen, bevor du wieder konzentriert weiterarbeitest. Dein Körper wie auch dein Geist werden dir dafür dankbar sein!

Mermaid

Eine so schöne Dehnung für die Muskulatur im Bereich der Lendenwirbelsäule! Gleichzeitig nimmst du hierbei wahr, wie du deine Brustwirbelsäule in die Länge streckst und sich deine Nackenmuskulatur dehnt.

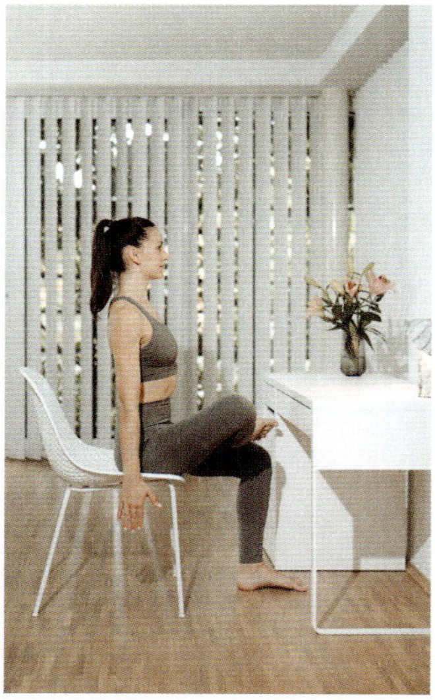
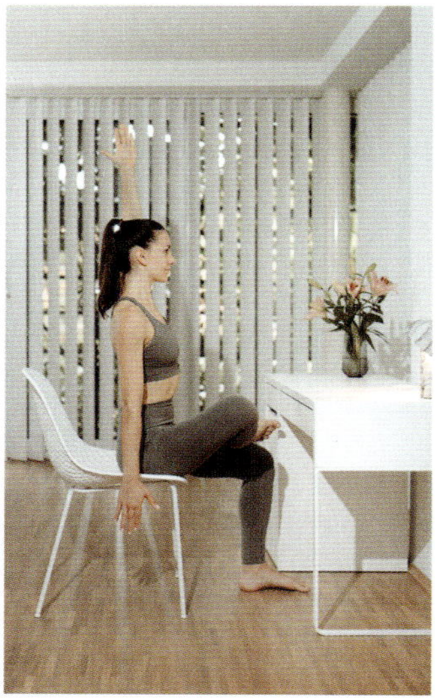
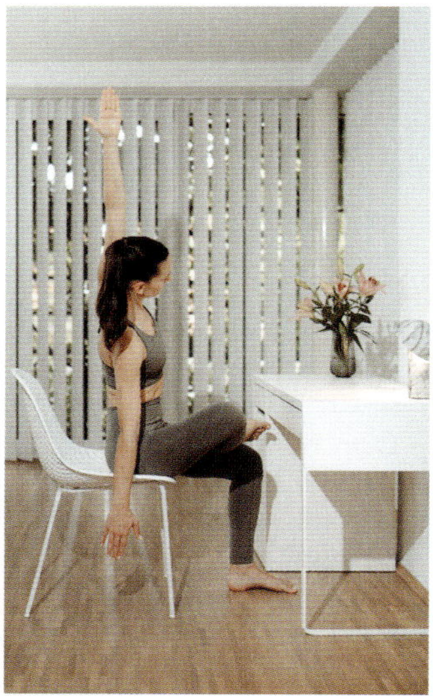

Ausgangsposition:

Aufrechter Sitz auf dem vorderen Teil deines Stuhls.
Dein linker Fuß ist auf dem Boden unter deinem Knie aufgestellt. Dein rechtes Sprunggelenk ist auf dem linken Bein abgelegt, dein Knie nach unten gedrückt.
Deine Arme hängen seitlich am Körper herab. Deine Handflächen zeigen zueinander.
Dein Blick ist nach vorne gerichtet.
Dein Powerhouse ist aktiviert.

So geht's:

1. Ausatmen. Strecke deinen linken Arm über vorne lang nach oben.

2. Einatmen. Schiebe deinen linken Arm zur rechten Seite hinüber und neige deinen Kopf nach rechts in Richtung rechte Schulter. Lehne dich dann im Oberkörper nach rechts.

3. Ausatmen. Richte jetzt Kopf und Oberkörper wieder auf. Strecke den linken Arm wieder lang nach oben.

4. Einatmen. Gehe zurück in die Ausgangsposition. Die Arme hängen nun wieder seitlich an deinem Körper herab.

Wiederhole die Übung 6 Mal und wechsle dann die Seite.

Dos

Nimm jede einzelne Bewegung bewusst wahr. Die Streckung deines Arms, die Seitwärtsneigung des Kopfes, dann die der Brustwirbelsäule.

Spür die Dehnung in deinem Gesäß. Du spürst die Seite, bei der das Bein oben ist. Drücke dafür dein Knie bewusst nach unten in Richtung Boden.

Schau nach unten zu deiner Hand, um die Dehnung im Nackenbereich zu verstärken.

Halte die Streckung im Oberkörper auch noch, wenn die Arme beide wieder unten sind.

Don’ts

Lass deine Schulter weg vom Ohr. Zieh die Schulterblattspitze bewusst nach unten, wenn dein Arm lang gestreckt nach oben geführt wird.

Deine Beine bleiben ruhig. Die Dehnung in deinem Gesäß ist statisch.

Take it easy

Lass die Beine hüftbreit nebeneinander aufgestellt und konzentriere dich auf die Streckung und Dehnung in deinem Oberkörper.

Challenge yourself

Wenn du dich zur Seite gelehnt hast, rotiere deinen Oberkörper leicht nach vorne ein. Verstärke dadurch die Dehnung der Lendenmuskulatur.

Arme/Schultern	●				
Brust					
Bauch	●				
Rücken	●	●			
Po					
Beine					

Spürst du bei der Übung »Mermaid« in der linken Halsseite eine Dehnung, wenn du deinen Kopf nach rechts neigst? Und umgekehrt? Die Muskulatur, die du dort dehnst, heißen »Treppenmuskeln«. Sie ziehen von den Halswirbeln zu den oberen Rippen und zählen zu den Atemhilfsmuskeln, da sie bei der Einatmung die Rippen anheben. Gleichzeitig sorgen sie aber auch dafür, dass wir den Kopf seitwärts neigen können. Um diese Muskeln gezielt zu dehnen, ist es wichtig, dass du erst dein Kinn reinziehst (als wolltest du ein Doppelkinn machen) und den Kopf dann seitwärts neigst. Wieso du die Muskulatur überhaupt dehnen solltest? Weil sie sich leicht mal verspannt und Schmerzen in Armen oder der Schulter verursachen kann.

Leg Raise

Bei der Übung »Leg Raise« liegt der Fokus auf der Kräftigung der Oberschenkelvorderseite und der Streckung im Kniegelenk. Gleichzeitig lernen wir, unser Becken aufzurichten und stabil zu halten.

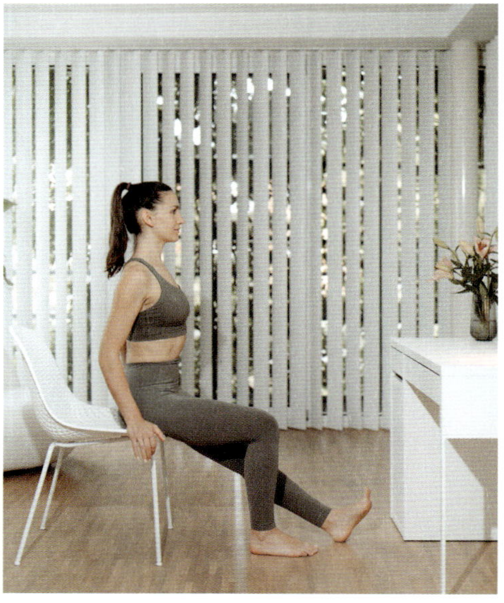
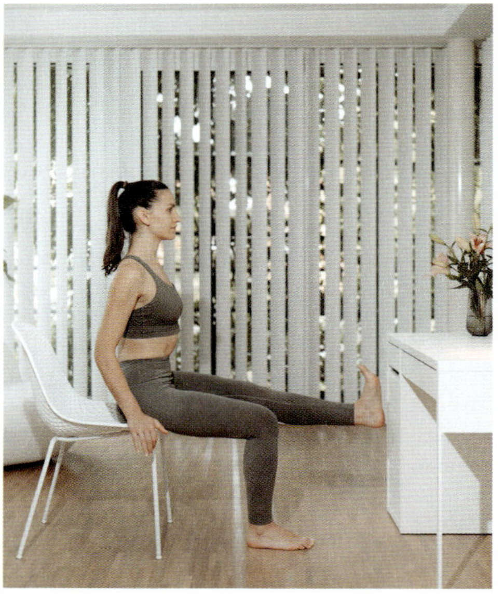

Ausgangsposition:

Aufrechter Sitz auf dem vorderen Teil deines Stuhls.
Dein linkes Bein ist lang gestreckt.
Die linke Ferse ist auf dem Boden und im Flex (siehe S. 14).
Dein rechter Fuß ist aufgestellt und dein Kniegelenk senkrecht über dem Fußgelenk.
Deine Arme sind seitlich am Körper.
Deine Hände greifen an die Seiten deines Stuhls.
Dein Blick ist nach vorne gerichtet.
Dein Powerhouse ist aktiviert.

So geht's:

1. Ausatmen. Hebe das linke Bein lang gestreckt an.

2. Einatmen. Senke das Bein lang gestreckt wieder ab, bis die Ferse den Boden wieder berührt.

Mit der nächsten Ausatmung hebst du das Bein direkt wieder an.

Wiederhole die Übung 8 Mal und wechsle dann die Seite.

Dos

Die Oberschenkel sind parallel zueinander, wenn du ein Bein nach oben führst.

Führe dein Bein genauso langsam nach unten, wie du es nach oben führst. Auch wenn wir mit der Schwerkraft gehen, kommt das Bein geführt nach unten.

Halte deinen Becken-Lenden-Bereich stabil. Zieh dein Schambein leicht in Richtung Nase und dein Steißbein minimal nach unten. Diese Position hältst du während der ganzen Übung. Würdest du dich im Oberkörper runden, könntest du dein Bein höher führen, aber mit weniger Ansteuerung der Oberschenkvorderseite – und genau die wollen wir ja.

Nutze deine Hände am Stuhl, um dich im Oberkörper aufrecht zu halten. Die Arme unterstützen aber nur. Die eigentliche Aufrichtung geschieht durch die Beanspruchung der Rückenmuskulatur.

Don'ts

Lehne dich nicht hinten am Stuhl an. Wir wollen uns im Oberkörper nicht runden und keine Ausweichbewegungen machen.

Hebe dein Gesäß nicht vom Stuhl an. Wir konzentrieren uns auf die Stärkung der Beinvorderseite. Wenn du dein Gesäß mit anhebst, muss deine Rückenmuskulatur im Lendenwirbelbereich mitarbeiten.

Mache keine Pause unten. Sobald du den Boden mit der Ferse berührst, hebst du das Bein wieder nach oben.

Take it easy

Sollte dein Knie schmerzen bei der Übung, winkle das Bein leicht an.

Challenge yourself

Hebe das Bein lang gestreckt nach oben auf Sitzhöhe und mache dann sofort drei kleine Auf- und Abbewegungen (etwa 5 cm) mit dem Bein in Richtung Decke.

Arme/Schultern					
Brust					
Bauch	●				
Rücken	●				
Po					
Beine	●	●	●	●	

Es ist total klasse, wenn du immer mal wieder Pilatesübungen in deinen Arbeitsalltag mit einbaust und dir in Erinnerung rufst, dass ganz viele Muskeln in deinem Körper schlummern. Ich habe aber leider schlechte Nachrichten für dich: Wenn du 8 Stunden und länger in derselben Position vor deinem Schreibtisch hockst, werden dir auch ein paar Pilatesübungen nicht viel bringen. Aktives Sitzen ist ein wichtiges Thema für einen gesunden Körper. Wechsle daher immer wieder die Positionen auf deinem Bürostuhl. Verlagere dein Gewicht, verändere deine Körperhaltung, strecke mal ein Bein aus. Vorteile sind, dass es Verspannungen vermindern kann und deine Muskulatur besser mit Nährstoffen versorgt wird. Na, bist du schon in der nächsten Sitzposition angekommen?

Single Leg Squat

Super, um im Büro mal eben die Bein- und Pomuskulatur zu kräftigen.
Wir stehen meist deutlich weniger oft von unserem Stuhl auf, als es für uns gut wäre.
Das holen wir jetzt nach.

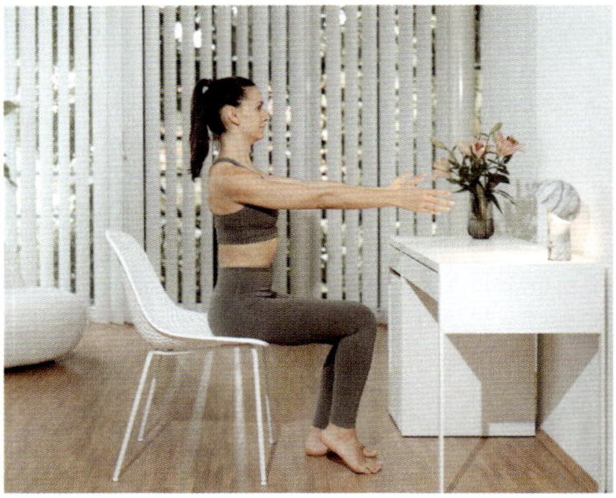

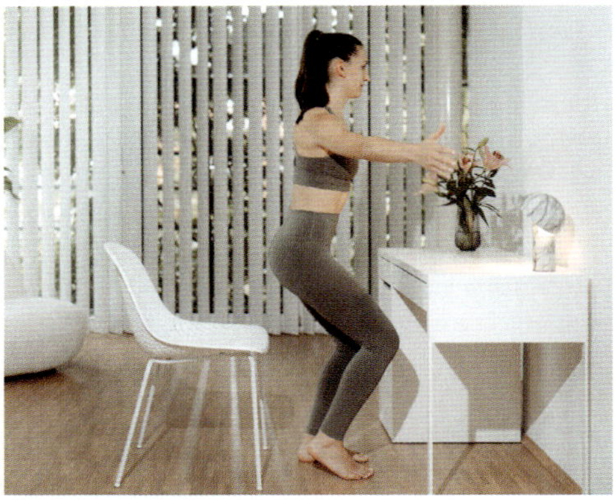

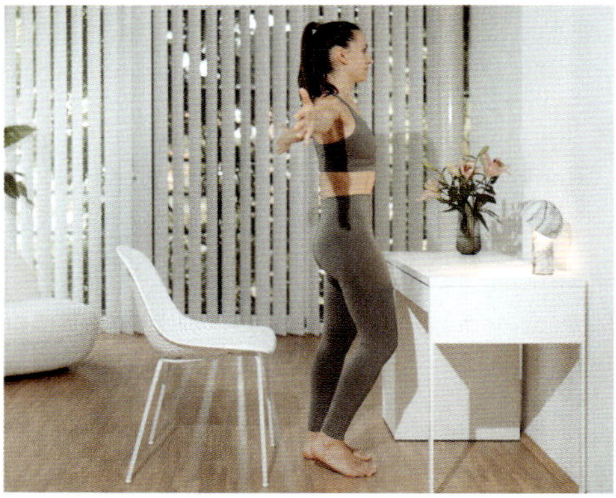

Ausgangsposition:

Aufrechter Sitz auf dem vorderen Teil deines Stuhls.
Beide Füße sind hüftbreit unter deinen Kniegelenken aufgestellt.
Die rechte Ferse ist angehoben.
Die Arme sind auf Schulterhöhe lang nach vorne gestreckt.
Die Handflächen zeigen zueinander.
Dein Blick ist nach vorne gerichtet.
Dein Powerhouse ist aktiviert.

So geht's:

1. Ausatmen. Hebe dein Gesäß an, strecke dein linkes Bein und richte dich aus dem Oberkörper heraus auf. Dein rechtes Knie schiebst du nach vorne. Gleichzeitig ziehst du die Arme seitlich auseinander.

2. Einatmen. Beuge beide Beine wieder und bringe dein Gesäß nach hinten. Setz deinen Po auf den vorderen Teil des Stuhls ab. Die Arme werden wieder schulterbreit zueinander geführt.

Wiederhole die Übung 8 Mal und wechsle dann die Seite. Du hebst die linke Ferse und setzt die rechte Ferse auf dem Boden ab.

Dos

Drücke den komplett aufgestellten Fuß fest in den Boden und beginne erst dann mit dem Beinstrecken.

Dein Gewicht ist auf das Standbein verlagert. Trotzdem bleibt der Fußballen des Spielbeins im Kontakt mit dem Boden.

Halte dein Powerhouse während der gesamten Übung aktiv. Denk noch mal an die Verbindung zwischen Rippenbögen und Hüftknochen, wenn du aufrecht stehst. Bring dein Steißbein dabei sanft in Richtung Boden.

Spüre beide Sitzbeinhöcker auf deinem Stuhl, wenn du unten bist. Wir setzen uns bei jeder Wiederholung aufrecht hin.

Beide Hüftknochen bleiben parallel zueinander im Stand. Das klappt nur dadurch, dass du das Knie deines Spielbeins (des angewinkelten Beins), nach vorne schiebst.

Don'ts

Lass deinen Po nicht einfach nach unten plumpsen. Gehe kontrolliert und langsam wieder mit dem Gesäß nach hinten.

Die Knie knicken nicht nach innen oder außen. Halte sie stabil über deinen Fußgelenken.

Take it easy

Beide Füße bleiben fest auf dem Boden.

Challenge yourself

Anstatt nur die Ferse anzuheben, hebst du den kompletten Fuß vom Boden. Somit machst du den Squat auf nur einem Bein.

Arme/Schultern	●				
Brust	●				
Bauch	●				
Rücken	●				
Po	●	●			
Beine	●	●	●		

Verspürst du Knieschmerzen, wenn du einen Squat ausführst? Dann versuch mal, deine Zehen in Richtung Schienbein zu ziehen. Durch diese Bewegung wird deine Kniestabilisation unterstützt. Wenn das nicht funktioniert für dich, kannst du auch testen, deine Beine breiter aufzustellen. Schmerzen können unglaublich viele Ursachen haben. Probiere aus, welche Variante für dich funktioniert und arbeite nicht in den Schmerz hinein.

Hip Circles

Während wir unsere Bauchmuskulatur und Beinvorderseite kräftigen, haben wir eine Dehnung im Brustbereich. Die Übung ist also wirklich nicht ohne, auch wenn man schon lange Pilates praktiziert. Auch bei der Übung wirst du merken, dass es auf Feinheiten bei der Ausführung ankommt.

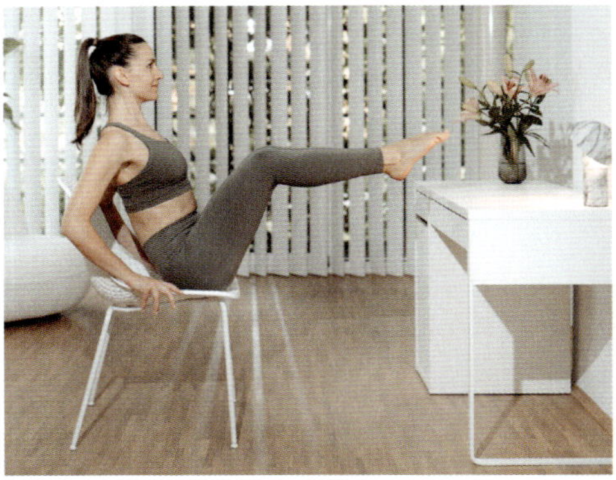

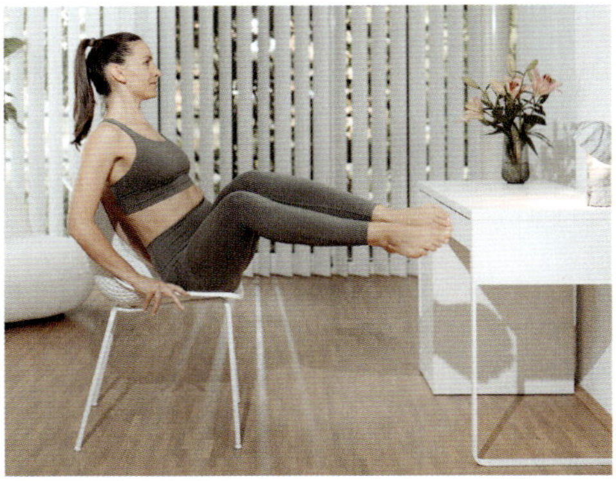

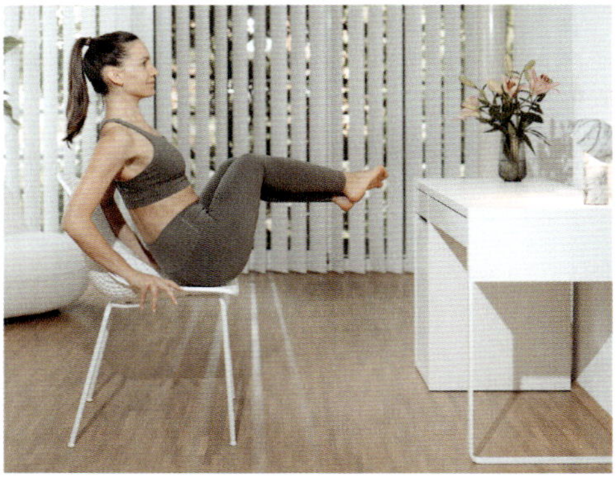

Ausgangsposition:

Du sitzt auf dem vorderen Teil deines Stuhls.
Dein Oberkörper ist zurückgelehnt. Dein Rücken ist lang.
Und die Hände greifen seitlich hinter dir an den Stuhl.
Die Ellenbogen zeigen nach hinten.
Die Beine sind angehoben und angewinkelt. Deine Schienbeine sind parallel zum Boden.
Die Füße sind im Point (siehe S. 14).
Dein Blick ist nach vorne gerichtet.
Dein Powerhouse ist aktiviert.

So geht's:

1. Einatmen. Führe die Beine zur rechten Seite hinüber, während dein Oberkörper mittig bleibt.

2. Ausatmen. Bringe die Beine wieder zurück in die Ausgangsposition.

3. Einatmen. Führe nun die Beine zur linken Seite hinüber.

4. Ausatmen. Bringe deine Beine zur Mitte zurück in die Ausgangsposition.

Wiederhole die Übung 6 Mal.

Dos

Stell dir vor, du willst ein V mit deinem Oberkörper und deinen Oberschenkeln formen, wenn du in der Ausgangsposition bist.

Der Fokus bei der Übung liegt auf dem Hochziehen und -halten der Beine. Zieh dabei noch mal richtig deinen Bauchnabel in Richtung Wirbelsäule, damit das Powerhouse aktiv bleibt und du die seitliche Bauchmuskulatur nutzt, um die Beine zur Mitte zurückzubringen.

Dein Oberkörper bleibt mittig und stabil. Die Bewegung geschieht nur in den Beinen.

Stell dir vor, deine Beine kleben fest zusammen und bilden ein Pendel, das von links nach rechts ausschlägt.

Komm mit den Beinen nur so tief, wie du dein Powerhouse stabil halten kannst. Sobald du das Gefühl hast, du fällst ins Hohlkreuz, bist du zu tief.

Don'ts

Fall im Oberkörper nicht zusammen. Nutze die Kraft deiner Arme, um den Oberkörper zu strecken.

Lass deinen Stuhl nicht los! Deine Hände bleiben während der gesamten Übung fest am Stuhl.

Take it easy

Nutze mehr die Kraft der Arme. Du führst die Übung noch immer so aus, wie oben angegeben, lässt die Armmuskulatur aber stärker mitarbeiten. Drücke die Handflächen weiter in Richtung Boden, wenn die Beine hochgezogen werden.

Challenge yourself

Strecke die Beine lang aus und halte sie während der gesamten Übung gestreckt. Somit bildet dein Ober- mit dem Unterkörper zusammen ein V.

Arme/Schultern	●				
Brust					
Bauch	●	●	●	●	
Rücken	●				
Po					
Beine	●				

Joseph Pilates: »*Concentrate on the correct movement each time you exercise, lest you do them improperly and thus lose all vital benefits.*« (»Konzentriere dich auf die korrekte Ausführung, wenn du trainierst. Denn falsch ausgeführt verlieren die Übungen ihren Nutzen.«)
Kleine Veränderungen des Winkels wirken manchmal wahre Wunder. Hast du bei der Übung »Hip Circles« mal ausprobiert, die Beine tiefer in Richtung Boden zu bringen? Es führt dazu, dass wir unseren Rücken überstrecken und damit in ein stärkeres Hohlkreuz fallen. Nicht nur das: Es ist unmöglich, die Bauchmuskulatur zu kräftigen. Korrigiere dich also immer wieder selbst, wenn du die Muskulatur, die wir ansteuern wollen, nicht spürst.

Obliques Roll Back

Der »Obliques Roll Back« verhilft uns zu einer starken Bauchmuskulatur, da wir neben dem tiefen Bauchmuskel des Powerhouse auch noch die schräge Bauchmuskulatur trainieren. Gleichzeitig wird die Wirbelsäule mobilisiert und gestreckt.

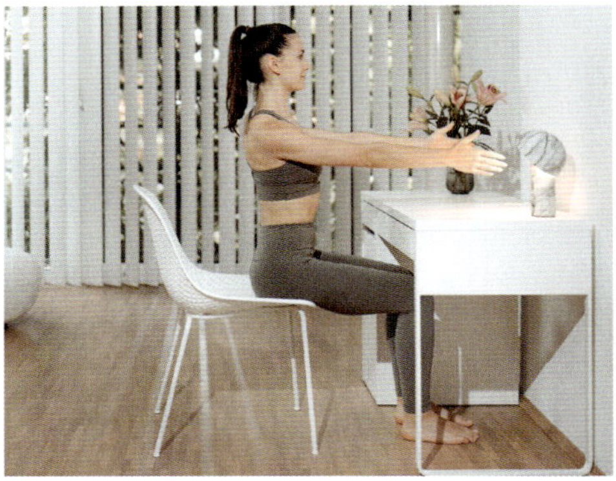

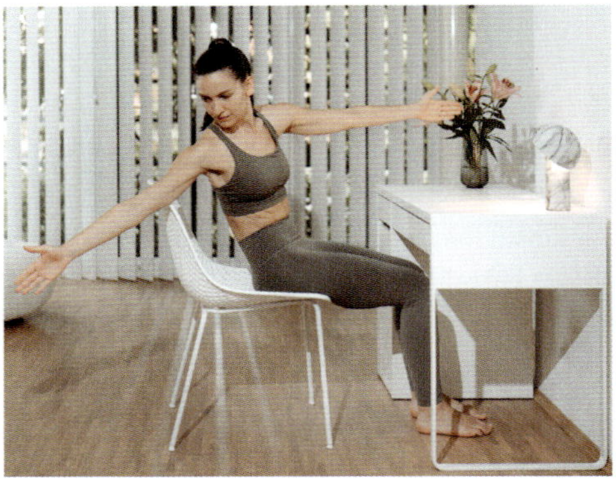

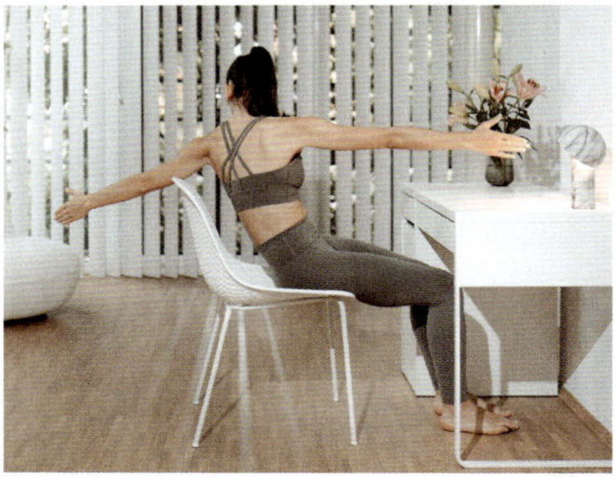

Ausgangsposition:

Aufrechter Sitz auf dem vorderen Teil deines Stuhls.
Beide Füße sind hüftbreit unter deinen Kniegelenken aufgestellt.
Die Arme sind auf Schulterhöhe lang nach vorne gestreckt.
Die Handflächen zeigen zueinander.
Dein Blick ist nach vorne gerichtet.
Dein Powerhouse ist aktiviert.

So geht's:

1. Ausatmen. Kippe dein Becken nach hinten und runde deinen Rücken. Zieh dein Schambein in Richtung Nase. Strecke gleichzeitig den rechten Arm nach hinten und drehe dich im Oberkörper zur rechten Seite.

2. Einatmen. Komm zurück in die Ausgangsposition.

3. Ausatmen. Runde dich und gehe nun zur linken Seite hinüber. Strecke den linken Arm lang nach hinten und rotiere deinen Oberkörper nach links.

4. Einatmen. Kehr zurück in die Ausgangsposition.

Wiederhole die Übung 6 Mal.

Dos

Rotiere deinen Kopf und nimm deinen Blick mit. Blicke zu der Hand, die nach hinten geführt wird, um die Halswirbelsäule zu mobilisieren.

Runde deinen Rücken dadurch, dass du dein Becken nach hinten kippst, den Bauchnabel reinziehst und die Schulterblätter auseinanderdrückst. Spüre, wie du den Buchstaben C formst.

Konzentriere dich auf deine seitliche Bauchmuskulatur. Wir können die Muskulatur besser ansteuern, wenn wir uns auf sie konzentrieren.

Verlängere deine Wirbelsäule mit jedem Aufrollen und jeder Einatmung. Schiebe dich lang nach oben, während du dein Kinn leicht reinziehst.

Spüre beide Sitzbeinhöcker auf deinem Stuhl. Wir lassen unser Gesäß während der gesamten Übung auf dem Stuhl.

Don'ts

Rolle nicht nach hinten, ohne zuvor dein Powerhouse aktiviert zu haben.

Hebe deine Beine nicht vom Boden ab. Bei der Übung wollen wir nur den Oberkörper bewegen.

Take it easy

Arbeite Schritt für Schritt. Mach zunächst den »Roll back«, um danach in die Rotation zu gehen. Rotiere wieder zur Mitte zurück und richte dich dann auf.

Challenge yourself

Wenn du den »Obliques Roll Back« zur rechten Seite machst, hebe gleichzeitig dein linkes Bein lang gestreckt nach vorne an und anders herum. So schulst du deine Koordination noch ein wenig mehr.

Arme/Schultern	●				
Brust					
Bauch	●	●	●		
Rücken	●				
Po					
Beine					

Hier noch mal eine kleine Erinnerung, dass wir erst das Powerhouse aktivieren, bevor wir mit der Übungsausführung fortfahren. Das Powerhouse zu aktivieren, bedeutet nämlich, deinen Rücken zu stabilisieren und zu schützen. Wir richten uns auf, spannen den Beckenboden an, ziehen die Bauchdecke in Richtung Wirbelsäule, und dann kann es losgehen. Unsere Ausführungen werden dadurch deutlich effektiver, und die Tiefenmuskulatur hat ordentlich zu tun!

Leg Change

Eine Übung im Büro, die du schnell zwischendurch machen kannst. Sowohl deine quergestreifte als auch die gerade Bauchmuskulatur freut sich über die Kräftigung. Nicht nur die! Auch dein Hüftbeuger ist gefragt, den wir oft lieber dehnen, als ihn zu kräftigen.

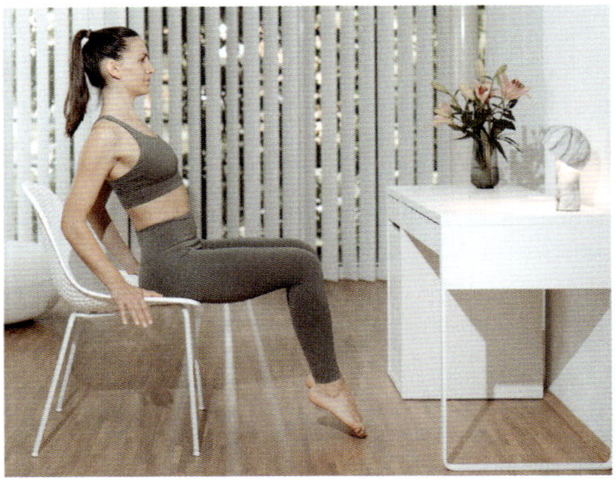

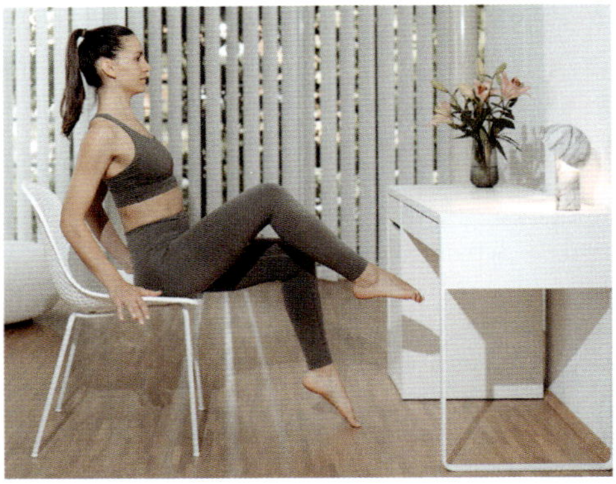

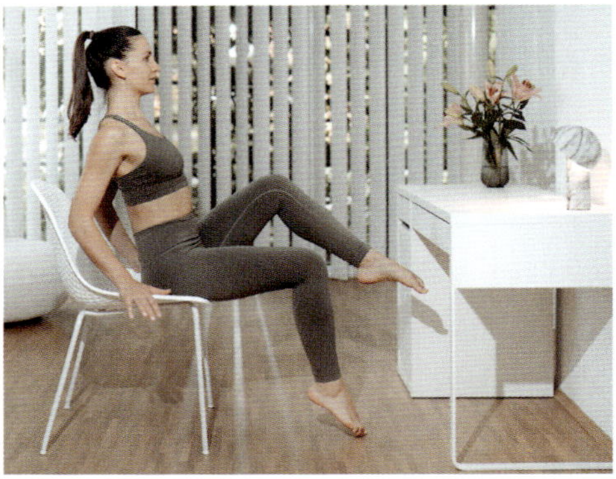

Ausgangsposition:

Du sitzt auf dem vorderen Teil deines Stuhls.
Dein Oberkörper ist leicht nach hinten gelehnt.
Dein Rücken ist lang gestreckt.
Nur die Fußspitzen berühren den Boden.
Die Beine sind hüftbreit auseinander.
Deine Hände liegen seitlich an der Sitzfläche des Stuhls.
Dein Blick ist nach vorne gerichtet.
Dein Powerhouse ist aktiviert.

So geht's:

1. Ausatmen. Hebe dein rechtes Bein angewinkelt an.

2. Einatmen. Halte diese Position für die Dauer der Einatmung.

3. Ausatmen. Senke dein rechtes Bein wieder ab, tippe mit dem rechten Fuß auf den Boden und hebe gleichzeitig das linke Bein an.

4. Einatmen. Halte diese Position. Senke dann das Bein wieder.

Wiederhole die Übung 8 Mal.

Dos

Dein Oberkörper bleibt lang gestreckt und nach hinten gelehnt. Nur die Beine bewegen sich angewinkelt auf und ab.

Halte dein Bein während der ganzen Übung in einem 90-Grad-Winkel. Die Bewegung geschieht alleinig aus dem Hüftgelenk.

Mach dir bewusst, dass du mit jeder Ausatmung dein Powerhouse wieder mehr aktivierst. So ziehst du den Bauchnabel rein und hoch.

Dein Becken bleibt stabil. Beide Hüftknochen sind parallel zueinander, dein Schambein ziehst du sanft in Richtung Nase.

Stell dir vor, dass du mit deiner Zehenspitze in kaltes Wasser tippst. Es ist eine sanfte und kontrollierte Bewegung.

Don'ts

Deine Beine bewegen sich nicht nach innen oder außen. Sie bleiben von oben betrachtet während der gesamten Übung parallel zueinander.

Take it easy

Stell beide Füße komplett auf den Boden auf. Ausatmen. Hebe ein Bein an. Einatmen. Stell das Bein wieder ab. Ausatmen. Hebe das andere Bein an.

Challenge yourself

Nimm die Hände während der Übung vor deine Brust. So hast du keine Unterstützung der Arme mehr und musst auf deinen Sitzbeinhöckern balancieren.

Arme/Schultern	●				
Brust					
Bauch	●	●	●		
Rücken	●				
Po					
Beine	●				

Kennst du das: Du dehnst deine Hüftbeuger immer wieder, hast aber das Gefühl, sie sind weiterhin verspannt und es tritt keine Besserung ein? Unsere Hüftbeuger sind durch unser alltägliches Sitzen sehr verspannt. Dehnen ist da schon mal eine gute Idee. Sie sind aber nicht nur verspannt, sondern auch meist sehr schwach. Daher wollen sie gekräftigt werden, also in ihrer Funktion gestärkt werden. Dafür müssen wir die Knie in Richtung Oberkörper ziehen, so wie bei der Übung »Leg Change«.

Leg Pull Front

Hier kommt unser ganzer Körper zum Einsatz! Beim »Leg Pull Front« kräftigen wir Gesäß, Beinrückseite und Bauch. Gleichzeitig müssen unsere Schultern aktiviert werden, um den Körper zu stabilisieren. Achtung: Bitte führe die Übung nur an einem Tisch aus, der an einer Wand steht und nicht wegrutschen kann!

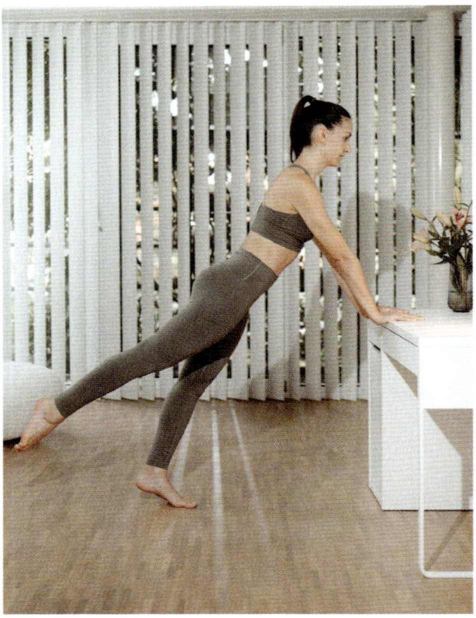

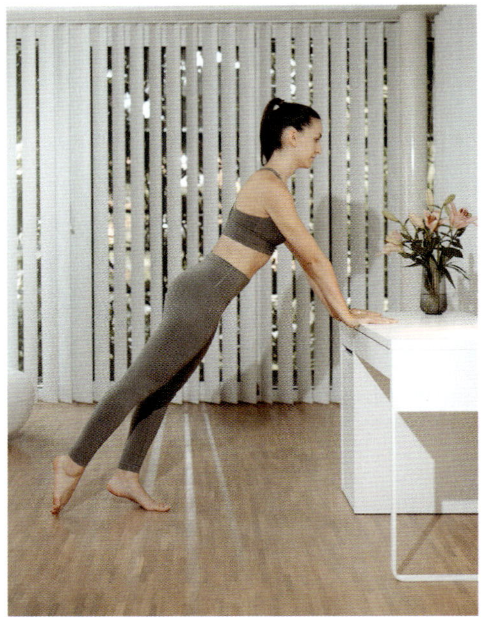

Ausgangsposition:

Du stehst leicht nach vorne geneigt, sozusagen in einer langen Diagonalen, und hast die Hände gegen die Tischkante gestützt.
Deine Arme sind lang, die Schulterblätter sind auseinandergedrückt.
Die Beine hast du lang nach hinten gestreckt, die Fußballen hüftbreit aufgestellt.
Dein Steißbein zieht in Richtung Fersen.
Dein Powerhouse ist aktiviert.

So geht's:

1. Ausatmen. Hebe das rechte Bein lang gestreckt nach hinten an. *Pointe* den Fuß (siehe S. 14).

2. Einatmen. Senke das rechte Bein wieder ab. Tippe aber nur kurz mit der Fußspitze auf den Boden.

3. Ausatmen. Du hebst das rechte Bein wieder an.

Wiederhole die Übung 10 Mal mit dem rechten Bein und wechsle dann die Seite.

Dos

Drück die Schulterblätter auseinander. Das erreichst du, indem du die Arme lang gestreckt lässt und deine Hände gegen die Tischkante drückst.

Stell dir vor, du rutschst auf Seife aus. Dabei ziehst du den Fuß schnell nach hinten weg und gehst in den *Point* (siehe S. 14).

Konzentriere dich darauf, deine Bauchmuskulatur einzusetzen, um den unteren Rücken geschützt und dein Becken stabil zu halten. Ziehe dein Schambein dafür leicht in Richtung Nase. Den Bauchnabel schiebst du in Richtung Wirbelsäule.

Lass deinen Blick nach unten vorne gerichtet. Gleichzeitig schiebst du deine Scheitelkrone nach vorne und ziehst dein Kinn leicht rein.

Drücke die Ferse des auf dem Boden aufgestellten Fußes weit weg, um mehr Länge in deinen Körper zu bekommen. Du bildest dann von Kopf bis Fuß eine gerade Diagonale.

Don'ts

Mach dich nicht rund. Denke eher daran, dass du dich in die Länge strecken willst. Zwar ziehen wir unser Schambein leicht in Richtung Nase, um den unteren Rücken zu schützen, aber wir rollen uns nicht komplett ein.

Fall nicht ins Hohlkreuz. Wenn du dein Bein hochführst, solltest du merken, dass deine Gesäßmuskulatur aktiviert wird. Wenn du den Rücken dabei spürst, hast du wahrscheinlich dein Bein zu weit nach oben geführt, und/oder dein Powerhouse ist nicht aktiv.

Take it easy

Wenn du merkst, dass du dein Becken nicht stabil halten kannst und/oder ins Hohlkreuz fällst, setze die Füße näher an den Tisch heran und stelle dich etwas aufrechter hin.

Challenge yourself

Anstatt mit der Fußspitze auf den Boden zu tippen, zieh dein Knie in Richtung Brust. So ist deine Bauchmuskulatur noch etwas mehr gefordert.

Arme/Schultern	●	●			
Brust	●				
Bauch	●	●			
Rücken	●				
Po	●	●	●		
Beine	●	●			

Fällt es dir leicht, deine Schulterblätter auseinanderzuschieben und die Spannung zu halten? Super! Dann scheint dein vorderer Sägemuskel gut mitzuarbeiten. Der Muskel, der zwischen Rippe und Schulterblatt sitzt und folglich unter deiner Achsel, fixiert nämlich unser Schulterblatt mit. In Stützpositionen muss er aktiv sein, damit wir im Oberkörper nicht zusammensacken.

Übrigens wird die vordere Sägemuskulatur auch häufig als »Boxer-Muskulatur« bezeichnet. Das liegt daran, dass die Muskulatur bei Schlagbewegungen gekräftigt wird und bei Kampfsportlern häufig sehr ausgeprägt ist.

Up Stretch

Die Dehnung der gesamten Körperrückseite tut einfach nur gut! Nimm wahr, wie du deinen Rücken und deine Beinrückseite streckst.

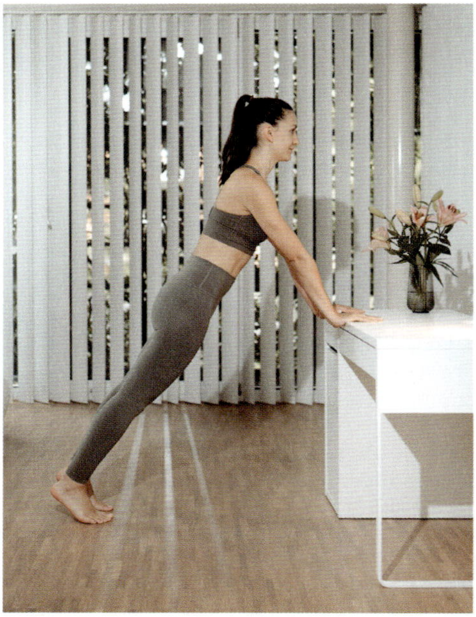

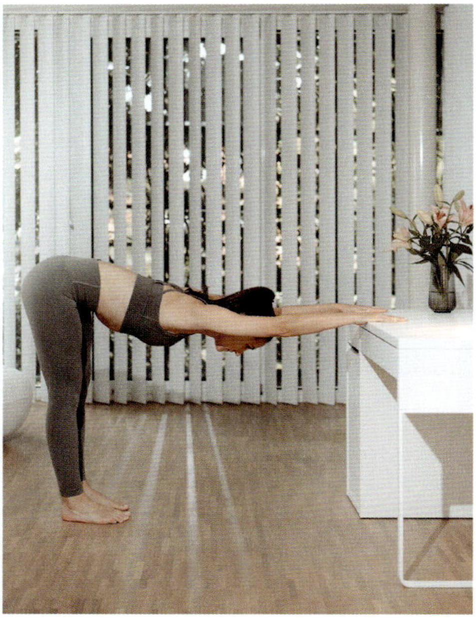

Ausgangsposition:

Du stehst leicht nach vorne geneigt, quasi in einer langen Diagonalen, die Hände gegen die Tischkante gestützt.
Die Arme sind lang, die Schulterblätter auseinandergedrückt.
Die Beine sind lang nach hinten gestreckt, die Fußballen hüftbreit aufgestellt.
Dein Steißbein zieht in Richtung Fersen.
Dein Powerhouse ist aktiviert.

So geht's:

1. Ausatmen. Setze deine Fersen auf den Boden ab. Schiebe dein Gesäß nach hinten oben und drücke deinen Brustkorb in Richtung Boden.

2. Einatmen. Komm zurück in die Ausgangsposition.

Wiederhole die Übung 8 Mal.

Dos

Nimm deinen Blick mit. Schau nach unten zum Boden, wenn dein Gesäß nach oben geht. Dein Blick ist nach vorne auf den Tisch gerichtet, wenn du in der Stützposition bist.

Drücke deine Brust in Richtung Füße und schiebe deine Sitzbeinhöcker in Richtung Decke. Spüre die Dehnung deiner kompletten Körperrückseite.

Lass die Arme lang gestreckt an der Tischplatte. So verstärkst du die Dehnung.

Don'ts

Führe die Übung nicht schnell aus. Gehe behutsam vor und genieße die kleine Stretching-Einheit.

Lass den Kopf nicht nach unten hängen. Deine Ohren sind während der Dehnung zwischen deinen Armen.

Take it easy

Wenn du dich sehr steif und ungelenkig fühlst, beuge bei der Dehnung die Beine. Schiebe die Fersen trotzdem nach unten auf den Boden.

Challenge yourself

Wenn du gleichzeitig dein Gesäß kräftigen willst, bring ein Bein lang nach hinten oben. Achte aber darauf, nicht ins Hohlkreuz zu fallen.

Arme/Schultern	●				
Brust					
Bauch	●				
Rücken	●	●			
Po					
Beine					

Ich bekomme immer wieder Nachrichten mit der Frage, wieso wir uns nach dem Pilatestraining nicht dehnen. Ich glaube, damit ist das statische Dehnen gemeint, das man häufig von früher kennt. Die kurze Antwort lautet: Weil es meines Erachtens nicht nötig ist!

Im Pilates kräftigen wir nicht nur unsere Muskulatur, sondern haben in fast jeder Übung dynamische Dehnungen mit dabei. Nehmen wir die Übung »Up Stretch« als Beispiel: Wir aktivieren unser Powerhouse und kräftigen dadurch unsere Tiefenmuskulatur. Gleichzeitig haben wir eine dynamische Dehnung der gesamten Körperrückseite, wenn wir unser Gesäß nach hinten schieben und die Brust in Richtung Boden bringen. Da wir zudem noch Atmung und Bewegung miteinander verbinden, wirst du deine Beweglichkeit während des Trainings verbessern. Sollte es dir darum gehen, nach dem Training zur Ruhe zu kommen, empfehle ich dir Meditationen oder auch Bauchatemübungen. Vor allem dein Beckenboden wird davon profitieren, da er sich bei tiefen Atemzügen entspannen kann.

Rainbow

Unsere Gesäßmuskulatur hat wirklich wenig zu tun, wenn wir den ganzen Tag sitzen. Daher ist es an der Zeit, unseren Po zu kräftigen. Gleichzeitig trainieren wir unsere Oberschenkelmuskulatur, lernen die Rumpfmuskulatur einzusetzen und den Oberkörper zu stabilisieren.

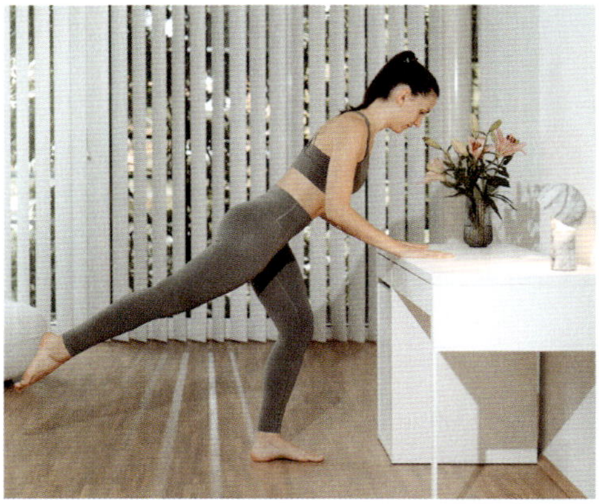

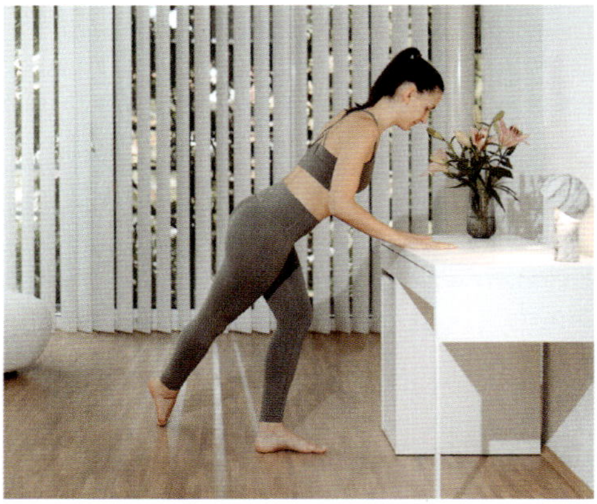

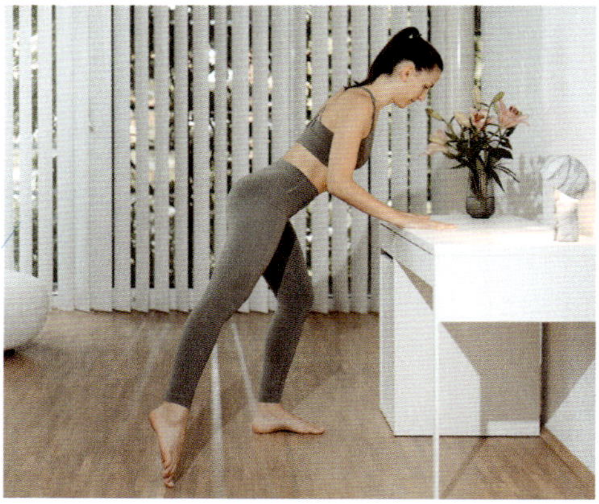

Ausgangsposition:

Du stehst dem Tisch zugewandt, etwa 50 Zentimeter davon entfernt.
Deine Arme sind gebeugt, deine Hände liegen in schulterbreitem Abstand auf der Tischkante.
Deine Schulterblätter sind auseinandergedrückt.
Das linke Bein ist gebeugt.
Das rechte Bein ist lang nach hinten weggestreckt.
Der rechte Fuß ist angehoben und im Point (siehe S. 14).
Dein Powerhouse ist aktiviert.

So geht's:

1. Einatmen. Führe das rechte Bein auf die linke Seite und tippe mit dem großen Zeh auf den Boden auf.

2. Ausatmen. Führe das rechte Bein nun in einer weiten halbkreisförmigen Bewegung zur rechten Seite und tippe auch hier mit dem großen Zeh auf den Boden auf.

3. Einatmen. Führe den Fuß dann nach links – wieder im Halbkreis.

Wiederhole die Übung 8 Mal und wechsle dann die Seite.

Dos

Führe die Übung zunächst klein aus. Es ist wichtiger, dass du dein Powerhouse aktiv halten kannst, als dass die Beinbewegung groß ist.

Lass die Hüftknochen parallel zueinander. Wenn du dein Bein nach hinten anhebst, sinkt die Hüfte auf der Seite nicht ab. Wir lernen also, unser Becken zu stabilisieren.

Stell dir vor, du möchtest mit deinem großen Zeh einen Regenbogen malen. Bringe dein Bein immer im Halbkreis von rechts nach links und von links nach rechts.

Dein Blick ist nach unten vorne auf die Tischplatte gerichtet, dein Kinn leicht reingezogen; dein Kopf bildet dadurch quasi eine Verlängerung der Wirbelsäule.

Don'ts

Bewege weder dein Standbein noch deine Arme. Die Bewegung geschieht allein aus deinem Spielbein.

Bring deine Schulterblätter nicht zusammen. Drück sie auseinander und halte deinen Oberkörper stabil. Erinnerst du dich noch, welche Muskulatur dafür verantwortlich ist? Die vordere Sägemuskulatur!

Take it easy

Stell dich näher an den Tisch heran und mach die Bewegung kleiner.

Challenge yourself

Hebe während der Übung die Ferse deines Standbeins an. So trainierst du auch deine Wadenmuskulatur und musst stärker die Balance halten.

Arme/Schultern	●				
Brust	●				
Bauch	●				
Rücken	●				
Po	●	●	●		
Beine	●	●			

Wenn wir im Pilates Übungen im Stehen ausführen, dann gerne im Drei-Punkte-Stand. Damit ist die Belastung deines Fußes gemeint. Wir wollen den Großzehenballen, den Kleinzehenballen wie auch den Fersenmittelpunkt im Boden verankern. Dadurch ergibt sich ein stabiler Stand für dich, und deine Fußmuskulatur wird aktiviert. Und wir haben noch einen weiteren Grund, barfuß zu trainieren: Du kannst durch den Kontakt von Boden und Haut viel besser (und schneller) wahrnehmen, ob du die drei Verankerungspunkte nutzt.

Leg Pull Back

Der »Leg Pull Back« ist keine leichte Pilatesübung. Aber Übungen zu wiederholen und an der Technik zu arbeiten, ist immens wichtig, um Fortschritte zu erzielen! Wir dehnen und kräftigen den Hüftbeuger und die Oberschenkelvorderseite. Gleichzeitig öffnen wir den Brustkorb und stärken die Muskulatur um den Schultergürtel.

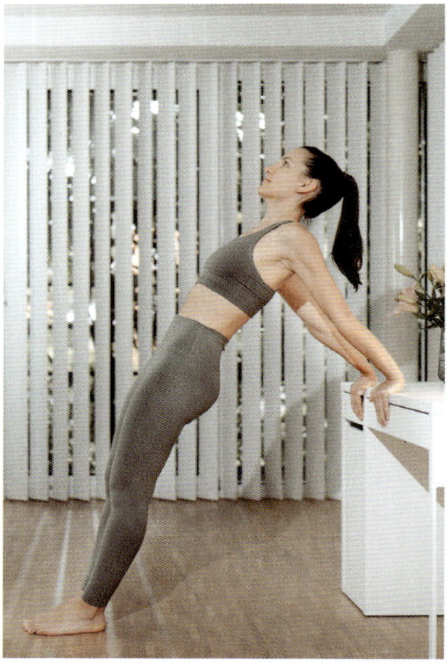

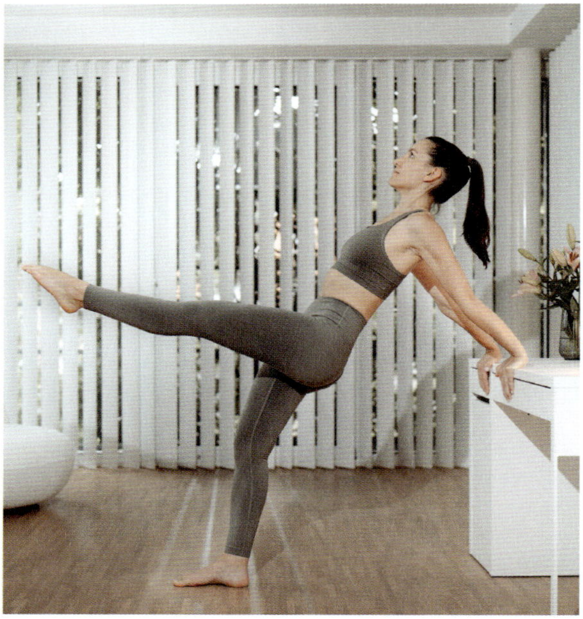

Ausgangsposition:

Du stehst mit dem Rücken zum Tisch gewandt.
Deine Arme sind lang gestreckt und deine Handflächen umgreifen die Tischkante.
Die Fingerspitzen zeigen in Richtung Gesäß.
Dein Körper ist in eine lange Diagonale gestreckt.
Dein Blick geht nach oben vorne in Richtung Decke.
Deine Füße haben einen Abstand von etwa 80 cm zum Tisch und sind lang gestreckt auf dem Boden.
Dein Powerhouse ist aktiviert.

So geht's:

1. Ausatmen. Kicke das linke Bein lang gestreckt nach oben.

2. Einatmen. Senke das Bein, tippe mit der Fußspitze auf den Boden.

3. Ausatmen. Kicke das linke Bein sofort wieder nach oben.

Wiederhole die Übung 8 Mal und wechsle dann die Seite.

Dos

Drücke dein Becken in Richtung Decke. Ziel ist es, dass dein Körper während der gesamten Übung in einer diagonalen Linie bleibt.

Die Bewegung geschieht nur aus dem Hüftgelenk. Dein Bein bleibt lang gestreckt und deine Arme sind wie zwei Stahlträger, die deinen Oberkörper stabilisieren und ruhig halten.

Bring den Kopf auf eine Linie mit der Wirbelsäule. Dein Blick geht nach oben vorne an die Decke.

Deine Hüftknochen bleiben parallel zueinander. Wenn du das Bein nach oben führst, musst du die Becken-Lenden-Region stabilisieren.

Stell dir vor, an der Decke ist ein Fußball befestigt, den du mit deinem Fußrücken in den Himmel kicken möchtest. Die Bewegung ist schnell und kontrolliert.

Don'ts

Sinke nicht mit deinem Gesäß ab, wenn dein Bein hochgeht. Dann bekommst du dein Bein zwar höher, aber du stabilisiert dein Becken nicht mehr. Wenn dir das schwerfällt, drücke denjenigen Fuß, der auf dem Boden steht, fester in den Boden.

Verändere nicht deine Fußstellung. Wenn die Füße unten sind, versuchst du, mit den großen Zehen den Boden zu berühren. Dadurch aktivierst du deine komplette Körperrückseite noch stärker.

Beginne nicht mit dem Training, ohne zuvor Spannung in deinem Oberkörper aufzubauen. Wir sinken in den Schultern nicht ein. Die Schultern sind weg von deinen Ohren, da du sie nach unten in Richtung Gesäß ziehst.

Take it easy

Winkle das Bein an, das du nach oben führst. Streck es wieder, wenn du es komplett abstellst.

Challenge yourself

Kicke das Bein lang gestreckt nach oben und mache noch einmal eine kleine pulsierende Bewegung nach oben, bevor du das Bein wieder nach unten schiebst.

Arme/Schultern	●	●			
Brust					
Bauch	●				
Rücken	●				
Po	●				
Beine	●	●	●		

Wir achten bei allen Pilatesübungen darauf, den Nacken nicht zu verkrampfen und die Schultern von den Ohren wegzuziehen. Dabei hilft uns der sogenannte Kapuzenmuskel. Er sieht wirklich aus wie eine Kapuze zwischen den Schulterblättern und kann in drei Teile gegliedert werden. Alle drei Teile bewirken eine Aufrichtung der Hals- wie auch der Brustwirbelsäule. Der untere Teil jedoch unterstützt uns besonders dabei, die Schulterblätter zu senken. Mit Übungen wie dem »Leg Pull Back« kannst du ihn super trainieren!

Pilates mit Handtüchern

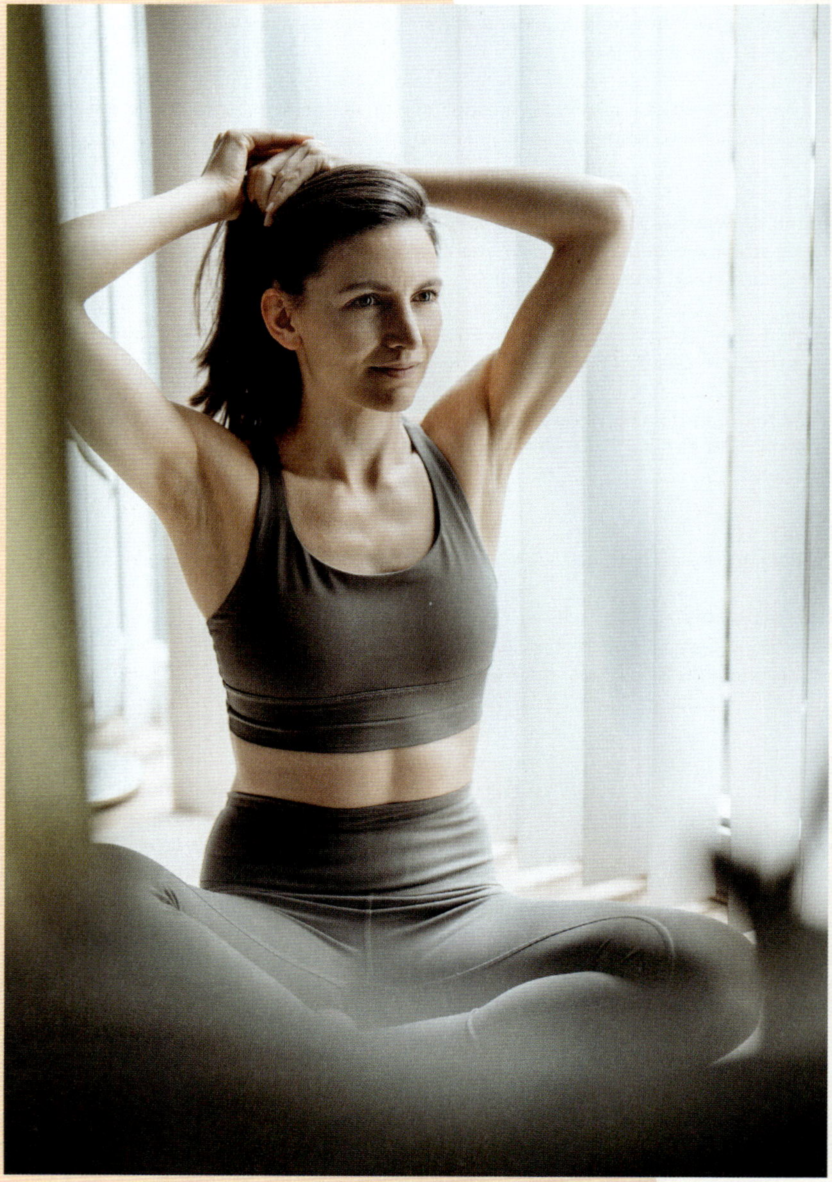

Bringe dein Training durch den Einsatz von Handtüchern auf ein anderes Level. Für die nächsten Übungen brauchst du ein großes Handtuch und zwei kleine.

Wir verwenden die Handtücher als Ersatz für ein Pilatestrainingsgerät, das wohl die wenigsten von euch zu Hause haben: den »Reformer« (auch »Allegro« genannt). Es wird aber auch vorkommen, dass dir die klassischen Pilatesübungen durch das Hinzunehmen der Handtücher erleichtert oder erschwert werden. Die Handtücher sorgen in jedem Fall dafür, dass unsere Pilateseinheiten noch variationsreicher werden.

In diesem Video lernst du weitere Übungen mit dem Handtuch kennen und lieben. 40 Minuten, in denen wir uns voll und ganz auf unseren Körper konzentrieren müssen. Ganz viel Spaß mit diesem Workout!

Auch bei diesem Workout kommt das Handtuch zum Einsatz. Wir kombinieren Pilates- mit weiteren Beweglichkeitsübungen, um Rückenschmerzen den Kampf anzusagen. Nutze dieses Video, um dich 30 Minuten ausgiebig um deinen Rücken zu kümmern.

»Wow, what a workout! Liebe es! Danke für deine Kreativität, Lena. Ein Teil meiner Wohnung glänzt jetzt.«

Katharina

Standing Lunge

Ich liebe die Übung, um im Stehen Beine und Gesäß zu kräftigen. Mit jeder Wiederholung des »Standing Lunge« kann man auf ein anderes Detail achten. Die Übung bleibt dadurch intensiv und fordernd.

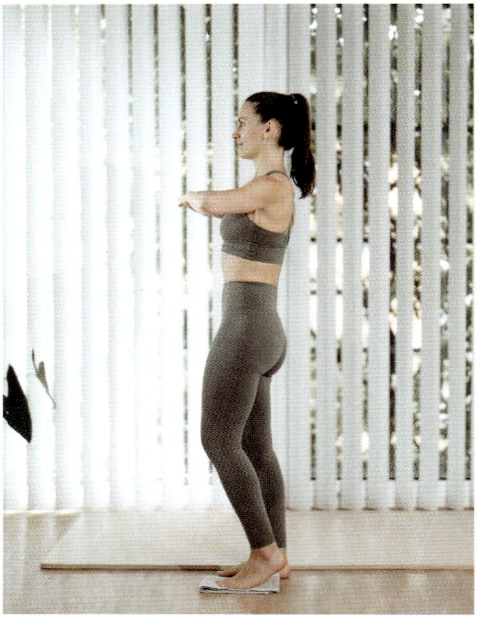

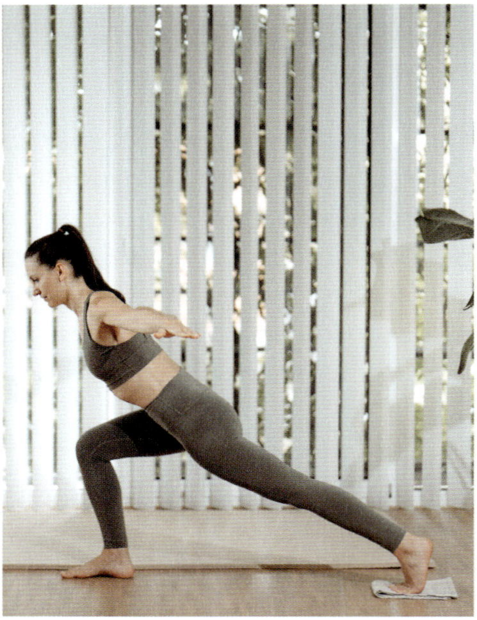

Ausgangsposition:

Aufrechter Stand (siehe S. 12).
Dein linker Fußballen ist auf einem kleinen Handtuch.
Deine linke Ferse ist angehoben.
Dein rechter Fuß ist komplett auf dem Boden aufgestellt.
Deine Hände sind auf Brusthöhe, die Fingerspitzen berühren sich, die Ellenbogen sind seitlich angehoben.
Dein Powerhouse ist aktiviert.

So geht's:

1. Einatmen. Beuge dein rechtes Bein und strecke gleichzeitig dein linkes Bein lang nach hinten weg. Lehne dich im Oberkörper nach vorne und öffne die Arme seitlich.

2. Ausatmen. Strecke das rechte Bein wieder und ziehe den linken Fuß wieder heran. Die Arme winkelst du wieder an. Komm also zurück in die Ausgangsposition.

Wiederhole die Übung 8 Mal und wechsle dann die Seite.

Dos

Drücke denjenigen Fuß, der komplett am Boden bleibt, fest in den Boden, um dich mit noch mehr Kraft aus dem Gesäß und der Beinmuskulatur aufzurichten.

Halte dein vorderes Knie stabil über dem Fußgelenk. Das Knie kippt nicht nach innen oder außen.

Komm mit deinem Spielbein in die komplette Streckung. Drück die Ferse von dir weg und schiebe dich von deiner Scheitelkrone bis zur Ferse in eine diagonale Linie.

Lass die Beine hüftbreit voneinander entfernt. Stell dir vor, du stehst auf zwei Bahnschienen und nicht wie ein Seiltänzer auf einem Seil.

Dein oberer Rücken soll gleichzeitig gekräftigt werden. Schiebe dafür die Arme auseinander und die Schulterblätter leicht zusammen. Stell dir vor, du wischst mit deinen Armen über eine Tischplatte. Alles passiert auf einer Ebene.

Beide Hüftknochen bleiben parallel zueinander. Wenn du dir unsicher bist, ob du mit der Hüfte wegkippst, leg bei der Übung zunächst die Hände an deine Hüftknochen. So kannst du kontrollieren, ob sie auf einer Linie bleiben.

Don't s

Gib nicht zu viel Druck auf den Fußballen, der sich wegschiebt. Führe ihn stattdessen sanft über den Boden und stell dir vor, du möchtest mit dem Handtuch vorsichtig etwas wegwischen.

Verharre nicht mit deinem Blick auf dem Boden. Wenn du das Bein nach hinten streckst, geht dein Blick nach unten vorne. Mit der Aufrichtung schaust du wieder nach vorne.

Take it easy

Mach die Bewegung zunächst kleiner und beuge dein vorderes Bein nicht ganz so stark.

Challenge yourself

Lass dein Standbein gebeugt und deinen Oberkörper nach vorne gelehnt. So muss die vordere Beinmuskulatur die ganze Übung lang aktiv sein.

Arme/Schultern	●				
Brust					
Bauch	●				
Rücken	●	●			
Po	●	●	●		
Beine	●	●	●	●	

Hast du den »Standing Lunge« ausgeführt und festgestellt, dass er dir mit der einen Körperseite deutlich schwerer fällt als mit der anderen? Das kann an einer muskulären Dysbalance liegen. Diese treten oft auf als Folge einseitiger und folglich ungleichmäßiger Belastungen im Alltag. Ich kann dir daher nur empfehlen, unilaterale Übungen, also solche, die du nur mit einem Bein oder Arm ausführst, in dein Training miteinfließen zu lassen. Dabei kann die stärkere Extremität die schwächere Seite nicht unterstützen und beide Seiten können sich muskulär wieder annähern.

Side Lunge

Nachdem wir schon mit »Standing Lunges« gestartet sind, fügen wir nun die »Side Lunges« hinzu. Hier haben wir nicht nur die Beanspruchung der Oberschenkelvorderseite und des Gesäßes. Bei den »Side Lunges« wird auch die Oberschenkelinnenseite gekräftigt.

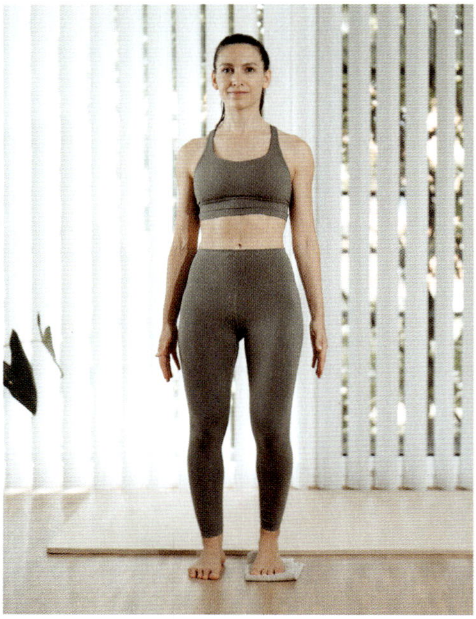

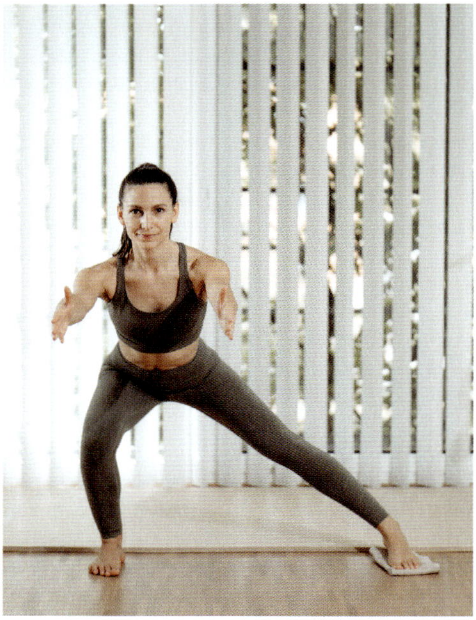

Ausgangsposition:

Aufrechter Stand (siehe S. 12).
Dein linker Fuß ist auf einem kleinen Handtuch.
Dein rechter Fuß ist auf dem Boden aufgestellt.
Deine Arme sind seitlich neben dem Körper nach unten zum Boden hin ausgestreckt.
Dein Powerhouse ist aktiviert.

So geht's:

1. Einatmen. Beuge dein rechtes Bein und strecke gleichzeitig dein linkes Bein seitwärts nach außen weg. Lehne dich im Oberkörper nach vorne und schiebe dein Gesäß nach hinten. Die Arme streckst du auf Schulterhöhe lang nach vorne.

2. Ausatmen. Strecke das rechte Bein wieder und ziehe den linken Fuß wieder heran. Komm zurück in die Ausgangsposition. Die Arme gehen wieder seitlich tief.

Wiederhole die Übung 8 Mal und wechsle dann die Seite.

Dos

Hüft-, Knie- und Fußgelenk des Standbeins bleiben auf einer Linie. Wenn du merkst, dass du instabil wirst, mach die Bewegung kleiner.

Beide Fußspitzen zeigen nach vorne. Du aktivierst die Beininnenseite weniger, wenn du den Fuß nach außen drehst.

Atme kraftvoll und gleichmäßig aus, wenn du dein Spielbein wieder heranschiebst.

Achte darauf, dass dein ganzer Fuß auf dem Boden bleibt und die Ferse sich nicht hebt. Stell dir vor, der Fuß deines Standbeins ist in Zement gegossen und du kannst ihn nicht bewegen.

Don'ts

Runde nicht deinen Rücken. Auch wenn wir den Rücken nach vorne lehnen, bleiben wir gerade im Rücken. Schieb dein Brustbein nach vorne.

Schiebe dein Knie nicht über die Fußspitze, wenn du das Bein beugst. Wir schieben unser Gesäß während der Beinbeugung nach hinten.

Take it easy

Mach die Übung ohne die Armbewegung. So kannst du dich ganz auf die Technik der Beinbewegung konzentrieren.

Challenge yourself

Lass beide Beine während der gesamten Übung gestreckt. Deine Bewegung ist kleiner, aber du spürst die Kräftigung der Oberschenkelinnenseite deutlich stärker.

Arme/Schultern	●				
Brust					
Bauch	●				
Rücken	●				
Po	●	●			
Beine	●	●	●	●	

Viele, die sowohl Yoga als auch Pilates praktizieren, kommen mit der Atmung total durcheinander. Kein Wunder, denn beim Yoga wird oft bei der Entspannung ausgeatmet und bei der Anspannung eingeatmet. Wir beim Pilates wollen aber bei der Anstrengung ausatmen und bei der Entspannung einatmen (so wie auch bei einem herkömmlichen Krafttraining). Stress dich aber nicht, wenn es nicht klappt. Ich bin schon glücklich, wenn ihr den Atem nicht anhaltet!

Spine Twist Supine

Die Übung ist besonders geeignet, wenn du dich auf die Aktivierung deines Powerhouses konzentrieren willst. Wir kräftigen sowohl die quere als auch die schräge Bauchmuskulatur und bringen Atmung und Bewegung in Einklang. Das Handtuch hilft uns dabei, keine Ausweichbewegungen mit der Hüfte zu machen.

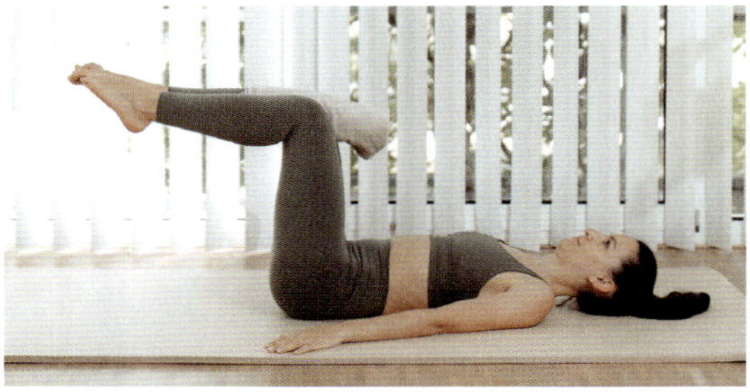

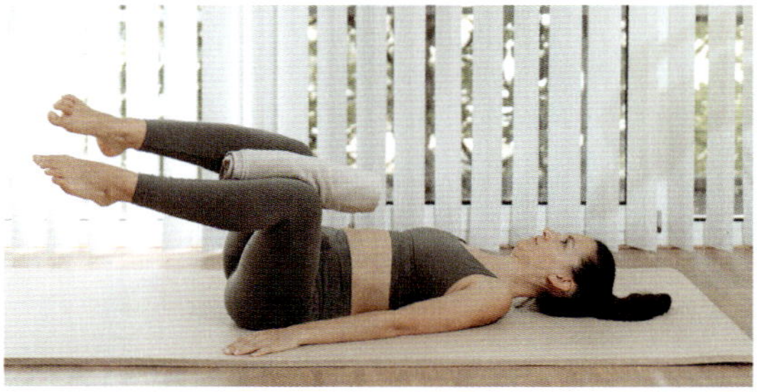

Ausgangsposition:

Du liegst in Rückenlage auf dem Boden.
Deine Beine sind angehoben und sowohl in der Hüfte wie im Knie in etwa zu 90 Grad angewinkelt, sodass deine Unterschenkel parallel zur Matte sind.
Deine Kniegelenke befinden sich über den Hüftgelenken.
Die Füße sind im Point (siehe S. 14).
Dein großes Handtuch hast du dir zusammengerollt zwischen die Knie geklemmt.
Dein unterer Rücken liegt komplett auf dem Boden auf (Imprint, siehe S. 14).
Deine Arme sind diagonal zur Seite ausgestreckt, die Handflächen zeigen nach unten.

So geht's:

1. Einatmen. Neige deine Beine, während sie im rechten Winkel bleiben, zur linken Seite.

2. Ausatmen. Rotiere die Beine wieder zur Mitte, in die Ausgangsposition zurück.

3. Einatmen. Neige die Beine nun zur rechten Seite.

4. Ausatmen. Komm wieder zurück in die Ausgangsposition.

Wiederhole die Übung 6 Mal.

Dos

Neige die Beine immer nur so weit zur Seite, wie du dein Powerhouse aktiv halten kannst. Wenn du deinen Bauch rausstreckst und/oder sich eine Schulter hebt, war die Bewegung bei der Übung zu groß.

Nimm wahr, wie deine Oberschenkelinnenseiten gleichzeitig gekräftigt werden. Dafür drückst du mit den Knien das Handtuch zusammen. Außerdem hilft das, die Kniegelenke parallel zueinander zu halten.

Kehr wieder zurück in die Ausgangsposition, indem du dein Powerhouse und die schräge Bauchmuskulatur aktivierst. Das schaffst du, indem du dir die Verbindung zwischen Rippenbogen und Hüftknochen bewusst machst und den Bauchnabel rein- und hochziehst.

Stell dir vor, deine Oberschenkel sind ein Scheibenwischer. Sie gehen von links nach rechts auf derselben Ebene.

Wenn du im oberen Rücken sehr gerundet bist und es dir schwerfällt, die Schultern auf dem Boden zu lassen, kannst du deine Handflächen auch nach oben in Richtung Decke drehen. So fällt es dir vielleicht leichter, den Kontakt zwischen deinen Schulterblättern und der Matte zu halten.

Don’ts

Überstrecke deinen Rücken nicht. Stell dir vor, deine vorderen unteren Rippenbögen bleiben miteinander verbunden.

Verkrampfe nicht im Schulterbereich. Lass die Schultern nach unten sinken und spüre den Kontakt zwischen deinen Schulterblättern und der Matte.

Take it easy

Bringe die Arme in eine T-Position. Also lang ausgestreckt auf Schulterhöhe. Das sorgt für mehr Stabilität im Schultergürtel.

Challenge yourself

Strecke die Beine lang in Richtung Decke. Die Fußgelenke sind genau über den Hüftgelenken. Die Beine bleiben während der gesamten Übung gestreckt.

Arme/Schultern					
Brust					
Bauch	●	●	●		
Rücken	●				
Po					
Beine	●				

Die Beinposition, die du beim »Spine Twist Supine« siehst, verwenden wir ziemlich oft beim Pilates. Sie wird auch häufig »Tischposition« oder »Table Top« genannt. Sie ist ideal für die Kräftigung der Rumpfstabilisation. Dafür behältst du die 90 Grad sowohl im Hüftgelenk als auch im Kniegelenk bei. Rippenbögen und Hüftknochen bleiben miteinander verbunden (im bildlichen Sinne). Spürst du schon, wie deine tiefe Bauchmuskulatur und dein Rückenstrecker aktiviert werden, nur um diese Position halten zu können? Zieh die Knie mal mehr heran in Richtung Brust. Das geht deutlich leichter, oder? Hier übernehmen die gerade Bauchmuskulatur wie auch der Hüftbeuger die Arbeit, und du aktivierst weniger die Tiefenmuskulatur, die für die Stabilisation verantwortlich ist. Achte also wieder auf die genaue Ausrichtung!

Chest Lift

Das Handtuch kann dir helfen, wenn du schnell Nackenprobleme bekommst, sobald du den Kopf anhebst. Und gleichzeitig sorgt dieses Hilfsmittel dafür, dass wir uns noch mehr auf unsere gerade Bauchmuskulatur konzentrieren können. Die wird jetzt gekräftigt!

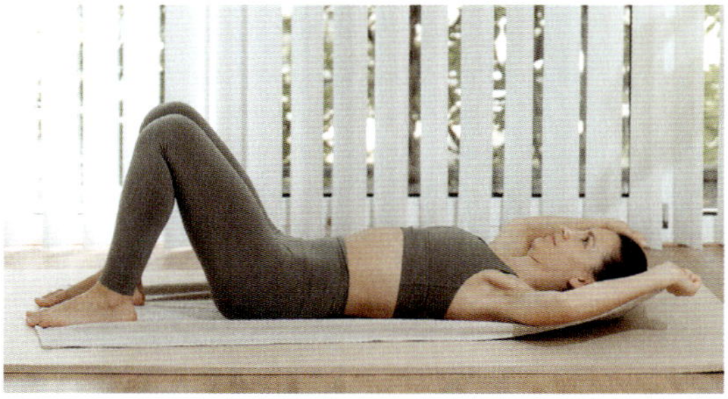

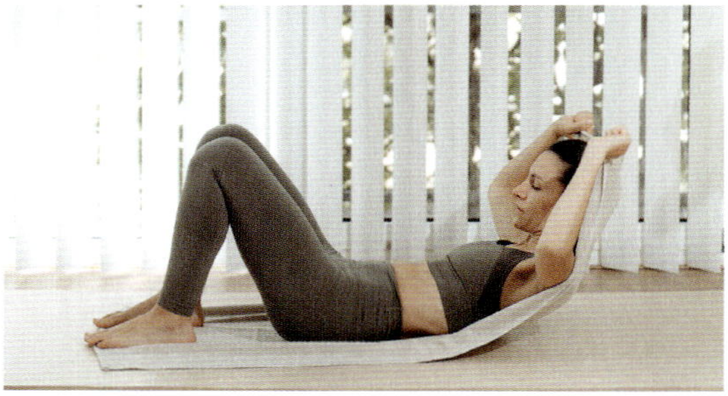

Ausgangsposition:

Dein großes Handtuch liegt auf deiner Matte.
Du liegst in Rückenlage auf deinem großen Handtuch.
Deine Füße sind angewinkelt und etwa hüftbreit aufgestellt.
Deine Wirbelsäule ist in einer neutralen Position.
Die Ecken deines Handtuchs fasst du mit deinen Händen.
Deine Ellenbogen sind nach außen gerichtet.
Dein Powerhouse ist aktiviert.

So geht's:

1. Ausatmen. Hebe den Kopf und deine Schulterblätter vom Boden an, indem du dein Handtuch nach vorne ziehst.

2. Einatmen. Halte deinen Kopf und die Schultern in dieser Position.

3. Ausatmen. Komme langsam wieder zurück in die Ausgangsposition.

4. Einatmen. Halte die Ausgangsposition.

Wiederhole die Übung 10 Mal.

Dos

Lass deinen Nacken lang und im Handtuch. Kinn und Brustbein sind so weit voneinander entfernt, dass deine Faust dazwischen passen würde.

Deine Arme dürfen mitarbeiten, indem sie das Handtuch festhalten. Deine Armkraft und das Handtuch unterstützen deine Nackenmuskulatur. Erlaube deinem Kopf, im Handtuch zu ruhen.

Richte deinen Blick auf deine Oberschenkel, wenn du dich nach oben ziehst. Du möchtest dich nach vorne ziehen, nicht nach oben.

Schiebe deine unteren hinteren Rippen auf die Matte, während sich dein Brustbein gleichzeitig nach unten senkt.

Flache die Wirbelsäule ab. Wenn du ausatmest und die Schulterblätter vom Boden löst, drücke den unteren Rücken auf den Boden.

Don’ts

Dein Becken arbeitet nicht mit. Versuche, dein Becken aufgerichtet zu lassen und dein Schambein nicht in Richtung Nase zu ziehen (außer bei der »Take it easy«-Variante). Ja, wir können die Lendenwirbelsäule abflachen, ohne das Becken zu bewegen.

Lasse deine Knie nicht nach innen oder außen kippen. Deine Knie bleiben auf einer Linie mit den Fuß- und Hüftgelenken.

Take it easy

Rolle gleichzeitig dein Schambein in Richtung Nase. Das ist vor allem für diejenigen günstig, die ein ausgeprägtes Gesäß haben und somit in einem stärkeren Hohlkreuz sind.

Challenge yourself

Hebe die Beine während der Übung in einem 90-Grad-Winkel an. Achte jetzt darauf, dass der untere Rücken während der kompletten Übung auf dem Boden aufliegt.

Arme/Schultern	●				
Brust					
Bauch	●	●	●		
Rücken					
Po					
Beine					

Hast du schnell Probleme mit dem Nacken, wenn du Aufrollbewegungen (wie zum Beispiel den »Chest Lift«) machst? Das kann verschiedene Ursachen haben. Wie zuvor beschrieben, rollst du deinen Kopf vielleicht nicht genug ein. Achte darauf, dass du dein Kinn über dein Brustbein bringst. Es kann aber auch sein, dass du anstatt in den Brustkorb (oder in den Bauch) zu atmen, viel flacher atmest und dabei die Schultern hochziehst (sehr oft zu sehen bei Menschen in Stresssituationen). Das führt dazu, dass wir eine sehr verkrampfte Hals- und Nackenmuskulatur haben. Dadurch wird eine Bewegung unangenehm, die diese Muskulatur jetzt noch miteinbezieht. Vielleicht hast du aber auch eine sehr schwache Nackenmuskulatur. Dann geht es darum, sie gezielt zu trainieren.

Single Leg Stretch

Auch beim »Single Leg Stretch« dient das Handtuch dazu, deinen Nacken zu unterstützen.

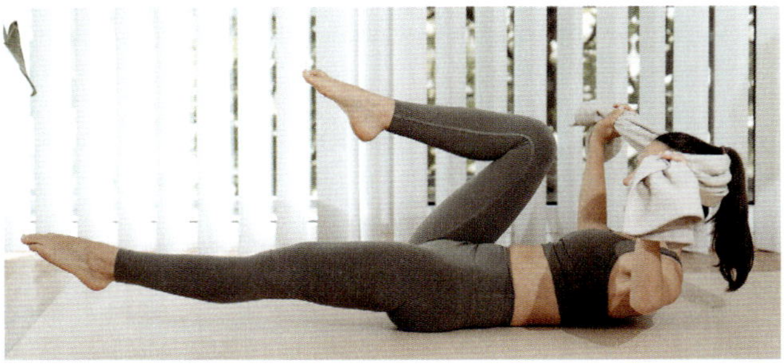

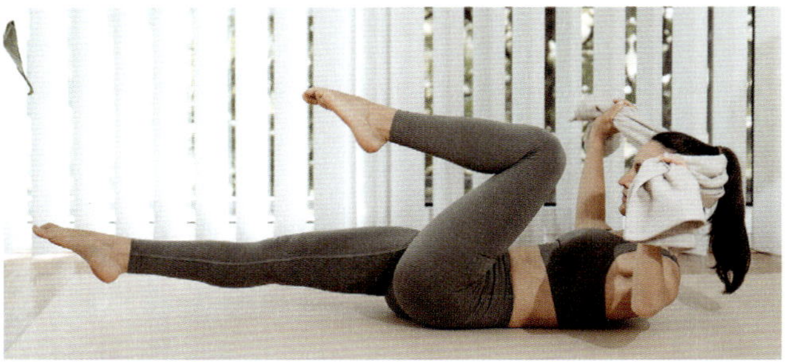

Ausgangsposition:

Du liegst in Rückenlage auf deiner Matte.
Dein Kopf liegt in deinem Handtuch, das du mit den Händen in Richtung Brust gezogen hältst, sodass dein Blick geradeaus zu den Füßen geht.
Dein rechtes Knie ist angewinkelt und in Richtung Brust gezogen.
Dein linkes Bein ist lang nach vorne ausgestreckt.
Beide Füße sind dabei im Point (siehe S. 14).
Dein Kopf und deine Schulterblätter sind angehoben.
Deine Lendenwirbelsäule ist abgeflacht.
Dein Powerhouse ist aktiviert.

So geht's:

1. Einatmen. Schiebe die Beine aneinander vorbei. Strecke das rechte Bein aus, ziehe das linke Bein heran in Richtung Brust.

2. Ausatmen. Schließe den Beinwechsel ab, indem du das rechte Bein durchstreckst und das linke Knie noch mehr in Richtung Brust ziehst.

3. Einatmen. Schiebe die Beine wieder aneinander vorbei. Das linke Bein wird lang gestreckt. Das rechte Bein ziehst du in Richtung Brust.

Wiederhole die Übung insgesamt 12 Mal.

Dos

Drücke deinen unteren Rücken während der kompletten Übung sanft auf den Boden. Deine Lendenwirbelsäule ist abgeflacht.

Stell dir vor, dass du die Knie kraftvoll gegen einen Widerstand in Richtung Brust ziehen musst. Dadurch stabilisierst du deinen Oberkörper noch besser.

Halte deinen Oberkörper stabil. Wir schieben nur die Beine aneinander vorbei, ansonsten sollte sich nichts bewegen.

Dein Blick bleibt während der ganzen Übung auf deine Beine gerichtet. Dein Nacken soll sich dabei so gut es geht entspannen. Solltest du trotzdem Anstrengungen oder Verspannungen im Nacken bemerken, versuche, den Kopf noch ein wenig mehr nach vorne in Richtung Brust aufzurollen.

Stell dir vor, dass du einen Lichtschalter ausmachen willst, aber dazu nur deine Beine beziehungsweise deine Zehenspitzen verwenden darfst. Du musst dein Bein lang nach vorne ausstrecken, um mit dem großen Zeh den Schalter zu berühren.

Don'ts

Fall nicht ins Hohlkreuz. Wenn du merkst, dass sich dein unterer Rücken vom Boden abhebt, gehe mit den Beinen nicht ganz so weit nach unten in Richtung Matte.

Bringe deine Schultern nicht zu den Ohren hoch. Dein Brustkorb bleibt weit geöffnet und deine Schultern sind entspannt.

Take it easy

Lass deinen Kopf auf dem Boden und konzentriere dich nur auf die Beinbewegung. Solltest du deinen Rücken bei der Übung spüren, bringe die Beine höher.

Challenge yourself

Hebe deinen oberen Rücken noch etwas höher. So erzielst du eine stärkere Kontraktion der Bauchmuskulatur.

Arme/Schultern	●	●			
Brust					
Bauch	●	●	●	●	
Rücken					
Po					
Beine	●	●			

Hast du dein Training schon einmal nach draußen verlegt? Es tut so gut, an der frischen Luft zu üben. Nicht nur, um den Kopf freizubekommen und klarer denken zu können. Auch das Grün um uns herum kann uns beruhigen. Schnapp dir einfach ein (oder zwei) Handtücher, das Pilatesbuch und such dir einen schönen Park für dein Training, wenn du keinen Garten hast. Ich verspreche dir, dass du mit guter Laune deine Haustüre wieder aufschließen wirst.

Roll Up

Du hast Probleme, dich beim »Roll Up« aufzurichten? Probiere es mal mit dem Handtuch unter der Lendenwirbelsäule. Das hilft! Beim »Roll Up« mobilisieren wir unsere Wirbelsäule, strecken die Beinrückseiten und kräftigen die Bauchmuskulatur.

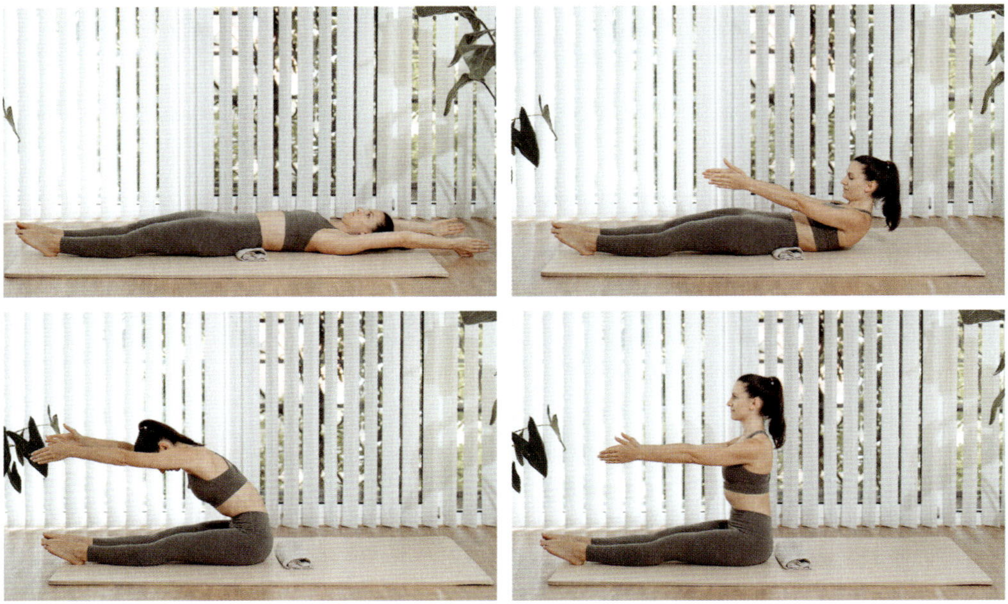

Ausgangsposition:

Du liegst in Rückenlage.
Dein großes Handtuch ist zusammengerollt quer unter deiner Lendenwirbelsäule platziert.
Deine Beine liegen hüftbreit auseinander und lang gestreckt auf der Matte.
Deine Füße sind im Point (siehe S. 14).
Deine Arme sind lang nach hinten über den Kopf gestreckt und liegen schulterbreit geöffnet auf der Matte.
Die Handflächen zeigen zueinander.
Dein Nacken ist lang und dein Blick geht in Richtung Decke.
Deine Wirbelsäule ist neutral.
Dein Powerhouse ist aktiviert.

So geht's:

1. Einatmen. Hebe die Arme in Richtung Decke und dann weiter nach vorne in Richtung Füße, während du dein Kinn zur Brust bringst und die Brustwirbelsäule aufrollst.

2. Ausatmen. Drücke deinen Rücken in das Handtuch und rolle dich Wirbel für Wirbel weiter auf. So weit nach vorne, bis du deinen Oberkörper über deine Beine beugst.

3. Einatmen. Richte deinen Oberkörper auf und komme in eine gerade Sitzposition. Strecke die Arme auf Schulterhöhe lang nach vorne aus.

4. Ausatmen. Rolle dich Wirbel für Wirbel wieder nach unten ab und strecke die Arme hinter den Kopf, wenn du deinen Oberkörper komplett abgelegt hast.

Wiederhole die Übung 8 Mal.

Dos

Stell dir vor, du formst vom Steißbein bis zum Scheitel ein großes C, wenn du deinen Oberkörper nach vorne lehnst.

Bringe deinen Kopf in der Vorwärtsbeuge zwischen deine Arme. Auch der Kopf gehört zum großen C dazu.

Achte beim Aufrichten darauf, dass du dich im Schulter-Nacken-Bereich nicht rundest.

Wenn du mit der Einatmung aufrecht sitzt, stell dir vor, du sitzt mit dem Oberkörper gegen eine Wand gelehnt (aufrecht mit natürlicher Wirbelsäulenkrümmung).

Don'ts:

Arbeite ohne Schwung (es sei denn, du trainierst die »Take it easy«-Variante). Wenn du dich nicht aufrollen kannst, winkle die Beine an und greife unter deine Oberschenkel, um hochzukommen.

Reiße in keine Dehnung rein. Wenn du dich nach vorne ziehst und deinen Oberkörper rundest, sollst du die Streckung der Beinrückseite spüren. Führe die Übung aber langsam aus.

Take it easy

Komm mit Schwung nach oben, aber gehe langsam und kontrolliert wieder in die Abrollbewegung. Auch wenn du mit Schwung arbeitest, bleibt dein Powerhouse aktiviert.

Challenge yourself

Nimm das Handtuch in die Hände, anstatt es unter die Lendenwirbelsäule zu legen. Nutze es als Gewicht für die Arme und bringe das Handtuch mit lang gestreckten Armen nach vorne in Richtung Füße.

Arme/Schultern	●				
Brust					
Bauch	●	●	●		
Rücken	●				
Po					
Beine	●				

Übungen wie der »Roll Up« sind für viele von euch sehr anstrengend. Das Problem: Entweder wird die Bauchmuskulatur nicht richtig angesteuert, oder sie ist noch nicht kräftig genug, um aus der Rückenlage aufzurollen. Ich kann dir empfehlen, zu Beginn mit Schwung nach oben zu arbeiten und dann erst einmal zu lernen, langsam und kontrolliert wieder abzurollen. Wenn du es schaffst, dich langsam Wirbel für Wirbel wieder auf die Matte abzurollen, wird auch bald die Aufrollbewegung ohne Schwung funktionieren.

Rowing

Lass uns unsere Arme und Schultern kräftigen, während wir an der Wirbelsäulenflexion und -extension arbeiten. Durch den aufrechten Sitz arbeitet unsere tiefliegende Rückenmuskulatur, die für die Stabilisation des Oberkörpers zuständig ist.

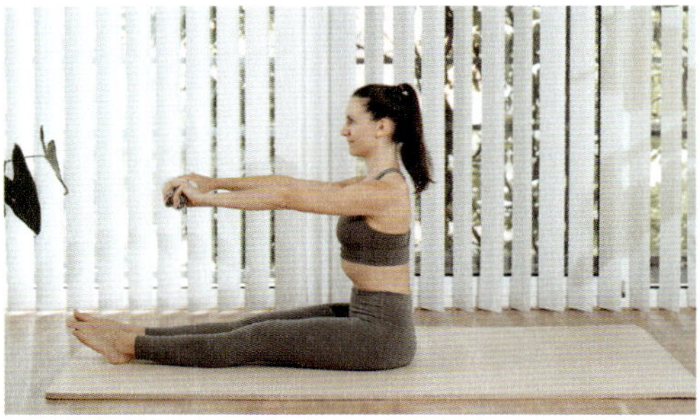

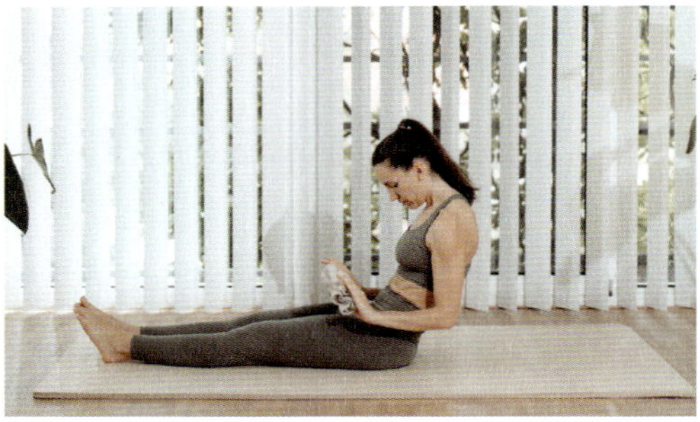

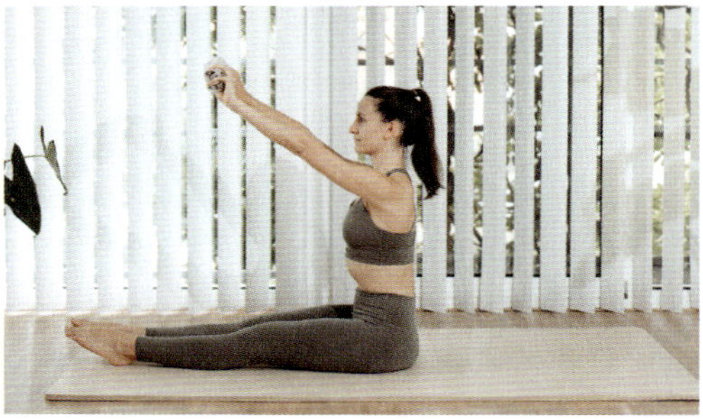

Ausgangsposition:

Du sitzt aufrecht.
Deine Beine sind lang gestreckt und eng aneinander.
Die Füße sind im Point (siehe S. 14).
Deine Arme sind auf Schulterhöhe nach vorne ausgestreckt, die Hände schulterbreit voneinander entfernt, sie halten das große aufgerollte Handtuch.
Die Handflächen zeigen nach unten.
Dein Powerhouse ist aktiviert.

So geht's:

1. Ausatmen. Lehne dich nach hinten weg und runde dich dabei im Oberkörper. Gleichzeitig ziehst du deine Ellenbogen in Richtung Taille.

2. Einatmen. Richte dich wieder auf und strecke deinen Rücken durch. Strecke die Arme lang nach oben in eine Diagonale und komm dann wieder zurück in die Ausgangsposition.

Wiederhole die Übung 10 Mal.

Dos

Lass die Beine lang gestreckt und die Füße im *Point*. Dein Körper bewegt sich erst ab der Hüfte aufwärts, der Rest bleibt ruhig.

Führe die Armbewegung groß aus. Stell dir vor, du stehst auf einer Bühne und jeder soll dich gut sehen, bis in die letzte Reihe.

Schiebe dein Brustbein in Richtung Himmel, wenn du dich aufrichtest. Dein Kopf ruht auf deiner Halswirbelsäule.

Dein Blick bleibt nach vorne gerichtet, wenn die Arme nach vorne gestreckt werden. Durch diese Blickrichtung fällt es dir leichter, deine Wirbelsäule aufzurichten.

Zieh das Handtuch in Richtung Bauchnabel, wenn du deinen Oberkörper rundest. Die Ellenbogen ziehen dabei an deinem Körper vorbei.

Don'ts

Verliere nicht die Körperspannung bei der Übung. Stell dir vor, du möchtest große, stabile Ruderbewegungen ausführen.

Take it easy

Winkle die Beine an und stelle nur die Fersen auf. So wirst es dir leichter fallen, dein Becken zu kippen und dich im Oberkörper zu runden.

Challenge yourself

Ziehe mit deinen Händen an dem Handtuch. Stell dir vor, du kannst das Handtuch auseinanderreißen. So kräftigst du gleichzeitig deine Brustmuskulatur.

Arme/Schultern	●	●	●		
Brust	●				
Bauch	●	●			
Rücken	●	●			
Po					
Beine	●				

Ich bin keine Freundin davon, in einen Schmerz reinzuarbeiten. Du spürst beim »Rowing« Schmerzen, Spannungen oder andere unangenehme Empfindungen in deinem unteren Rücken? Dann winkle die Beine bitte an. Du merkst ihn noch immer? Dann lass die Übung erst ein mal weg! Meines Erachtens ist es falscher Ehrgeiz, wenn wir Schmerz einfach ignorieren. Es bringt uns nicht weiter, und große Lust auf die nächste Trainingseinheit wirst du auch nicht haben, wenn dich jedes Mal Rückenschmerzen plagen. Lass solche Übungen, die dir nicht guttun, zunächst aus. Kräftige und mobilisiere deinen Rücken, aktiviere dein Powerhouse mit anderen Übungen, die du schmerzfrei durchführen kannst. Und ich bin mir sicher, irgendwann klappt die Übung, die dir zuvor Schmerzen bereitet hat, auch schmerzfrei.

Back Support

Das Handtuch erschwert die Pilatesübung »Back Support«, und gleichzeitig ist der Bewegungsablauf deutlich fließender. Die Körperrückseite wird gekräftigt, die -vorderseite in die Länge gestreckt, und die Rumpfstabilisation wird geschult.

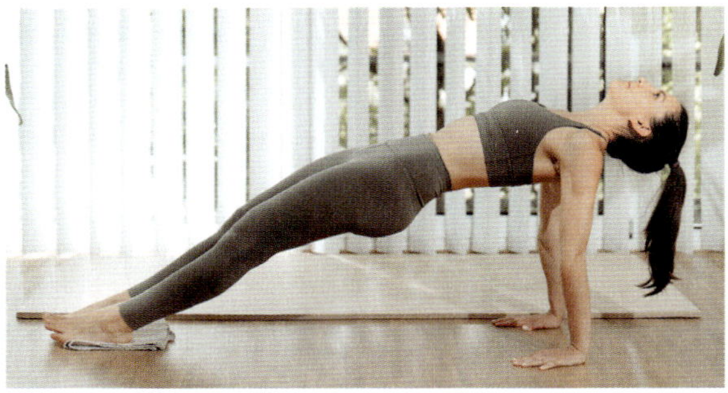

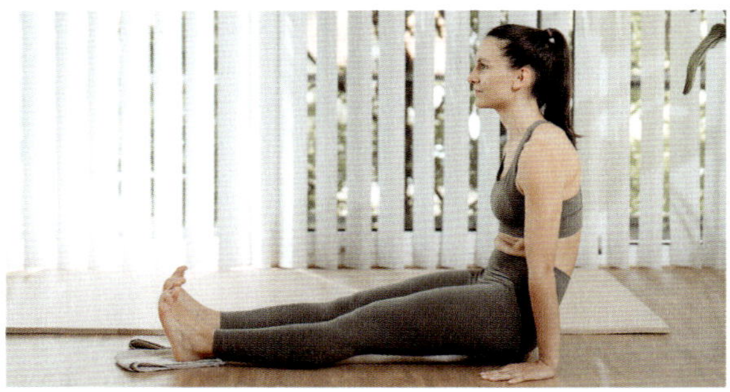

Ausgangsposition:

Du sitzt aufrecht.
Deine Beine sind lang und gerade nach vorne gestreckt und eng aneinander.
Deine Füße sind im Flex (siehe S. 14).
Die Fersen stehen auf den kleinen Handtüchern.
Deine Hände sind neben deinem Gesäß aufgestellt.
Die Fingerspitzen zeigen in Richtung Füße.
Dein Powerhouse ist aktiviert.

So geht's:

1. Ausatmen. Schiebe deine Füße lang über den Boden nach vorne, während du dein Gesäß anhebst. Komme so weit hoch, bis dein Körper eine diagonale Linie formt. Deinen Kopf legst du in den Nacken, dein Blick geht nach oben in Richtung Decke.

2. Einatmen. Senke dein Gesäß wieder in Richtung Boden ab und schiebe es zurück zwischen deine Hände, ohne es auf dem Boden abzusetzen. Runde dich leicht im Oberkörper.

Wiederhole die Übung 8 Mal, bevor du dein Gesäß wieder auf den Boden absetzt.

Dos

Nimm deinen Blick mit nach oben. Lege dafür deinen Kopf in den Nacken und bilde eine diagonale Linie von der Fußspitze bis zur Scheitelkrone.

Wenn du Probleme mit deinen Handgelenken hast, kannst du die Fingerspitzen auch nach außen wegdrehen.

Die Beine bleiben während der gesamten Übung komplett durchgestreckt und eng aneinander.

Die Füße sind im *Point* (siehe S. 14), wenn du die Beine nach vorne streckst. Versuche, mit deinem großen Zeh den Boden zu berühren, wenn du deine Hüfte nach oben drückst.

Stell dir vor, du hast eine Schlinge um deine Hüfte, die dich nach oben zieht. Konzentriere dich auf die Becken-Lenden-Region, die wir nach oben drücken wollen.

Stell dir vor, dass deine Arme Stützpfosten sind, die sich nicht bewegen. Sie geben deinem Körper mehr Stabilität.

Bewege deinen Körper als eine Einheit. Während du die Beine wegschiebst, legst du den Kopf in den Nacken und bringst das Becken hoch. Alles zur selben Zeit.

Don'ts

Drücke deinen Bauch nicht raus, wenn du die Hüfte nach oben schiebst. Dein Powerhouse bleibt aktiv und die Bauchdecke flach.

Wir wollen bei dieser Übung keine Wirbelsäulenartikulation, also nicht jeden Wirbel einzeln bewegen. Die Bewegung geschieht nur aus der Hüfte. Bring sie hoch und tief und lasse den Rücken dabei gestreckt.

Take it easy

Schau nach vorne bei der Übung und lass deinen Kopf eingerollt, sodass dein Kinn über dem Brustkorb bleibt. Besonders gut für dich geeignet, wenn du Verspannungen im Nackenbereich verspürst. Wenn es zu anstrengend ist, dich aufzustützen, winkle die Beine an und schiebe dein Becken hoch und tief.

Challenge yourself

Schiebe dein Gesäß weiter nach hinten und runde deinen Oberkörper noch mehr, wenn du tief kommst. Deine Bauchmuskulatur wird brennen!

Arme/Schultern	●	●	●		
Brust					
Bauch	●				
Rücken	●	●			
Po	●	●	●		
Beine	●				

Ich wünsche mir sehr, dass du ein Verständnis dafür bekommst, warum wir welche Übungen ausführen. Wenn du verstehst, welches das Ziel einer Übung ist und welche Muskulatur wir ansteuern wollen, wird die Übung erst wirklich effektiv. Da wir uns beim Pilates nicht nur auf eine Muskelgruppe konzentrieren, dauert es seine Zeit, bis wir auf alle Details und alle einzelnen Muskeln achten können. Und das ist vollkommen okay!

Hamstring Curl

Es gibt so viele tolle Varianten beim »Hamstring Curl«, dass er wirklich für alle geeignet ist. Die Beinrückseite wird gekräftigt, und wir üben, das Becken stabil zu halten.

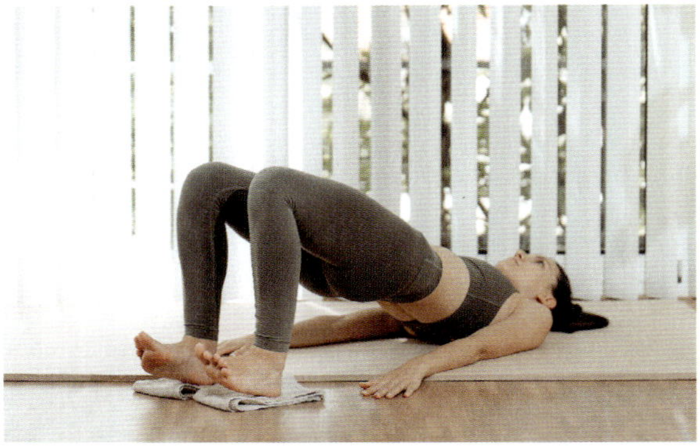

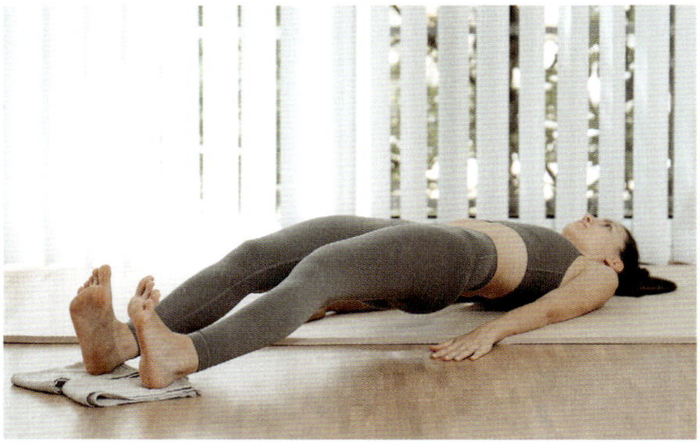

Ausgangsposition:

Du liegst in Rückenlage.
Deine Arme liegen lang gestreckt neben deinem Körper.
Die Handflächen sind auf dem Boden abgelegt.
Die Beine sind angewinkelt und deine Fersen auf den kleinen Handtüchern platziert.
Dein Gesäß ist angehoben und dein Schambein in Richtung Nase gezogen.
Dein Powerhouse ist aktiviert.

So geht's:

1. Einatmen. Strecke die Beine lang nach vorne aus. Schiebe die Fersen auf den Handtüchern dafür über den Boden nach vorne.

2. Ausatmen. Ziehe die Beine wieder heran. Du bist zurück in der Ausgangsposition.

Wiederhole die Übung 10 Mal.

Dos

In der Ausgangsposition bildest du eine diagonale Linie von deiner Schulter bis zu deinem Knie. Du bringst also dein Gesäß nach oben, ohne ins Hohlkreuz zu kommen.

Stell dir vor, du hast vom Steißbein bis zum Bauchnabel einen Reißverschluss und schließt ihn, um dein Becken nach hinten zu kippen und dein Powerhouse zu aktivieren.

Beide Hüftknochen zeigen in Richtung Decke. So gewährleisten wir, dass wir unsere Becken-Lenden-Region stabilisieren.

Dein Gesäß geht tief, weil du die Beine streckst und nicht, weil du die Muskelspannung verlierst.

Sollte deine Beinrückseite verkrampfen, drücke deine Hände fest gegen den Boden. Dadurch aktivierst du auch deinen großen Rückenmuskel, der unterstützend arbeitet.

Komm mit den Füßen nur so weit nach vorne, wie du die Beine auch wieder heranziehen kannst. Der schwierige Part ist das Wieder-Heranziehen.

Don’ts

Mach nicht einfach weiter, wenn dein Rücken schmerzt! Die Übung sollst du im Gesäß und in der Beinrückseite spüren. Wenn du Schmerzen im Rücken bemerkst, komm mit dem Gesäß nicht ganz so hoch und ziehe dein Schambein wieder mehr in Richtung Nase.

Ziehe deine Schultern nicht zu den Ohren. Lass deine Halswirbelsäule gestreckt und schiebe deine Fingerspitzen in Richtung Fersen.

Die Knie kippen nicht nach außen oder innen. Lass auf beiden Körperseiten Hüftknochen, Knie und Fußgelenk auf einer Linie.

Take it easy

Strecke immer nur ein Bein weg. Das andere Bein bleibt angewinkelt nah am Gesäß. Bei der Variante musst du noch mehr darauf achten, mit der Hüfte nicht zur Seite zu kippen. Beide Hüftknochen zeigen in Richtung Decke. Wiederhole die Übung 5 Mal und wechsle dann die Seite.

Challenge yourself

Hebe ein Bein in einem 90-Grad-Winkel nach oben an. Somit ist nur noch eine Ferse am Boden, die du jetzt über den Boden nach vorne schiebst. Das Bein oben bewegt sich nicht. Wiederhole die Übung 5 Mal und wechsle dann die Seite.

Arme/Schultern					
Brust					
Bauch	●				
Rücken	●	●			
Po	●	●	●		
Beine	●	●	●	●	

Die *ischiocrurale* Muskulatur, auch bekannt als »Hamstrings«, *Ischios* oder »Beinbeuger«, ist eine sehr unterschätzte Muskulatur und wird deshalb beim Training leider oft außen vor gelassen. Diese Muskulatur befindet sich an der Oberschenkelrückseite, sie ist der Gegenspieler der Oberschenkelvorderseite und immens wichtig für unsere Kniestabilität. Nicht nur das: Gut gekräftigte Hamstrings können den unteren Rücken entlasten, unser Hohlkreuz verringern und uns vor Rückenschmerzen bewahren!

Cobra

Bei der Übung »Cobra« sieht man, welche tollen Varianten es gibt, wenn wir Equipment einsetzen. Die Übung wird sehr gerne an Pilatesgeräten ausgeführt. Da wir ohne diese arbeiten, benutzen wir Handtücher. Diese Übung eignet sich ganz wunderbar, um die Rückenmuskulatur zu kräftigen und die Wirbelsäule zu mobilisieren.

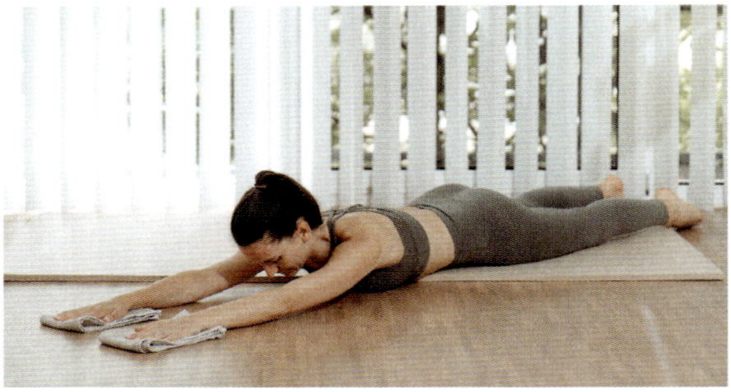

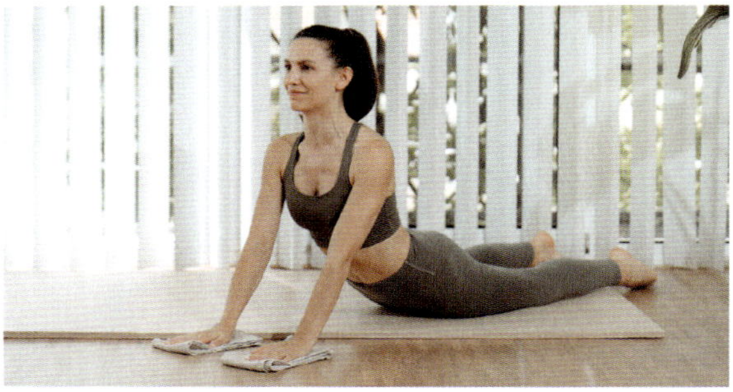

Ausgangsposition:

Du bist in Bauchlage.
Deine Beine sind lang gestreckt und hüftbreit auseinander.
Die Füße sind im Point (siehe S. 14).
Deine Arme sind lang nach vorne gestreckt und die Hände auf den kleinen Handtüchern platziert.
Dein Blick geht in Richtung Boden, dein Kinn ist dazu leicht angezogen.
Dein Powerhouse ist aktiviert.

So geht's:

1. Einatmen. Ziehe die Hände mit den Handtüchern in Richtung Hüfte und hebe gleichzeitig deinen Oberkörper an. Dein Blick bleibt geradeaus gerichtet, er geht dabei also vom Boden hoch und nach vorne.

2. Ausatmen. Schiebe die Arme langsam wieder lang nach vorne, sodass du in die Ausgangsposition zurückgelangst.

Wiederhole die Übung 8 Mal.

Dos

Lass die Arme während der gesamten Übung gestreckt und die Schultern weg von den Ohren.

Konzentriere dich darauf, dass dein Oberkörper sich anhebt, weil du die tiefe Rückenmuskulatur nutzt. Stell dir vor, deine Brustwirbelsäule zieht dich nach oben in Richtung Decke. Lass sie dabei lang gestreckt.

Drücke deine Hände in die Handtücher und ziehe die Handtücher heran. Setze auch deine Armkraft bei der Übung ein.

Nimm wahr, dass du durch die Einatmung deinen Brustkorb weitest und deine Rückenmuskulatur noch weiter aktivierst.

Don'ts

Verliere nicht die Spannung deines Powerhouses. Spürst du, wie du deinen Bauch gegen den Boden drückst? Dann vorher noch mal die Körpermitte aktivieren und die Bewegungsausführung kleiner halten.

Verkrampfe nicht im Nackenbereich, vor allem wenn dein Oberkörper aufgerichtet ist! Achte noch mal darauf, dass deine Schulterblätter sanft nach unten gleiten, während du dich aufrichtest.

Zieh dich nicht einfach ins Hohlkreuz, um nach oben zu kommen. Das belastet deinen unteren Rücken zu stark. Dein unterer Rücken und dein Hüftbeuger strecken sich, während du deine Brustwirbelsäule anhebst.

Take it easy

Komm nur so weit hoch, dass die unteren Rippenbögen gerade noch Kontakt zur Matte haben.

Challenge yourself

Hebe die Beine mit an, während du deinen Oberkörper aufrichtest. So werden auch deine Beinrückseite und dein Gesäß gekräftigt.

Arme/Schultern	●				
Brust					
Bauch	●				
Rücken	●	●	●		
Po	●				
Beine	●				

Cobra? Die Übung stammt doch aus dem Yoga! Stimmt! Beim Pilates bedienen wir uns einiger Yoga-Posen, setzen allerdings einen anderen Fokus. Zum einen fehlt uns beim Pilates die spirituelle Note, und zum anderen geht es deutlich mehr um die Kräftigung der Tiefenmuskulatur. Daher bezeichne ich Pilates auch gerne als »langsames Kräftigungsworkout«.

Thread the Needle

Eine Wohltat für deinen Rücken! Bei der Übung »Thread the Needle« wollen wir die Rotation der Brustwirbelsäule wahrnehmen und die Dehnung im Rücken wie auch im Schulterbereich spüren.

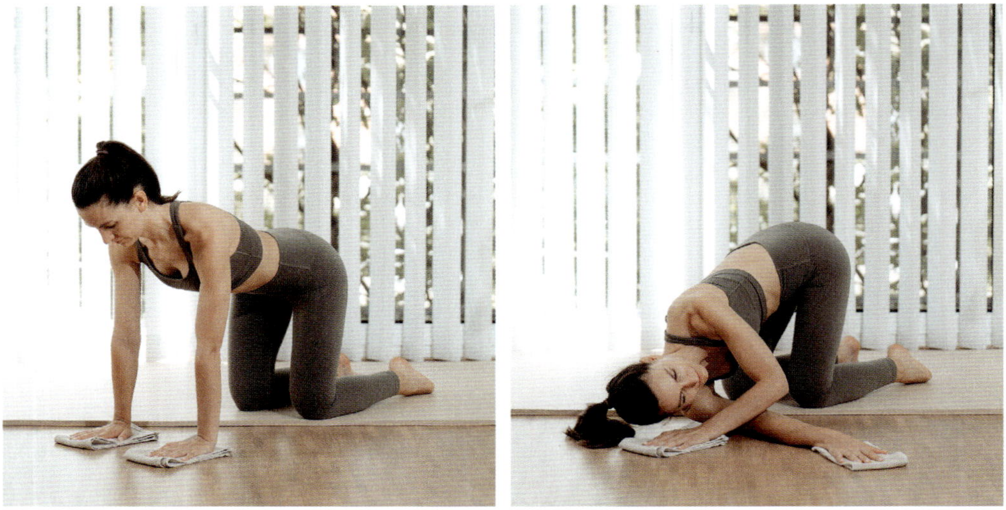

Ausgangsposition:

Du bist im Vierfüßlerstand.
Deine Kniegelenke sind unter deinen Hüftgelenken aufgestellt.
Deine Hände sind unter deinen Schultern ausgerichtet.
Deine Hände liegen jeweils auf einem kleinen Handtuch.
Deine Wirbelsäule ist neutral.
Dein Blick ist nach unten auf deine Hände gerichtet.
Dein Powerhouse ist aktiviert.

So geht's:

1. Einatmen. Schiebe deinen rechten Arm lang gestreckt unter dem linken Arm durch. Der linke Arm wird gebeugt.

2. Ausatmen. Schiebe den rechten Arm wieder zurück in die Ausgangsposition, strecke den linken Arm wieder lang.

3. Einatmen. Schiebe nun deinen linken Arm lang gestreckt unter dem rechten Arm durch. Der rechte Arm wird gebeugt.

4. Ausatmen. Schiebe den linken Arm wieder zurück in die Ausgangsposition und strecke auch den rechten Arm wieder.

Wiederhole die Übung insgesamt 8 Mal.

Dos

Weite deinen Brustkorb während der Rotation. Atme bewusst ein und spüre, wie sich die Rippenbögen dabei voneinander entfernen.

Schiebe im Vierfüßlerstand die Schulterblätter auseinander. Dein Rücken bildet dadurch eine ebene Fläche.

Rotiere auch deinen Kopf und nimm deinen Blick mit. Drehe deinen Kopf zu der Hand, die weggeschoben wird.

Stell dir vor, ich ziehe an deiner Hand, die du unter dem Arm durchschiebst. Spüre das Weggleiten deines Schulterblattes von der Brustwirbelsäule.

Wenn du gerne ausatmen willst, während ein Arm unter dem anderen hindurchgeht, mach das! Hauptsache du atmest und lässt deinen Atem fließen.

Don'ts

Bewege bei dieser Übung nicht deine Hüfte. Wir rotieren lediglich aus der Brust- und Halswirbelsäule.

Dein Gesäß bleibt während der gesamten Übungsausführung oben und mittig.

Take it easy

Halte deinen Kopf während der gesamten Übung zur Mitte gerichtet. Wir rotieren nicht mit der Halswirbelsäule und konzentrieren uns folglich auf die Bewegung der Brustwirbelsäule und des Schultergürtels.

Challenge yourself

Schiebe einen Arm lang gestreckt unter dem anderen Arm durch. Die Hand, die noch aufgestellt ist, wird auch nach vorne geschoben, sodass beide Arme gestreckt sind.

Arme/Schultern	●				
Brust	●				
Bauch	●				
Rücken	●				
Po					
Beine					

Viele junge Mütter nutzen Pilates als postnatales Training. Kein Wunder! Denn es ist ein unglaublich effektives Beckenbodentraining. Aber egal, ob du ein Kind zur Welt gebracht hast oder nicht: Wir sollten uns alle um unseren Beckenboden kümmern und diesen kräftigen. Use it or lose it! Der Beckenboden muss trainiert werden, damit die Muskulatur nicht immer schwächer wird.

Rocking Preparation

Ohne Handtuch ist die Übung »Rocking« für viele nicht machbar. Daher setzen wir das Handtuch als Hilfsmittel ein und erreichen so eine tolle Streckung der Körpervorderseite und eine Kräftigung der Körperrückseite.

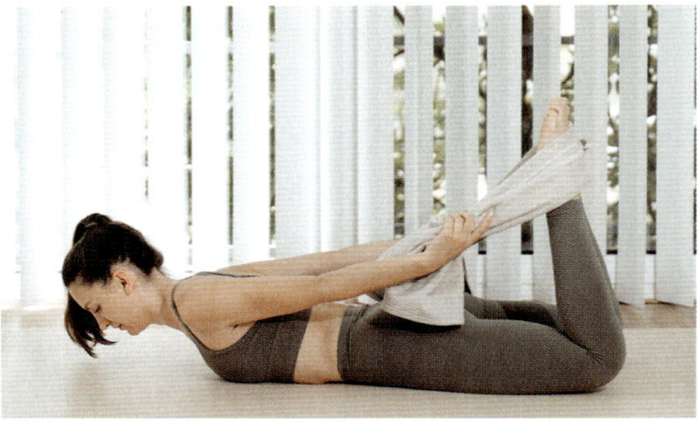

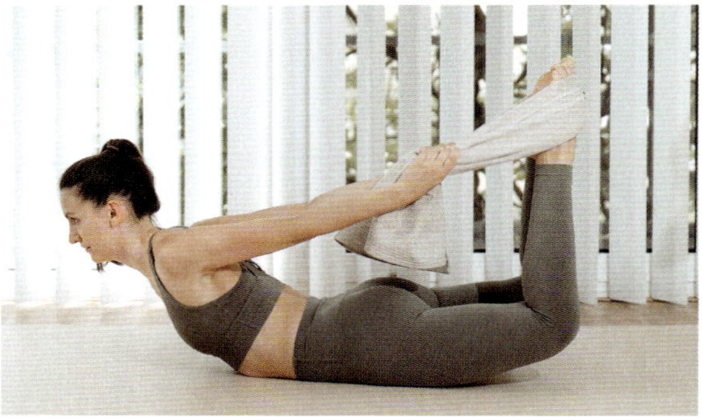

Ausgangsposition:

Du liegst in Bauchlage auf der Matte.
Deine Beine sind angewinkelt.
Das große Handtuch hast du um die Fußrücken gewickelt (du drückst die Fußrücken hinein) und hältst es etwa schulterbreit.
Die Arme sind dafür lang nach hinten gestreckt.
Deine Füße sind im Point (siehe S. 14).
Dein Blick ist nach unten auf den Boden gerichtet.
Dein Powerhouse ist aktiviert.

So geht's:

1. Einatmen. Hebe deinen Oberkörper und deine Beine an in Richtung Decke.

2. Ausatmen. Senke den Oberkörper und die Beine wieder ab, zurück auf die Matte.

Wiederhole die Übung 8 Mal.

Dos

Stell dir vor, wie deine Knie und dein Brustbein sich voneinander entfernen, wenn du Oberkörper und Beine anhebst.

Drücke die Fußrücken fest gegen das Handtuch, sodass du die Streckung der Oberschenkelvorderseite spürst.

Ziehe den Bauchnabel rein und hoch, also weg von der Matte. Nimm dabei die Streckung deiner Bauchdecke wahr.

Hebe auch deinen Kopf mit an, sodass der Kopf in einer Linie mit der Wirbelsäule bleibt.

Stell dir vor, deine großen Zehen wollen nach oben in Richtung Decke. Dadurch hebst du die Beine noch etwas mehr an.

Don'ts

Führe diese Übung auf keine Fall aus, wenn du unter Wirbelgleiten leidest. Zwar solltest du dann deinen Rücken kräftigen, aber eine sogenannte *Hyperextension* außen vorlassen.

Unterbrich die Übung, wenn dein unterer Rücken dabei schmerzt. Greife auf andere Rückenextensionsübungen zurück, die etwas leichter auszuführen sind. Beispielsweise »Cobra« auf Seite 148 oder »Swan Dive Modification« auf Seite 94.

Take it easy

Hebe nur ein Bein an. Das andere bleibt lang gestreckt auf dem Boden. Wiederhole die Übung 4 Mal und wechsle dann die Seite.

Challenge yourself

Fasse das Handtuch enger. So, dass deine Hände direkt neben deinen Füßen sind. Dadurch erreichst du unter anderem eine stärkere Dehnung der Brust.

Arme/Schultern	●	●			
Brust					
Bauch	●				
Rücken	●	●	●	●	
Po	●	●			
Beine	●	●			

Wenn ich Pilateskurse gebe, dann fasse ich meine Teilnehmerinnen und Teilnehmer sehr viel an. Wir reden dabei vom »*tactile cueing*«. Manchmal schiebe ich bei jemandem die Schulterblätter nach unten, manchmal greife ich das Becken und steuere die Kippung und manchmal lege ich meine Hände einfach an die Brustwirbelsäule und sage: »Drück dich in meine Hand«. Das Angefasstwerden kann immens dabei helfen, Übungen bewusster und effizienter auszuführen. Die Berührungen fallen natürlich weg, wenn du mit dem Buch arbeitest. Aber du kannst dich super selbst berühren! Beispielsweise kannst du die Muskulatur sanft ausstreichen oder ausklopfen, die du aktivieren willst. Durch die Berührung lässt sich die Muskulatur besser ansteuern. Bevor du die Übung »Rocking Preparation« ausführst, kannst du in Seitlage mal deine Hüftbeuger ausklopfen. Nimmst du die Dehnung der Beinvorderseite danach bei der Übung deutlicher wahr?

Pilates mit Wasserflaschen

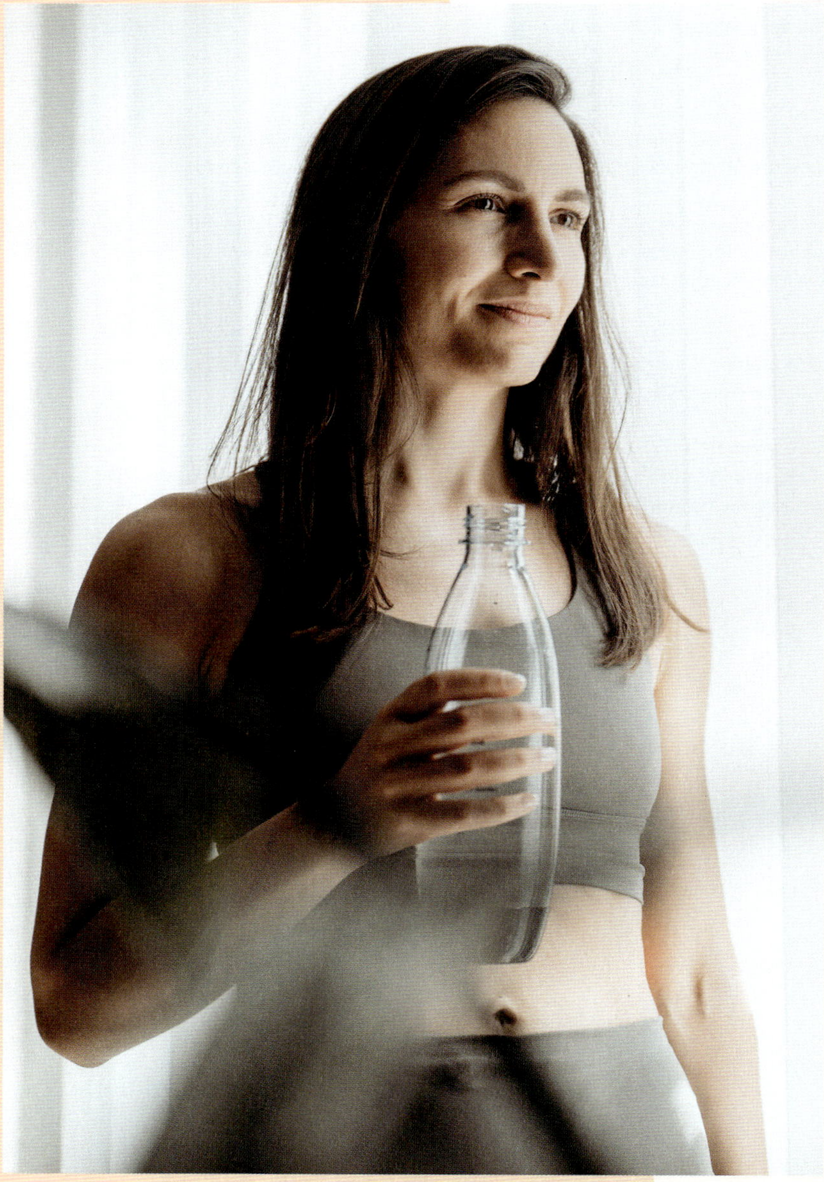

Gerade bei Kräftigungsübungen mit Gewichten kann dir ein gut aktiviertes Powerhouse ungemein helfen. Mit einer stabilen Körpermitte kommt es weniger zu Fehlbelastungen und/oder Verspannungen.

In diesem Kapitel arbeiten wir nun mit Wasserflaschen als zusätzlichen Gewichten. Klar, du kannst dir stattdessen auch deine Hanteln schnappen, wenn du welche hast. Bitte achte aber darauf, dass du nicht mit mehr als 3 Kilogramm Gewicht pro Seite arbeitest.

Du wirst viele Übungen kennenlernen, die auch gerne auf dem »Reformer« (siehe S. 129, am Anfang des Kapitels »Pilates mit Handtüchern«) ausgeführt werden. Von Kopf bis Fuß werden wieder alle Körperpartien beansprucht, und wir erweitern unser Pilatesrepertoire um weitere 12 Übungen.

Wenn du dich nur auf deine Arme & Schultern konzentrieren willst, dann kann ich dir dieses Video empfehlen: »Pilates Quickie für Arme & Schultern – Schnell & Effektiv«. Knackige 10 Minuten, in denen wir nur im Stehen trainieren und uns auf den Oberkörper fokussieren.

Du hast etwas mehr Zeit? Dann ist dieses Workout mit Wasserflaschen das richtige für dich: »20 Minuten Pilates mit Hanteln (oder Wasserflaschen)«. Es beansprucht den ganzen Körper und findet sowohl im Stehen als auch im Liegen statt. *Schnapp dir deine Wasserflaschen, deine Matte, und los geht's.*

»Perfekt für zwischendurch, wenn nicht ganz so viel Zeit ist und man trotzdem etwas machen möchte. Vielen lieben Dank für diese tolle Einheit.«

Kerstin

Lateral Raise

Die Übung ist super, um die Schultermuskulatur zu kräftigen. Wenn du dich bei der Ausführung sicher fühlst, kannst du die »Lateral Raises« auch mit einer Beinübung kombinieren (z. B. mit dem »Wall Lunge« auf Seite 62).

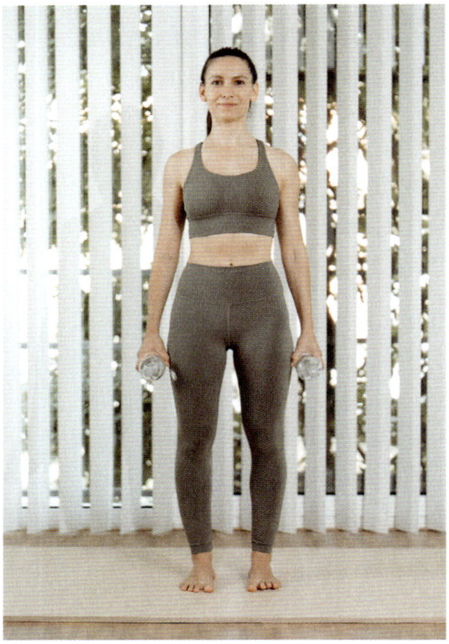

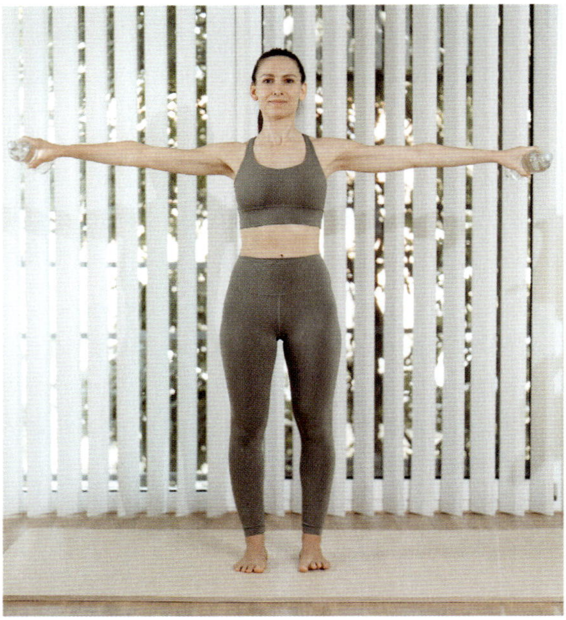

Ausgangsposition:

Aufrechter Stand.
In deinen Händen hältst du jeweils eine Wasserflasche.
Die Arme sind lang seitlich am Körper.
Die Handflächen zeigen zum Körper.
Dein Powerhouse ist aktiviert.

So geht's:

1. Ausatmen. Hebe die Arme seitlich an bis auf Schulterhöhe. .

2. Einatmen. Senke die Arme wieder ab, zurück in die Ausgangsposition.

Wiederhole die Übung 12 Mal.

Dos

Richte deinen Blick die gesamte Zeit nach vorne. Dadurch erhöht sich die Wahrscheinlichkeit, dass du im Oberkörper aufrecht bleibst, während du die Übung ausführst.

Stell dir bei jeder Ausatmung vor, dass du dein Brustbein und deine Scheitelkrone noch ein wenig mehr in Richtung Decke hebst. Dadurch spürst du auch, dass dein oberer Rücken mittrainiert wird.

Senke die Arme genauso langsam, wie du sie angehoben hast. Auch wenn wir mit der Schwerkraft gehen, wollen wir die Arme nicht einfach fallen lassen.

Don’ts

Hebe die Arme nicht höher als auf Schulterhöhe. Sonst kommt es schnell dazu, dass du im Nacken verkrampfst.

Verlagere dein Gewicht nicht auf ein Bein. Das passiert oft, wenn wir zu viel Gewicht in den Händen halten und eine Seite stärker ist als die andere. Bleib mittig!

Take it easy

Wenn du Schmerzen in deiner Schulter hast, führe die Übung über vorne durch. Als wolltest du ein V mit deinen Armen bilden.

Challenge yourself

Hebe die Arme auf 3 Zählzeiten an (zähle in Gedanken 21,22,23) und auf 1 Zählzeit senkst du die Arme wieder.

Arme/Schultern	●	●	●		
Brust					
Bauch	●				
Rücken	●	●			
Po					
Beine					

Wusstest du, dass unser Schultergelenk das beweglichste unserer Körpergelenke ist? Und gleichzeitig ist es sehr instabil – ich glaube, wir kennen alle jemanden, der sich schon mal die Schulter ausgekugelt hat. Ein bedeutender Grund, warum wir die Muskulatur rund um unsere knöchernen Strukturen im Schulterbereich stärken wollen.

Waiter

Die Übung »Waiter« sieht einfacher aus, als sie tatsächlich ist. Wir trainieren bei der Übung sowohl die Muskulatur, die für die Rückwärtsführung (*Retraktion*) der Schulter zuständig ist, als auch die Außenrotatoren der Schulter. Außerdem bewirkt die Übung eine Öffnung im Brustbereich.

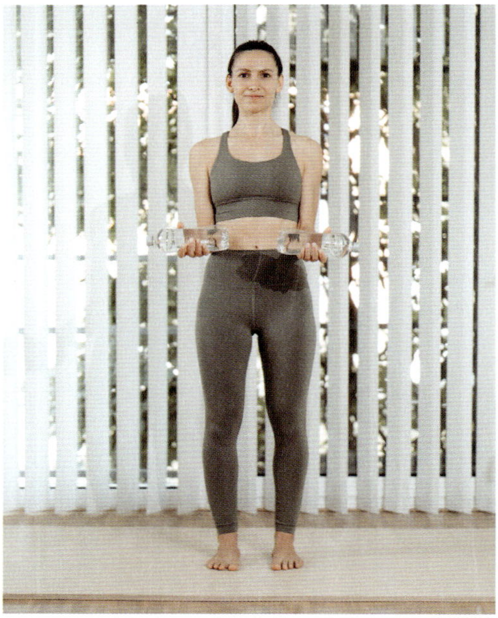

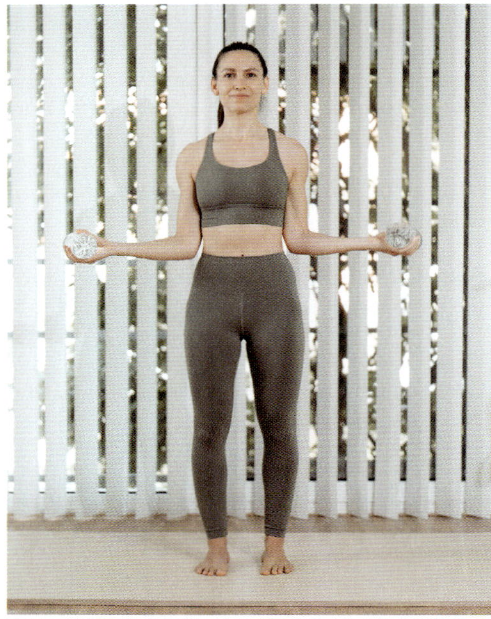

Ausgangsposition:

Aufrechter Stand (siehe S. 12).
In deinen Händen hältst du jeweils eine Wasserflasche.
Deine Arme sind angewinkelt und zeigen nach vorne, deine Handflächen nach oben in Richtung Decke.
Deine Ellenbogen sind nah an der Taille und die Unterarme parallel zum Boden.
Dein Powerhouse ist aktiviert.

So geht's:

1. Ausatmen. Rotiere deine Unterarme seitlich nach außen, während die Ellenbogen an der Taille bleiben.

2. Einatmen. Bring deine Arme wieder zurück in die Ausgangsposition.

Wiederhole die Übung 10 Mal.

Dos

Führe die Bewegung nur nach hinten und nach vorne aus. Deine Ellenbogen bleiben während der gesamten Übung parallel zum Boden.

Hebe dein Brustbein in Richtung Decke. Dadurch bleibt dein Oberkörper aufgerichtet.

Drücke während der Ausatmung deine Schulterblätter hinten zusammen und nimm die Bewegung der Schulterblätter bewusst wahr.

Deine Ellenbogen sind wie festgeklebt an der Taille. Sobald du die Ellenbogen von der Taille entfernst, kräftigst du nicht mehr deine Zielmuskulatur.

Die Schultern bleiben unten. Achte darauf, dass du sie von den Ohren wegziehst.

Don'ts

Bringe dein Becken nicht nach vorne. Wir machen keine Ausweichbewegung, um mit den Armen weiter nach hinten zu gelangen.

Schau nicht nach unten in Richtung Füße. Wir konzentrieren uns hier auf unsere Haltung, während die Arme nach hinten geführt werden. Wenn du nach unten schaust, wird sich auch deine Brustwirbelsäule stärker runden.

Take it easy

Führe die Bewegung ohne Gewicht aus. Wichtig ist, dass deine Ellenbogen an der Taille bleiben und du aufgerichtet bist.

Challenge yourself

Führe drei kleine Bewegungen nach hinten aus, bevor du mit der Einatmung wieder in die Ausgangsposition zurückkommst.

Arme/Schultern	●	●	●		
Brust					
Bauch	●				
Rücken	●	●	●		
Po					
Beine					

Wollte kurz noch mal nachhorchen, ob dein Beckenboden bei der Übung auch aktiviert war. Ich weiß, dass wir an vieles denken müssen bei der Ausführung der Übung, aber der Beckenboden ist nun mal auch Muskulatur, die gekräftigt werden muss. Hier zwei weitere Gründe, warum es sich lohnt, den Beckenboden nicht zu vernachlässigen: 1. Menschen, die ihren Beckenboden ansteuern können, werden seltener von Schmerzen im unteren Rücken geplagt. 2. Ein gekräftigter Beckenboden kann dir zu besserem Sex verhelfen. Die Durchblutung wird angeregt, die Nervenbahnen werden geschult und deine Empfindsamkeit verbessert.

Chest Expansion

Eine weitere Übung, die perfekt geeignet ist, wenn du an deiner Haltung arbeiten möchtest. Wir öffnen den Brustkorb und kräftigen die obere Rückenmuskulatur wie auch die Arme. Durch die Rotation des Kopfes mobilisieren wir unsere Halswirbelsäule.

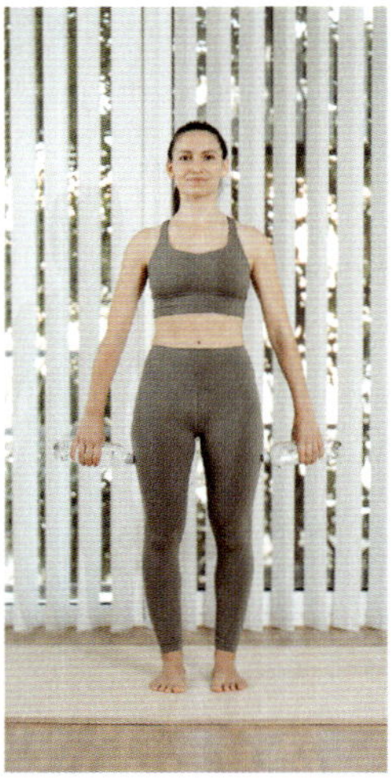

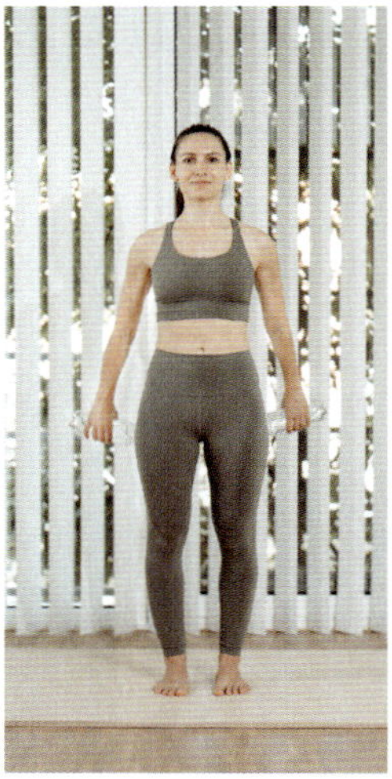

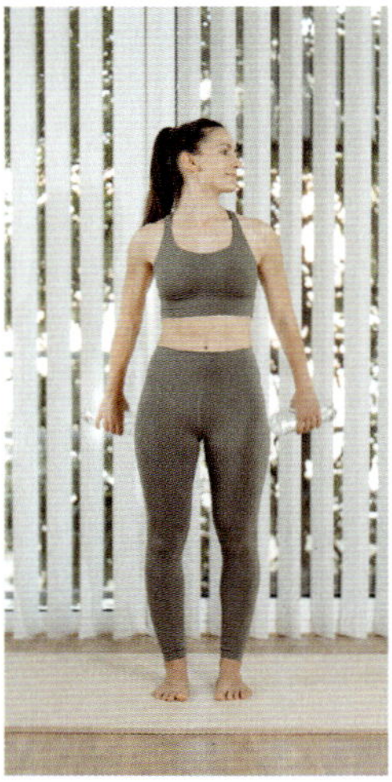

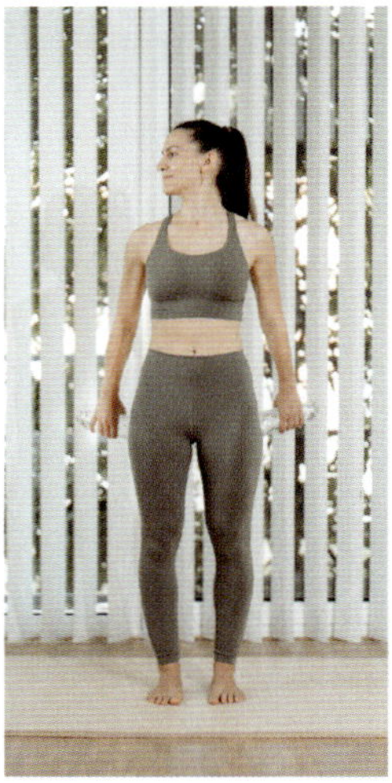

Ausgangsposition:

Aufrechter Stand (siehe S. 12).
In deinen Händen hältst du jeweils eine Wasserflasche.
Deine Arme sind lang gestreckt neben deinem Körper.
Die Handflächen zeigen nach hinten.
Dein Powerhouse ist aktiviert.

So geht's:

1. Einatmen. Hebe deine Arme nach hinten oben an.

2. Ausatmen. Lass die Arme angehoben und rotiere deinen Kopf von links nach rechts.

3. Einatmen. Drehe deinen Kopf zurück in die Ausgangsposition.

4. Ausatmen. Senke die Arme langsam wieder ab.

Wiederhole die Übungssequenz 5 Mal.

Dos

Gehe mit den Armen nur so weit nach hinten oben, wie es deine Schultermobilität zulässt. Wenn du deinen Oberkörper rundest, dann war es zu weit.

Schiebe die Schulterblätter zueinander und spüre die Muskulatur zwischen deinen Schulterblättern. Wir wollen damit den mittleren Teil des »Kapuzenmuskels« kräftigen, der die Schulterblätter zueinanderführt.

Halte den Kopf aufrecht, wenn du ihn von links nach rechts rotierst. Deine Scheitelkrone ragt in Richtung Decke und dein Kinn ist leicht reingezogen. Dadurch kräftigen wir die seitliche und die vordere Halsmuskulatur und dehnen die Nackenmuskulatur.

Nimm deinen Blick mit in die Richtung, in die du deinen Kopf bewegst. So erzielst du eine bessere Rotation mit der Halswirbelsäule.

Lass die Beine fest auf dem Boden stehen. Dein Gewicht ist gleichmäßig verteilt, und wir achten auf eine aufrechte Haltung.

Don'ts:

Es findet keine Rotation in der Hüfte statt. Wir rotieren nur die Halswirbelsäule.

Arbeite nicht mit Schwung. Wir führen unsere Arme langsam und kraftvoll nach oben. Stell dir vor, du musst gegen einen Widerstand arbeiten.

Schiebe deine Hüfte nicht nach vorne, wenn die Arme lang nach hinten geschoben werden. Dein Powerhouse bleibt aktiv, und wir machen keine Ausweichbewegung mit der Hüfte.

Take it easy

Konzentriere dich nur auf das Anheben deiner Arme und das Zusammenziehen der Schulterblätter. Lass die Rotation des Kopfes außen vor.

Challenge yourself

Hebe bei der Rotation des Kopfes gleichzeitig die Fersen vom Boden. Eine super Übung für das Gleichgewicht.

Arme/Schultern	●	●			
Brust					
Bauch	●				
Rücken	●	●			
Po					
Beine					

Spürst du, wie sich dein Brustkorb weitet, wenn du einatmest? Ich finde, besonders deutlich spürbar ist dies bei der Übung »Chest Expansion«. Die sogenannten Zwischenrippenmuskeln gehören mit zu unserer Atemmuskulatur und lassen die Rippen sich heben und senken. Sie sind Partner des Zwerchfells und verlaufen zwischen den einzelnen Rippen entlang. Wenn du einatmest, dann werden die äußeren Zwischenrippenmuskeln aktiviert. Wenn du ausatmest, gibt es Unterstützung von den inneren Zwischenrippenmuskeln. Spannend, oder? Du kannst die Muskulatur also richtig in Bewegung bringen, wenn du tief ein- und ausatmest.

Wood Chop

Beim »Wood Chop« werden die Beine gekräftigt. Aber unser Fokus liegt hier auf der Hüftstabilisierung und dem Erlernen von Rotationsbewegungen des Oberkörpers. Die Übung kann ich dir ans Herz legen, wenn du Golf oder Tennis spielst. Du übst beim »Wood Chop«, deine Muskulatur im Rumpf zu aktivieren, während du rotierst.

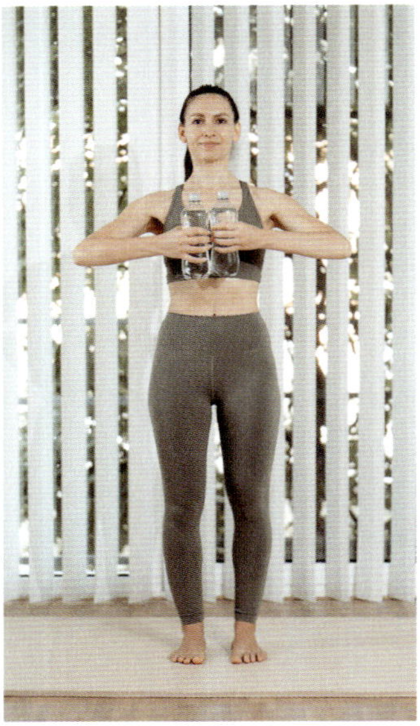

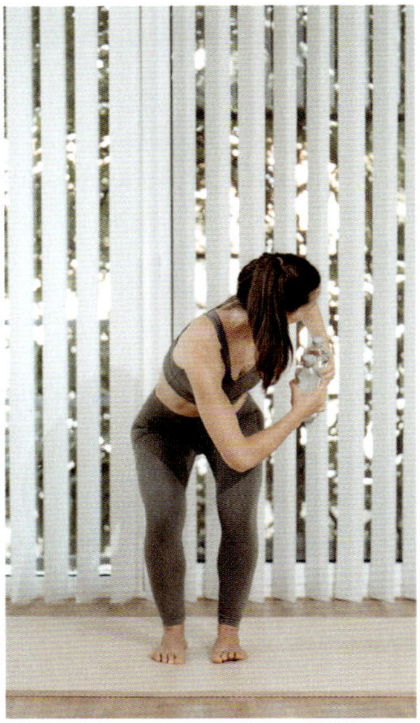

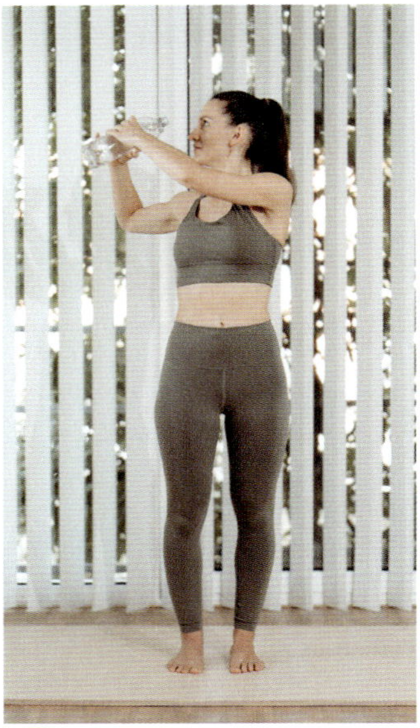

Ausgangsposition:

Aufrechter Stand (siehe S. 12).
In deinen Händen hältst du jeweils eine Wasserflasche.
Deine Hände sind vor deinem Brustkorb nah beieinander.
Deine Arme sind angewinkelt und deine Ellenbogen zeigen nach außen.
Dein Powerhouse ist aktiviert.

So geht's:

1. Einatmen. Beuge deine Beine und schiebe dein Gesäß nach hinten. Gleichzeitig rotierst du deinen Oberkörper nach links und ziehst deine Hände zu deinem linken Hüftknochen.

2. Ausatmen. Strecke die Beine wieder und ziehe die Arme angewinkelt nach oben über deine rechte Schulter. Rotiere deinen Oberkörper leicht mit zur rechten Seite.

Wiederhole die Übung 8 Mal und wechsle dann die Seite.

Dos

Achte darauf, dass die Rotation im Oberkörper stattfindet und bleibe stabil in deiner Hüfte. Beide Hüftknochen sind die gesamte Zeit nach vorne ausgerichtet.

Lass deine Knie genau über den Fußgelenken. Halte dafür gerne einen kurzen Moment unten in der Kniebeuge, um dich zu korrigieren. Dein Gewicht ist dabei gleichmäßig auf deine Beine verteilt.

Die Arme bleiben während der gesamten Übung angewinkelt.

Spüre die Aktivierung deiner seitlichen Bauchmuskulatur. Das funktioniert, indem du während der Rotation nach oben deinen Beckenboden anspannst und den Bauchnabel rein- und hochziehst.

Don’ts:

Drücke dein Becken nicht nach vorne, wenn du dich aufrichtest und den Oberkörper zur Seite rotierst. Bleibe stabil in deiner Körpermitte.

Bringe deine Ellenbogen nicht zusammen. Lasse sie auseinander und richte dein Brustbein in Richtung Decke. So aktivieren wir auch unsere Brustmuskulatur.

Take it easy

Setze die Füße mehr als hüftbreit auseinander. Durch den breiteren Stand wird es dir leichter fallen, den Unterkörper nicht zu rotieren.

Challenge yourself

Tippe mit deiner rechten Fußspitze nach hinten, wenn du die Beine streckst und den Oberkörper nach links rotierst. So ist auch dein Gleichgewichtssinn gefragt.

Arme/Schultern	●	●			
Brust	●				
Bauch	●				
Rücken	●	●			
Po	●				
Beine	●	●			

Erinnerst du dich, dass wir nur 30 Prozent unserer Maximalkraft nutzen, um das Powerhouse korrekt zu aktivieren? Mit 30 Prozent unserer Maximalkraft können wir unseren Beckenboden optimal miteinbeziehen, und er hebt sich. Wenn du angestrengt versuchst, deinen Beckenboden anzuspannen, senkt er sich ab, da zu viel Innendruck entsteht. Das wollen wir vermeiden!

Übrigens: Früher hat man noch beigebracht bekommen, das Powerhouse maximal anzuspannen, also schon fast krampfhaft. Heute weiß man allerdings, dass die quere Bauchmuskulatur nur dann aktiviert werden kann, wenn man »bloß« die 30 Prozent nutzt.

Seated Oblique Twist

Let's twist! Wir rotieren beim »Seated Oblique Twist« den Oberkörper, um die schrägen Bauchmuskeln (engl. *oblique abdominals*) zu stärken. Gleichzeitig hat der Hüftbeuger ganz schön zu tun, da wir die Beine in der Luft halten wollen.

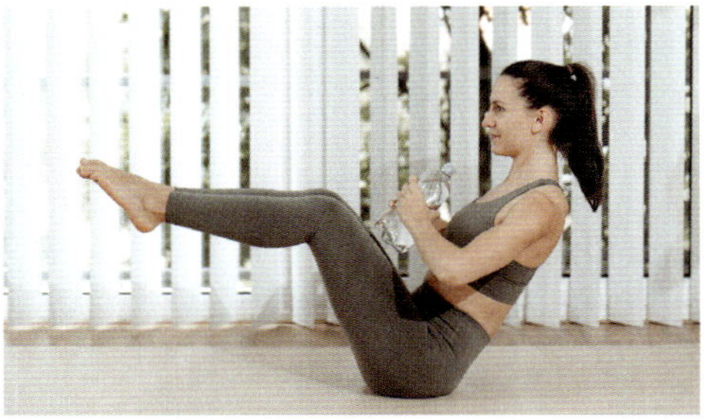

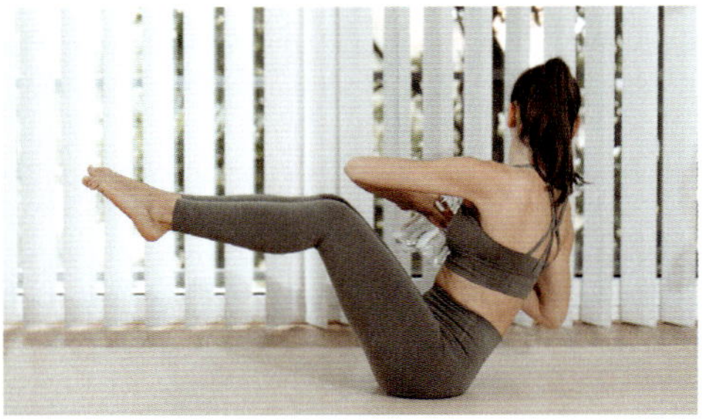

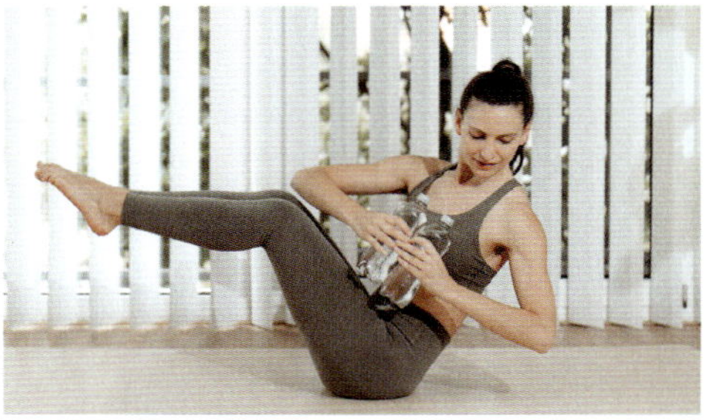

Ausgangsposition:

Du sitzt auf deiner Matte.
Deine Beine sind angewinkelt und in der Luft.
Die Füße sind im Point (siehe S. 14).
Die Unterschenkel sind parallel zum Boden.
Dein Oberkörper ist in einem 45-Grad-Winkel nach hinten gelehnt.
Dein Rücken ist gestreckt.
Mit deinen Händen hältst du jeweils eine Wasserflasche vor der Brust.
Die Hände sind nah aneinander, während die Ellenbogen nach außen zeigen.
Dein Powerhouse ist aktiviert.

So geht's:

1. Einatmen. Rotiere deinen Oberkörper zur rechten Seite.

2. Ausatmen. Rotiere deinen Oberkörper zur Mitte zurück.

3. Einatmen. Rotiere deinen Oberkörper zur linken Seite.

4. Ausatmen. Rotiere deinen Oberkörper zur Mitte zurück.

Wiederhole die Übung 8 Mal.

Dos

Lass deine Beine zur Mitte hin ausgerichtet. Die Rotation geschieht im Oberkörper, damit wir die schräge Bauchmuskulatur kräftigen.

Die Arme sind die gesamte Zeit in der gleichen Position. Die Gewichte hältst du somit also ununterbrochen vor deiner Brust.

Konzentriere dich auf die seitliche Bauchmuskulatur. Stell dir bei der Rotation vor, dass dein Rumpf ein nasses Handtuch ist, das du auswringen möchtest.

Drehe deinen Kopf mit und blicke während der Rotation zu dem Ellenbogen, der näher am Boden ist. Damit verstärken wir die Rotationsbewegung.

Don'ts

Runde deinen Oberkörper nicht. Wir strecken den Rücken, drücken das Brustbein in Richtung Decke und rotieren durch die Aktivierung der seitlichen Bauchmuskulatur.

Bewege deine Beine nicht. Ja, du wirst spüren, dass der Hüftbeuger und die Oberschenkelvorderseite gekräftigt werden, aber die Bewegung geschieht nur im Oberkörper.

Rotiere nicht aus der Hüfte. Knie und Füße bleiben zusammen. Wenn du spürst, dass die Füße aneinander vorbeigleiten, arbeitest du aus der Hüfte. Führe die Bewegung dann zunächst kleiner aus, um dich auf die Rotation im Oberkörper zu konzentrieren.

Take it easy

Stell die Fersen auf dem Boden ab. Diese Variante ist besonders geeignet für dich, wenn du während der Übung sonst nur deinen Hüftbeuger spürst.

Challenge yourself

Strecke die Beine lang nach vorne aus. Bilde mit Beinen und Oberkörper ein V.

Arme/Schultern	●				
Brust	●				
Bauch	●	●	●	●	
Rücken	●				
Po					
Beine	●	●			

Bist du bereits ein richtiger Pilates-Fan? Hier kommen drei weitere Fakten zu Joseph Pilates, die du vielleicht noch nicht kanntest.

1. Das Wort »Powerhouse« ist kein Begriff, der von Pilates selbst benutzt wurde. Seine damalige Pilatesschülerin Romana Kryzanowska hat diesen Begriff geprägt. Joseph Pilates selbst sprach vom »Girdle of Strength«.

2. Pilates hat oft einen gesunden Lebensstil gepredigt. Man solle sich im Winter durch spärliche Bekleidung abhärten und sich viel an der frischen Luft bewegen.

3. Joseph Pilates gab auf seiner Visitenkarte 1880 als sein Geburtsjahr an und machte sich damit drei Jahre älter. Warum, ist nicht bekannt.

Backstroke Arms

Bei der Übung »Backstroke Arms« ist unsere ganze Aufmerksamkeit gefragt. Wir müssen die Arm- und Beinbewegung koordinieren, während unsere Bauchmuskulatur statisch gekräftigt wird.

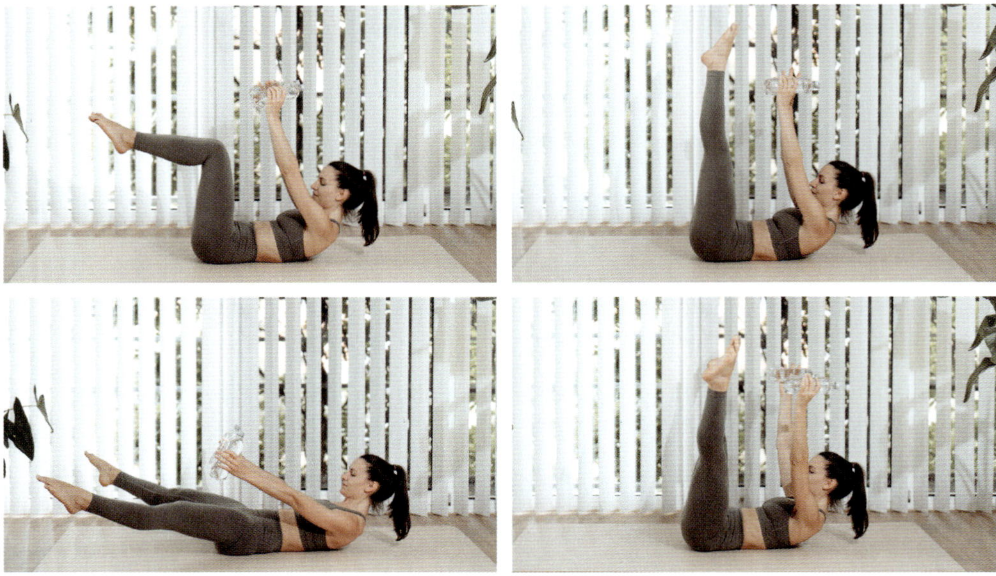

Ausgangsposition:

Du bist in Rückenlage.
Deine Beine sind angehoben und angewinkelt, Knie und Hüfte bilden jeweils einen 90-Grad-Winkel.
Die Schienbeine sind parallel zum Boden.
In deinen Händen hältst du jeweils eine Wasserflasche.
Deine Arme sind lang gestreckt in Richtung Decke.
Dein Kopf und deine Schulterblätter sind angehoben.
Dein Blick geht in Richtung Bauchnabel.
Dein Rücken ist in der Imprint-Position (siehe S. 14).
Dein Powerhouse ist aktiviert.

So geht's:

1. Einatmen. Strecke die Beine lang nach oben in Richtung Decke und führe Arme und Beine dann sofort seitlich mit einer leichten Spreizbewegung auseinander.

2. Ausatmen. Mache mit den Armen und den Beine gleichzeitig eine Kreisbewegung nach unten und komm an ihrem Ende zurück in die Ausgangsposition.

Wiederhole die Übung 8 Mal.

Dos

Bleibe während der gesamten Übung in der Rumpfbeugung. Dadurch wird deine Bauchmuskulatur statisch gekräftigt.

Heb deinen Kopf an und rolle ihn nach vorne ein. Zwischen deinem Kinn und deinem Brustbein ist eine Faustbreit Platz. Wenn du deinen Kopf nach hinten fallen ließest, würde sich deine Nackenmuskulatur wahrscheinlich verkrampfen.

Beine und Arme sind parallel zueinander, wenn du sie in Richtung Decke streckst. Achte auf eine genaue Ausrichtung.

Nimm die Arme auf Schulterhöhe leicht auseinander, bevor du sie nach unten kreisen lässt. Deine Beine werden auf Hüfthöhe geöffnet.

Don'ts

Dein unterer Rücken hebt sich nicht vom Boden ab. Wenn du die Spannung nicht halten kannst, dann führe Arme und Beine nicht so weit nach unten.

Halte deinen Atem nicht an. Solltest du Schwierigkeiten mit dem vorgegebenen Atemmuster haben, lass den Atem einfach so fließen, wie es sich für dich gut anfühlt.

Take it easy

Leg den Kopf auf deiner Matte ab. Dadurch kannst du dich gänzlich auf die Arm- und Beinbewegung konzentrieren.

Challenge yourself

Winkle die Beine nicht mehr an. Halte die Rumpfbeuge und strecke Arme und Beine lang in Richtung Decke. Einatmen. Öffne deine Arme und Beine seitlich. Ausatmen. Kreise Arme und Beine über unten und strecke sie gleich wieder nach oben in Richtung Decke.

Arme/Schultern	●	●			
Brust	●				
Bauch	●	●	●	●	
Rücken	●				
Po					
Beine	●	●			

Das Schöne beim Pilates: Wir können mit einer Übung mehrere Trainingsziele gleichzeitig erreichen. Wir haben natürlich immer die Kräftigung und Stabilisation unserer Körpermitte, gleichzeitig kräftigen wir aber auch die Muskeln der Extremitäten und können verschiedene Muskelgruppen dehnen und mobilisieren. Was in welchem Anteil geschieht, hängt von der Übung ab. Das macht Pilates für mich auch unglaublich spannend.

Flys

Die Übung ist hervorragend geeignet, um die Brust- und Bauchmuskulatur zu kräftigen. Außerdem schulen wir unsere Koordination, da wir Arm- und Beinbewegungen gleichzeitig ausführen und aufeinander abstimmen.

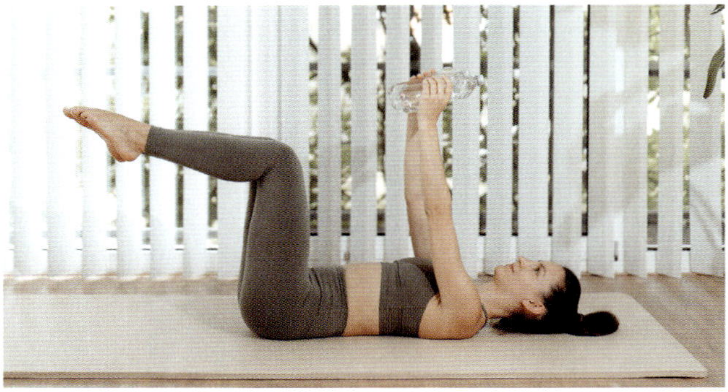

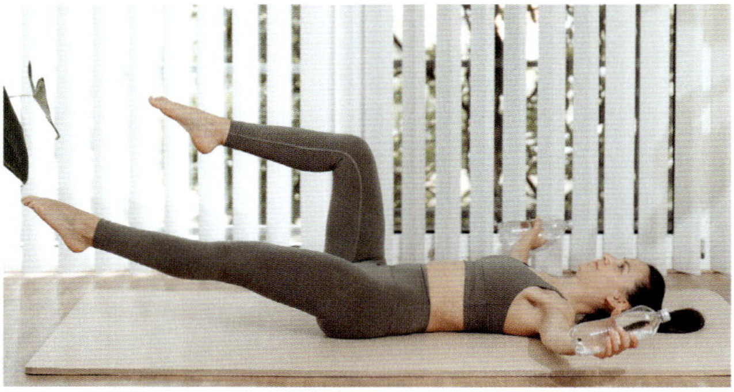

Ausgangsposition:

Du bist in Rückenlage.
Deine Beine sind angehoben und angewinkelt, Knie und Hüfte sind jeweils in einem 90-Grad-Winkel.
Deine Schienbeine sind parallel zum Boden.
Die Füße sind im Point (siehe S. 14).
Die Arme sind lang gestreckt und auf Brusthöhe.
In deinen Händen hältst du jeweils eine Wasserflasche.
Dein unterer Rücken ist in der Imprint-Position (siehe S. 14).
Dein Blick geht nach oben in Richtung Decke.
Dein Powerhouse ist aktiviert.

So geht's:

1. Einatmen. Strecke dein linkes Bein lang nach vorne. Gleichzeitig öffnest du deine Arme seitlich und lässt sie in Richtung Boden sinken.

2. Ausatmen. Ziehe dein linkes Bein wieder in einen 90-Grad-Winkel heran und bringe die Arme wieder nach oben. Du gehst zurück in die Ausgangsposition.

Mit der nächsten Einatmung streckst du dein rechtes Bein und lässt die Arme wieder seitlich absinken.

Wiederhole die Übung insgesamt 12 Mal.

Dos

Fokussiere dich mit jeder Ausatmung darauf, dass du deinen Bauchnabel in Richtung Boden ziehst. Dadurch, dass du mehr Spannung im Oberkörper aufbaust, ziehst du dein Bein heran.

Lass die Arme auf Brusthöhe, dadurch kräftigst du deine Brustmuskulatur. Oft neigen wir dazu, die Arme höher zu ziehen und die Nackenmuskulatur miteinzubeziehen. Das wollen wir vermeiden.

Bringe das Bein nur so weit nach unten, wie du die Bauchspannung halten kannst.

Spüre den Kontakt zwischen deinem Hinterkopf und der Matte. Deine Nasenspitze ist in Richtung Decke gerichtet und dein Nacken lang.

Don'ts

Lass das Bein nicht mit Schwung nach unten kommen. Nimm bewusst wahr, wie du dein Bein langsam und konzentriert nach unten führst. Je langsamer du arbeitest, desto mehr kannst du darauf achten, dass deine Bauchmuskulatur zu jeder Zeit angespannt ist.

Hebe den unteren Rücken nicht vom Boden. Dein kompletter Rücken ist die gesamte Zeit über in der *Imprint*-Position.

Winkle die Arme nicht an. Wir lassen sie während der gesamten Übung lang gestreckt.

Take it easy

Lass die Beine angewinkelt und bewege nur die Arme auf und ab. Auf diese Weise kannst du dich zunächst auf die Kräftigung deiner Brustmuskulatur fokussieren.

Challenge yourself

Kopf und Schulterblätter sind während der ganzen Übung angehoben. So intensivierst du die Übung für die Bauchmuskulatur.

Arme/Schultern	●				
Brust	●	●	●		
Bauch	●	●			
Rücken	●				
Po					
Beine	●	●			

Es gibt mehrere Indikatoren, die zeigen können, dass du dein Powerhouse noch nicht richtig aktivierst. Beispielsweise wölbt sich die Bauchdecke nach vorne (im Liegen also nach oben), oder du spürst Schmerzen im unteren Rücken. Es kann auch sein, dass du den Atem anhältst oder versuchst, den Po anzuspannen, anstatt den Bauchnabel sanft nach innen oben zu ziehen. Ein weiteres Anzeichen: Wenn du spürst, dass du mit Kraft versuchst, deine Bauchmuskeln anzuspannen, und du sehen kannst, wie die Bauchmuskeln kontrahieren. Gib dir Zeit!

Dead Bug

Der »Dead Bug« lässt sich super kombinieren mit den »Flys« von der vorherigen Seite. Versuch doch mal, keine Pause einzulegen zwischen den beiden Übungen. Beim »Dead Bug« trainieren wir unsere Rumpfstabilisation und die Koordination, und dazu kräftigen wir Beine, Arme und Bauch.

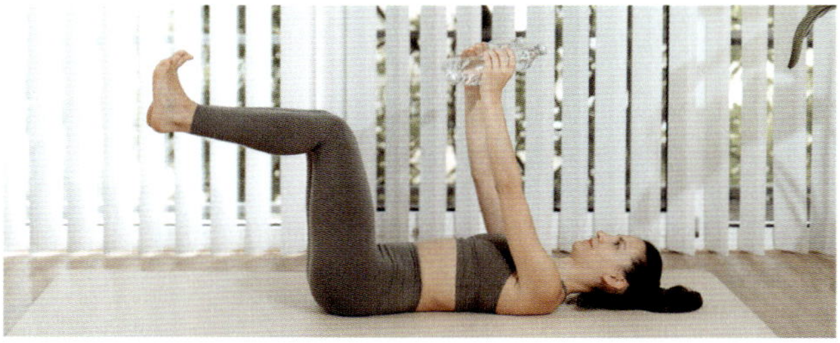

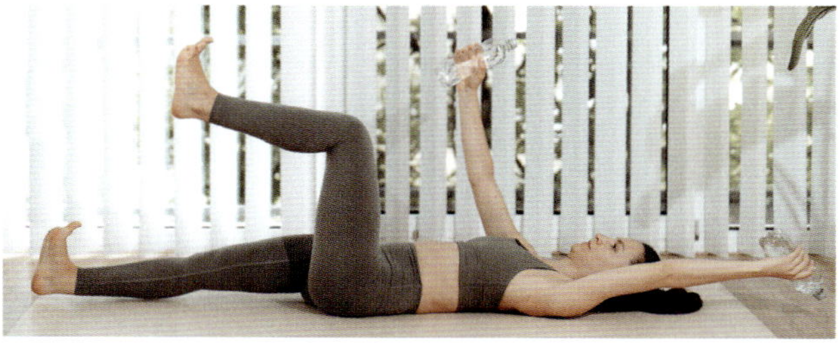

Ausgangsposition:

Du bist in Rückenlage. Deine Beine sind angehoben und angewinkelt, Knie und Hüfte bilden jeweils einen 90-Grad-Winkel.
Deine Schienbeine sind parallel zum Boden.
Die Füße sind im Flex (siehe S. 14).
Die Arme sind auf Brusthöhe und lang gestreckt in Richtung Decke.
In deinen Händen hältst du jeweils eine Wasserflasche.
Dein unterer Rücken ist in der Imprint–Position (siehe S. 14).
Dein Blick geht nach oben in Richtung Decke.
Dein Powerhouse ist aktiviert.

So geht's:

1. Einatmen. Strecke dein rechtes Bein lang nach vorne. Gleichzeitig streckst du deinen linken Arm lang nach hinten weg, an deinem Kopf vorbei, in Richtung Boden.

2. Ausatmen. Ziehe dein rechtes Bein wieder heran und bringe den linken Arm nach oben zurück in die Ausgangsposition.

Mit der nächsten Einatmung streckst du das linke Bein und bringst den rechten Arm nach hinten.

Wiederhole die Übung insgesamt 12 Mal.

Dos

Halte deinen Rumpf so ruhig wie möglich. Du wirst merken, wie stark du den Oberkörper stabilisieren musst, damit du nicht ins Hohlkreuz fällst.

Strecke das Bein nur so lang nach unten aus, wie du dein Powerhouse aktiv halten kannst. Du spürst deinen unteren Rücken? Senk das Bein nicht ganz so tief ab.

Konzentriere dich auf die Ausführung. Du arbeitest in einer Linie. Wir haben beim »Dead Bug« keine Seitwärtsbewegung.

Lass deinen Nacken lang und deinen Blick in Richtung Decke gerichtet. Achte auch im Liegen auf eine korrekte Haltung.

Strecke deinen Arm und das entgegengesetzte Bein so weit wie möglich voneinander weg. Stell dir vor, du wirst von zwei Menschen in die Länge gezogen.

Don'ts

Lass die Wasserflaschen nicht auf den Boden kommen. Wir halten die Spannung während der gesamten Übung und machen keine Pause. Auch der Fuß wird nicht vorne auf den Boden abgelegt.

Lass die unteren Rippenbögen nicht auseinandergleiten. Ziehe sie zusammen und halte die Verbindung zwischen deinen beiden Hüftknochen und den unteren Rippenbögen.

Mach die Übung nicht einfach weiter, wenn dein unterer Rücken oder deine Schulter schmerzt. Wenn du Probleme mit der Schulter hast, führe die Übung zunächst ohne Wasserflasche aus. Wenn du deinen unteren Rücken spürst, arbeite zunächst nur mit den Beinen oder Armen und konzentriere dich stärker auf dein Powerhouse.

Take it easy

Anstatt das Bein lang gestreckt nach unten zu bringen, tippe es angewinkelt auf den Boden auf. Dadurch hast du den Hebel verändert, und es wird dir hoffentlich leichter fallen, die Rumpfstabilisation beizubehalten.

Challenge yourself

Führe die Übung 6 Mal mit derselben Seite aus. Erst dann wechselst du.

Arme/Schultern	●	●			
Brust	●				
Bauch	●	●	●		
Rücken	●				
Po					
Beine	●	●			

Oft sagen mir Trainierende, dass viele der Übungen so unglaublich einfach aussehen. Wenn man sie dann aber ausführt, spürt man, wie schwer es ist, die verschiedenen Muskeln zu aktivieren, Bewegung und Atmung in Einklang zu bringen und an alle Feinheiten zu denken. Durch den vielen Stress in unserem Leben fällt es uns oft schon schwer, uns eine längere Zeit nur auf uns und unseren Körper zu konzentrieren. Und dann muss auch noch Muskulatur angesteuert werden, die in unserem Alltag in Vergessenheit geraten ist. Alles gar nicht so einfach! Deshalb müssen es nicht immer Übungen sein, die total anstrengend sind und extravagant aussehen. Es ist wichtig, dass wir unsere Tiefenmuskulatur aktivieren und ganz bei uns sind.

Reverse Fly

Wir können uns mit der Übung »Reverse Fly« perfekt um den oberen Rücken kümmern. Wir kräftigen nicht nur die Muskulatur zwischen unseren Schulterblättern, sondern bewirken auch, dass die Schulterblätter zueinander gleiten.

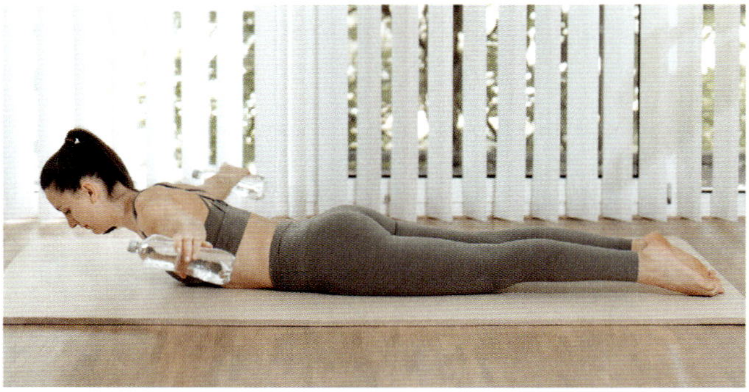

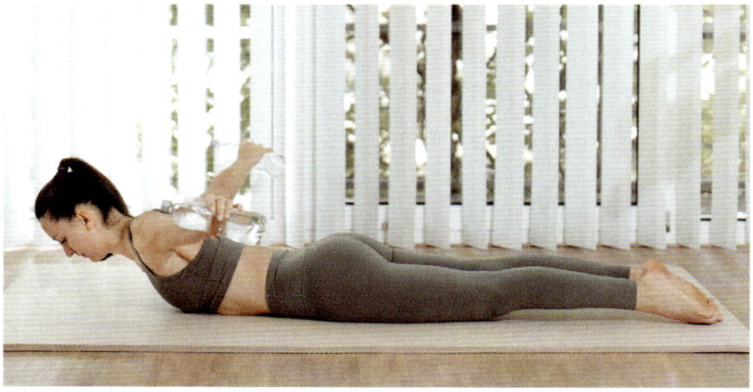

Ausgangsposition:

Du bist in Bauchlage.
Deine Beine sind lang gestreckt und abgelegt.
Deine Arme sind seitlich vom Körper abgespreizt – etwas tiefer als Schulterhöhe.
In deinen Händen hältst du jeweils eine Wasserflasche.
Die Handflächen zeigen nach unten.
Dein Oberkörper ist leicht angehoben.
Dein Blick ist nach unten gerichtet.
Dein Powerhouse ist aktiviert.

So geht's:

1. Ausatmen. Hebe die Arme seitlich an. Schiebe die Schulterblätter zueinander.

2. Einatmen. Senke die Arme langsam wieder zurück in die Ausgangsposition.

Wiederhole die Übung 10 Mal.

Dos
Drücke dein Schambein tief in den Boden und ziehe gleichzeitig den Bauchnabel rein. Somit kippst du dein Becken und deine Lendenwirbelsäule flacht sich ab.

Lass deinen Nacken lang. Stell dir vor, deine Scheitelkrone zieht dich nach vorne. Es entsteht keine Nackenfalte.

Zieh deine Schultern nach hinten unten während der Übung, sodass du im Nacken nicht verkrampfst. Solltest du noch immer Probleme mit deinem Nacken haben, verändere den Winkel und schiebe deine Arme mehr in Richtung Gesäß.

Die Arme sind weit voneinander entfernt. Stell dir vor, zwei Leute ziehen in entgegengesetzten Richtungen an deinen Armen.

Don'ts
Reiße nicht in die Übung. Wir machen Pilates, das bedeutet, wir arbeiten kontrolliert und achtsam.

Drücke deinen Bauch nicht in den Boden, während du deine Arme anhebst. Dann ist dein Powerhouse nicht mehr aktiv. Und das wollen wir vermeiden.

Take it easy
Leg die Wasserflaschen weg und arbeite mit deinen Armen ohne Gewicht auf und ab. Lass deine Daumen dann nach oben in Richtung Decke zeigen.

Challenge yourself
Halte die Arme zwei Sekunden oben und geh dann erst wieder zurück in die Ausgangsposition.

Arme/Schultern	●	●			
Brust					
Bauch	●				
Rücken	●	●	●		
Po					
Beine					

Bei der Übung »Reverse Fly« lassen wir die Schulterblätter zueinander gleiten. Umgekehrt können wir sie auch auseinanderschieben. Und nicht nur das! Wir können sie auch heben, senken und rotieren. Die Schulterblätter gleiten dabei ohne direkten Kontakt über die Rippen des Brustkorbs. Für einen gesunden Schultergürtel ist es wichtig, diese Bewegungen in das Training miteinfließen zu lassen.

T-Back Extension

Die Übung ist sehr beliebt, um sich an Rückenstrecker-Übungen heranzutasten. Bei der »T-Back Extension« können wir uns noch mal auf die Prinzipien der richtigen Wirbelsäulenaufrichtung konzentrieren und kräftigen gleichzeitig Rücken- und Schultermuskulatur.

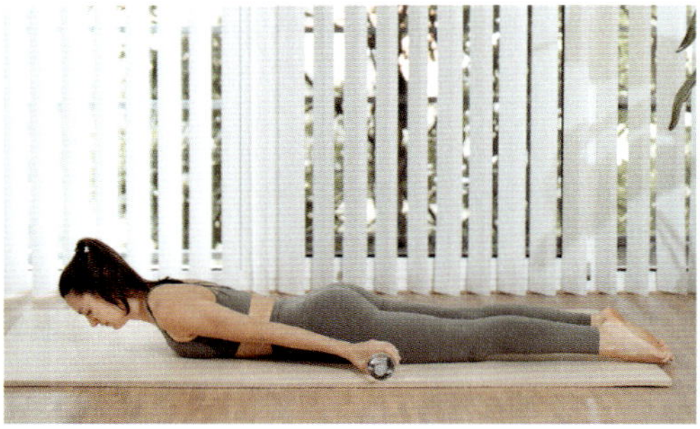

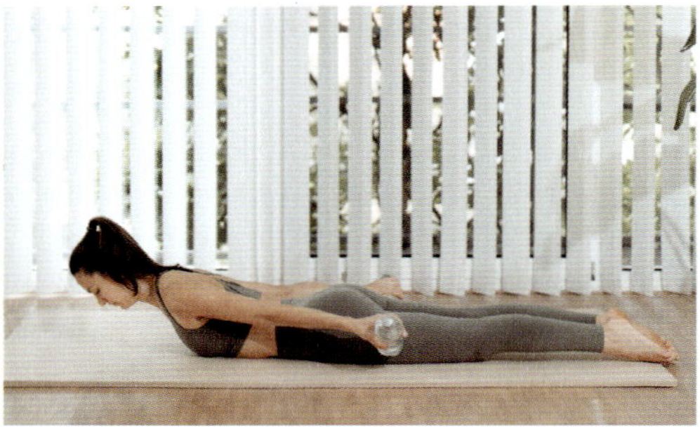

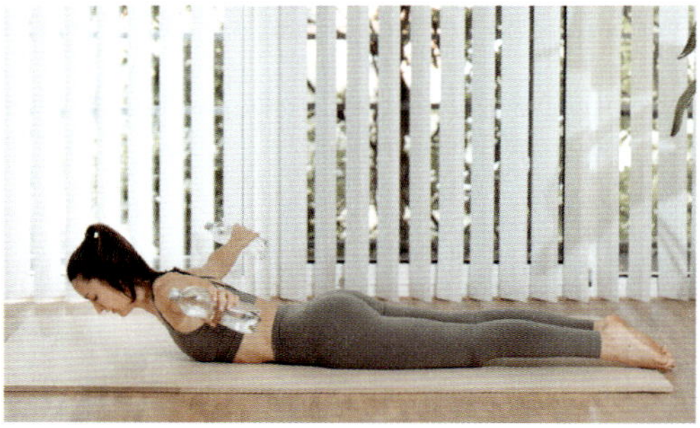

Ausgangsposition:.

Du bist in Bauchlage.
Deine Beine sind lang gestreckt und hüftbreit auseinander.
Deine Füße sind im Point (siehe S. 14).
Deine Arme legst du nahe bei deinem Körper auf der Matte ab.
In deinen Händen hältst du jeweils eine Wasserflasche.
Die Handflächen zeigen in Richtung Boden.
Dein Blick geht in Richtung Matte.
Dein Rücken ist gestreckt.
Dein Powerhouse ist aktiviert.

So geht's:

1. Einatmen. Hebe den Oberkörper leicht an und schiebe die Arme währenddessen seitlich nach vorne, bis sie einen rechten Winkel zu deinem Oberkörper bilden.

2. Ausatmen. Lass den Oberkörper angehoben und ziehe deine Arme wieder zurück in Richtung Gesäß. Du kehrst mit ihnen in die Ausgangsposition zurück.

Wiederhole die Armbewegung 8 Mal, bevor du den Oberkörper wieder ablegst.

Dos

Hebe deinen Oberkörper an, indem du die Brustwirbelsäule in Richtung Decke hebst und gestreckt hältst.

Konzentriere dich beim Hochkommen auf die Brustwirbelsäule, damit du dich nicht über die Lendenwirbelsäule nach oben streckst. Wir müssen lernen, bei Extensionsübungen mit der Brustwirbelsäule zu arbeiten.

Drücke dein Schambein leicht in die Matte rein, wenn du den Oberkörper anhebst. So bleibt dein unterer Rücken geschützt.

Stell dir vor, du möchtest mit deinem Körper ein »T« formen.

Strecke deine Halswirbelsäule, indem du deine Scheitelkrone weit nach vorne schiebst.

Die Handflächen zeigen während der gesamten Übung nach unten.

Deine unteren Rippenbögen bleiben auf der Matte. Wir trainieren hier nur mit einer leichten Rückenstreckung.

Don'ts

Knicke deine Handgelenke nicht ab. Lass deine Arme mitsamt den Handgelenken lang gestreckt.

Drück deinen Bauch nicht tief in die Matte. Zieh deinen Bauchnabel sanft rein und strecke deine Bauchdecke.

Take it easy

Hebe nur deinen Kopf an, ohne deinen Brustkorb vom Boden zu lösen. Zieh die Arme weiterhin in die T-Position.

Challenge yourself

Heb die Beine gleichzeitig mit an. So aktivierst du auch deine Gesäß- und die hintere Oberschenkelmuskulatur.

Arme/Schultern	●	●			
Brust					
Bauch	●				
Rücken	●	●	●		
Po	●				
Beine					

Erinnerst du dich noch, dass der »Rückenstrecker« ein allgemeiner Begriff ist für alle tiefliegenden Muskeln im Rücken, die eine Verbindung zur Wirbelsäule haben (siehe S. 44 »Swimming«)? Je nach Literatur werden unterschiedliche Muskeln dazu gezählt. Du musst sie auch nicht kennen. Fakt ist: Es sind ganz viele Muskeln – mit verschiedenen Ansätzen, Ursprüngen und unterschiedlichen Längen. Aber sie haben eins gemeinsam: Sie sind für die Ausrichtung und Stabilisation unserer Wirbelsäule zuständig. Wenn du deinen Rückenstrecker trainierst (eben mit Pilates), sorgst du für gut justierte Gelenke, und die verschleißfördernden Prozesse werden minimiert.

Donkey Kick

Der »Donkey Kick« wird sehr oft mit der falschen Technik ausgeführt, um das Bein noch höher zu bekommen. Dadurch verlieren wir aber den Vorteil der Gesäß- und Oberschenkelrückseitenkräftigung. Achte also darauf, die Übung exakt nach Angabe auszuführen – dein Po wird sich freuen!

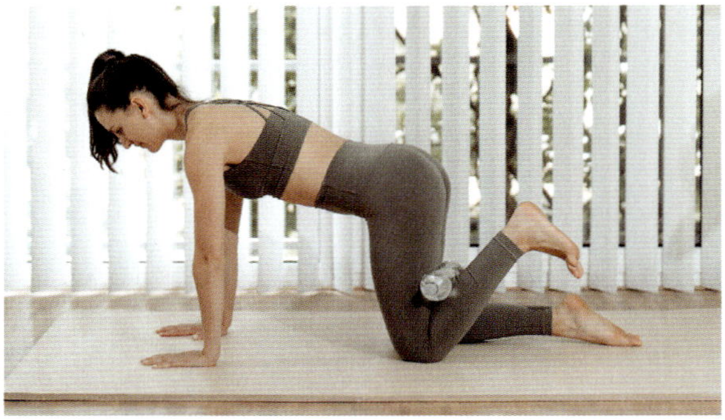

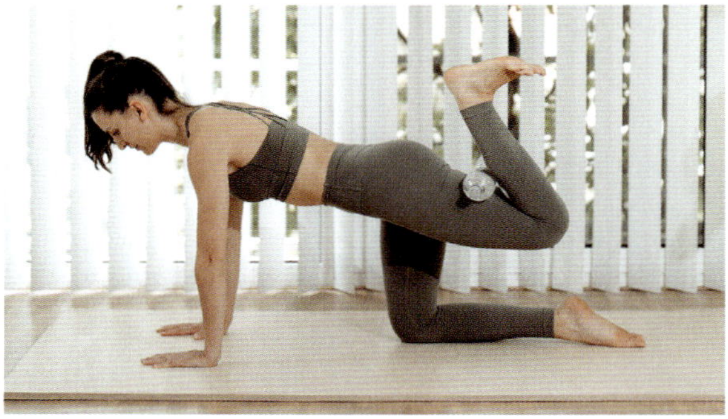

Ausgangsposition:

Du bist im Vierfüßlerstand.
Deine Hände sind genau unter deinen Schultergelenken.
Die Knie sind unter deinen Hüftgelenken.
Die Wasserflasche ist in der linken Kniebeuge eingeklemmt.
Dein linker Fuß ist im Flex (siehe S. 14), während der rechte Fußrücken auf dem Boden abgelegt ist.
Dein Blick ist nach unten gerichtet.
Dein Powerhouse ist aktiviert.

So geht's:

1. Ausatmen. Hebe dein linkes Bein an. Die Ferse geht in Richtung Decke.

2. Einatmen. Senke das Bein langsam wieder ab, jedoch ohne es abzustellen.

Wiederhole die Übung 8 Mal und wechsle dann die Seite.

Dos

Nimm die Aktivierung deiner Oberschenkelrückseite wahr, indem du die Wasserflasche zwischen Ober- und Unterschenkel zusammendrückst.

Führe die Übung nur so weit nach oben aus, wie du mit deinem Oberkörper stabil bleiben kannst. Wenn du ins Hohlkreuz fällst, machst du eine Ausweichbewegung. Achte also darauf, dass dein Powerhouse aktiviert bleibt und du deine Gesäßmuskulatur nutzt, um das Bein nach oben zu bringen.

Dein Blick geht nach unten in Richtung Boden und deine Scheitelkrone schiebt sich nach vorne. Somit bleibt deine Halswirbelsäule aufgerichtet.

Drücke die Schulterblätter auseinander. Dein Rücken bildet dadurch eine ebene Fläche.

Don'ts

Beuge nicht deine Arme. Lass sie gestreckt, die Ellenbeugen sollen zueinander zeigen. Die Bewegung geschieht nur mit dem Hüftgelenk.

Rotiere dein Bein nicht nach außen. Beide Hüftknochen bleiben auf einer Ebene.

Verlagere dein Gewicht nicht auf eine Seite. Konzentriere dich darauf, mittig zu bleiben.

Take it easy

Führe die Übung auf deinen Unterarmen aus. Dadurch sind deine Ellenbogen unter den Schultergelenken. Bei dieser Variante kannst du deinen Oberkörper einfacher stabilisieren.

Challenge yourself

Stelle beide Füße auf dem Boden auf. Wenn du das linke Bein angewinkelt nach oben bringst, hebst du gleichzeitig dein rechtes Knie mit an. Genauso arbeitest du, wenn das rechte Bein nach oben geht.

Arme/Schultern	●				
Brust	●				
Bauch	●	●			
Rücken	●	●			
Po	●	●	●		
Beine	●	●			

Die Aktivierung deines Powerhouses kannst du übrigens auch super in deinen Alltag und selbst bei anderen Sportarten mit einbringen. Du willst einen schweren Pflanzenkübel anheben? Nutze dein Powerhouse, um deinen unteren Rücken zu schützen. Du spielst Golf? Aktiviere dein Powerhouse, damit deine Brustwirbelsäule rotiert (und nicht deine Lendenwirbelsäule). Hach, mir fallen Tausende Gründe ein, warum wir alle Pilates machen sollten!

Lying Bow and Arrow

Die Wasserflasche ist perfekt, um die Dehnung der Brustmuskulatur zu intensivieren. Gleichzeitig hilft sie uns, eine stärkere Rotation der Brustwirbelsäule zu erreichen. Die Übung tut einfach gut und bewirkt, dass wir tiefer in den Brustkorb atmen.

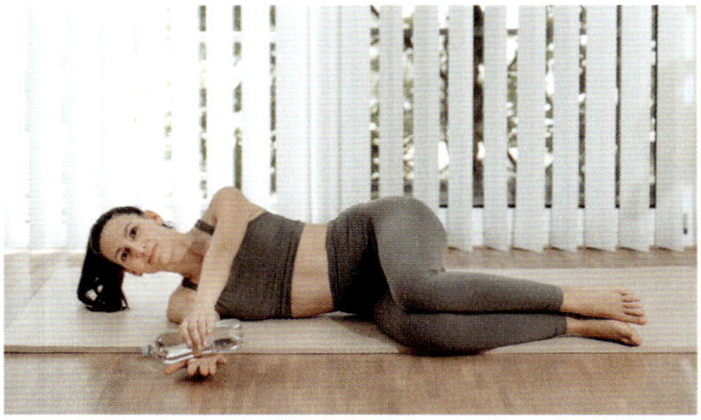

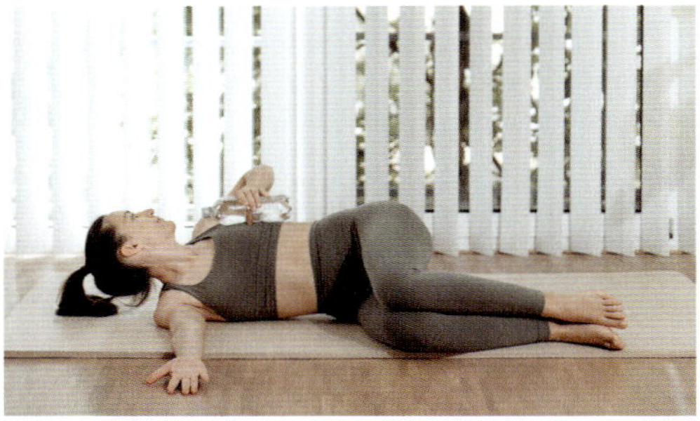

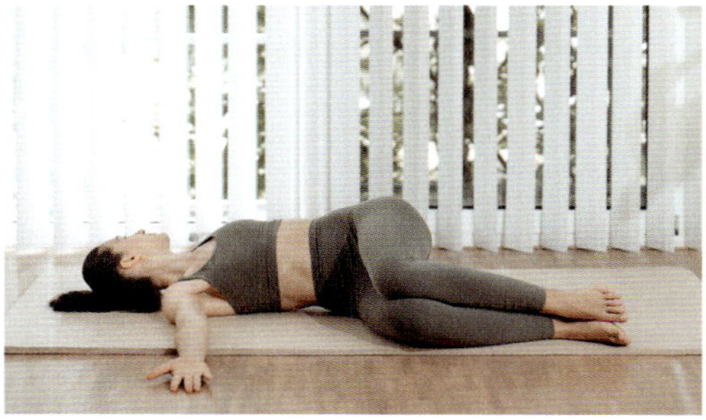

Ausgangsposition:

Du liegst auf deiner linken Körperseite.
Die Beine liegen aufeinander und bilden in der Hüfte und den Knien jeweils einen 90-Grad- Winkel.
Beide Arme sind lang nach vorne gestreckt.
Die Hände sind aufeinander.
In deiner linken Hand hältst du eine Wasserflasche.
Dein Kopf ist angehoben und in Verlängerung der Halswirbelsäule (siehe S. 13; bei Nackenproblemen leg den Kopf bitte auf ein Handtuch oder kleines Kissen ab).
Dein Powerhouse ist aktiviert.

So geht's:

1. Einatmen. Ziehe deinen linken Ellenbogen nach hinten weg, so als würdest du einen Bogen spannen. Zieh deine linke Hand am Schlüsselbein entlang. Drehe gleichzeitig deinen Kopf nach oben in Richtung Decke.

2. Ausatmen. Strecke den linken Arm lang nach hinten weg, sodass deine Arme auf einer Linie sind. Rotiere den Kopf weiter nach hinten und schaue zu deiner linken Hand. Diese liegt jetzt mit der Handfläche nach oben auf der Matte.

3. Einatmen. Halte diese Position und lege den Kopf kurz ab.

4. Ausatmen. Führe den linken Arm lang gestreckt über oben wieder nach vorne.

Wiederhole die Übung 6 Mal und wechsle dann die Seite.

Dos

Achte vor der Ausführung auf deine Ausrichtung. Knie, Hüftknochen und Füße sind jeweils genau übereinander.

Lass dein Becken nach vorne ausgerichtet. Wir konzentrieren uns darauf, nur die Hals- und in der Brustwirbelsäule zu rotieren.

Nimm bei der Einatmung wahr, wie sich dein Brustkorb weitet. Das funktioniert am besten, während die Arme weit voneinander weggestreckt sind.

Die Rotation wird von der Brustwirbelsäule initiiert und nicht von den Armen. Die Arme nimmst du eigentlich nur unterstützend mit.

Don'ts

Führe die Übung nicht einfach fort, wenn du Probleme mit dem Nacken hast. Nimm dann ruhig ein Handtuch oder ein Kissen dazu, um deinen Kopf darauf abzulegen. Rotiere die Halswirbelsäule, während dein Kopf abgelegt ist.

Die Knie sollten sich nicht bewegen oder voneinander lösen. Wenn dein oberes Knie vom unteren abhebt, während du den Oberkörper rotierst, ist es wahrscheinlich, dass du in der Hüfte mit rotierst.

Take it easy

Wenn dir die Übung wegen der Koordination (noch) zu schwierig ist, beuge deinen oberen Arm nicht. Strecke ihn einfach lang nach hinten aus, während du mit dem Oberkörper rotierst.

Challenge yourself

Nimm statt der Flasche ein schwereres Gewicht in deine obere Hand. Dadurch muss deine Schulter mehr Stabilisationsarbeit leisten.

Arme/Schultern	●	●			
Brust					
Bauch	●				
Rücken	●	●			
Po					
Beine					

Die Übung »Lying Bow and Arrow« eignet sich perfekt, um noch mal auf die Wichtigkeit der Brustwirbelsäulenrotation einzugehen. Unsere Halswirbelsäule kann um 70 Grad zu jeder Seite rotieren und ist daher sehr mobil. Unsere Brustwirbelsäule kann zu jeder Seite um etwa 40 Grad rotieren und die Lendenwirbelsäule nur um rund 10 Grad. Wie bereits erwähnt, nutzen wir die Rotation der Brustwirbelsäule viel zu wenig im Alltag, was schmerzhafte Folgen haben kann. Wenn wir keine guten Rotationen der Brustwirbelsäule ausführen können, muss die Lendenwirbelsäule das kompensieren, was zu Rückenschmerzen führen kann (eine sogenannte Ursachen-Folge-Kette).

Pilates auf dem Bett

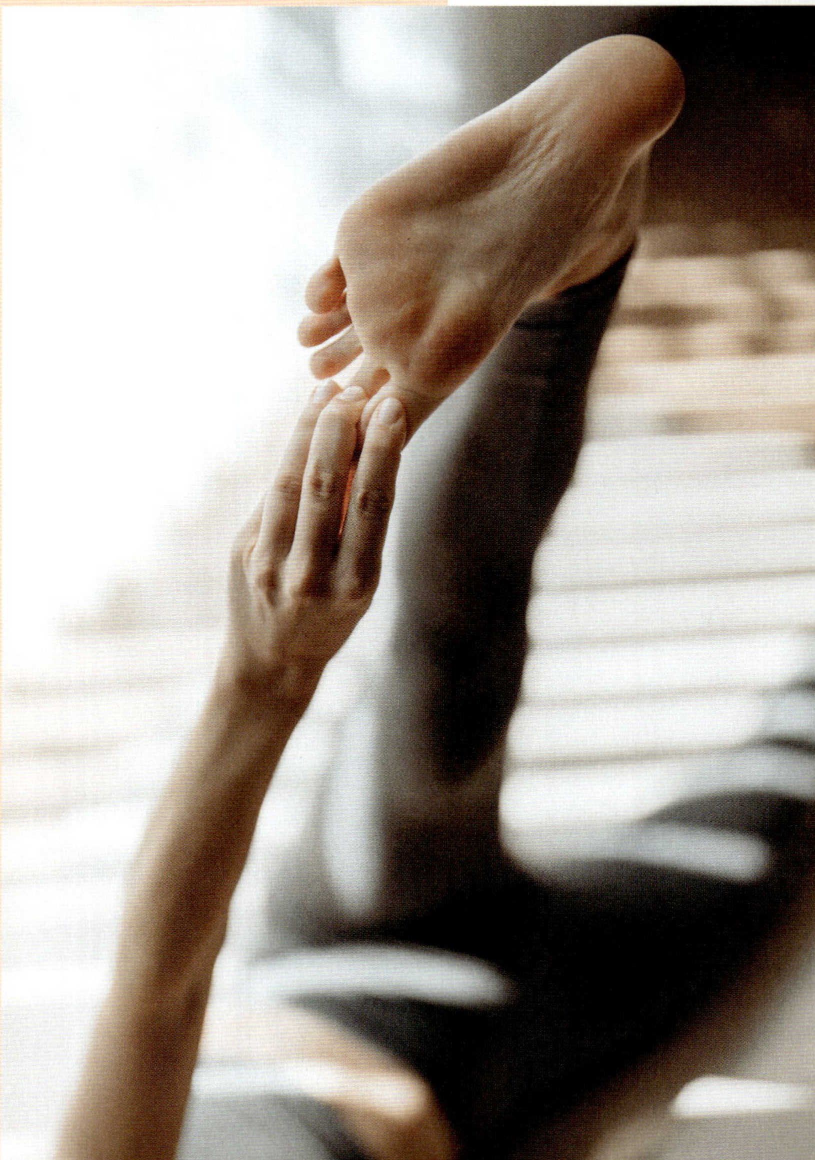

Keine Lust, morgens aufzustehen? Oder brauchst du noch ein paar Minuten, um am Abend herunterzufahren? Die Übungen hier sind sehr wertvoll, wenn es darum geht, dem eigenen Körper bewusst ein paar Minuten zu schenken. Egal, ob am Morgen oder am Abend.

Natürlich kannst du die Übungen auch auf deiner Matte ausführen. Aber probiere es ruhig mal auf dem Bett aus! Viele Übungen sind deutlich angenehmer für die Wirbelsäule, da sie weich aufliegen kann. Aber bevor du dich zu früh freust: Es gibt auch Übungen, die durch das Auf-dem-Bett-Liegen erschwert werden, da wir leicht in unserer Matratze einsinken und deshalb die Bauchmuskulatur stärker einsetzen müssen, beispielsweise, um uns aufzurichten.

Wenn du merkst, wie gut dir die Übungen auf dem Bett tun, dann habe ich hier eine ganze YouTube-Playlist für dich: »Sanfte Pilates-Workouts«. Es sind Videos unterschiedlicher Längen, die du allesamt auf dem Bett ausführen kannst. Mal mit einer anschließenden Meditation, mal mit vielen Dehneinheiten.

Mit diesem Video kannst du super in den Tag starten! Anstatt auf deinem Handy »snooze« zu drücken, drückst du auf »play«. Das Workout dauert bloß 15 Minuten und tut einfach nur gut, um deinen Körper zu wecken.

»Das war anders und total interessant. Ich habe gespürt, welche Muskeln ich unbewusst verkrampfe. Das ruhige Training brauche ich anscheinend öfters.«

Beate

Pelvic Tilt

Wenn ich mich für eine Übung entscheiden müsste, mit der ich eine Pilatesstunde anfange, dann wäre es der »Pelvic Tilt«. Damit können wir uns ganz auf unser Powerhouse und die Wirbelsäulenmobilisation konzentrieren. Ein sanfter Trainingsbeginn!

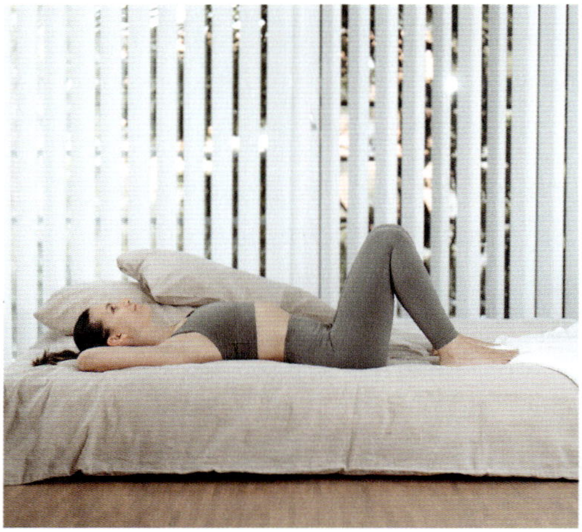
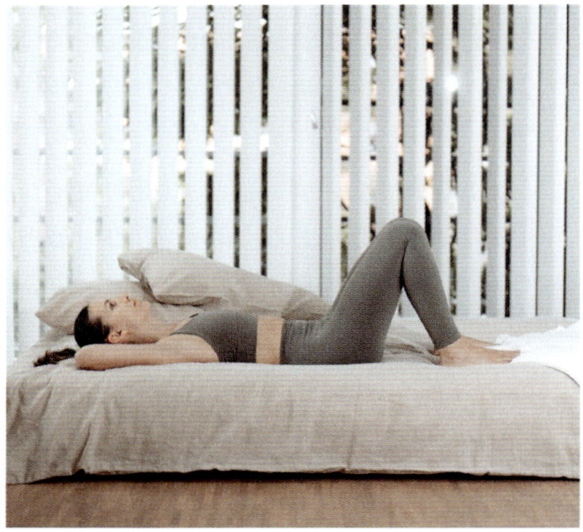

Ausgangsposition:

Du bist in Rückenlage.
Deine Beine sind angewinkelt.
Deine Füße sind hüftbreit auf der Matratze aufgestellt.
Deine Arme sind seitlich angewinkelt und deine Hände liegen am Hinterkopf.
Deine Wirbelsäule ist neutral.
Dein Blick geht nach oben.
Deine Nasenspitze zeigt in Richtung Decke.

So geht's:

1. Atme vorbereitend ein und spüre, wie sich dein Brustkorb auf deiner Matratze ausdehnt.

2. Ausatmen. Spanne deinen Beckenboden an. Ziehe den Bauchnabel rein und hoch und rolle dein Schambein in Richtung Nase.

3. Einatmen. Kippe dein Becken nun nach vorne, sodass du dein Schambein von der Nase wegziehst und wieder in eine natürliche Wirbelsäulenkrümmung kommst.

Wiederhole die Übung 8 Mal.

Dos

Spüre, wie du deine Lendenwirbelsäule während der Ausatmung komplett auf der Matratze ablegst. Nimm gleichzeitig die Länge deiner Lendenwirbelsäule wahr. Stell dir vor, dass sich die einzelnen Wirbel voneinander entfernen.

Auch wenn du ins Hohlkreuz gehst, bleibt dein Powerhouse aktiv. Spüre die Verbindung zwischen Rippenbögen und Hüftknochen.

Stell dir vor, du hast einen Wassertropfen in deinem Bauchnabel. Bei der Einatmung läuft er nach unten in Richtung Beine. Bei der Ausatmung läuft er wieder zurück in den Bauchnabel.

Konzentriere dich jetzt noch mal auf deinen Beckenboden und spanne erst den Beckenboden an, bevor du den Bauchnabel rein- und hochziehst.

Achte auf die Wirbelsäulenartikulation in deinem unteren Rücken. Die Brustwirbelsäule bleibt in ihrer natürlichen Ausrichtung.

Don'ts

Hebe dein Gesäß nicht an. Es geht bei dieser Übung lediglich um die Beckenkippung und die Wirbelsäulenmobilisation.

Spanne dein Gesäß auch nicht an. Lass es locker und fokussiere dich auf die Beckenkippung.

Presse deine Lendenwirbelsäule nicht in die Matratze. Gehe langsam und sanft vor.

Deine Knie kippen nicht nach innen oder außen. Fuß, Knie und Hüfte bleiben auf einer Linie.

Take it easy

Mach die Bewegung kleiner.

Challenge yourself

Führ die Übung langsamer aus. Ausatmen. Komm in die *Imprint*-Position (siehe S. 14). Einatmen. Bleibe in dieser Position. Ausatmen. Komme in die neutrale Position. Einatmen. Halte diese Position.

Arme/Schultern					
Brust					
Bauch	●				
Rücken	●	●			
Po					
Beine					

Beckenkippungen machen wir viele beim Pilates. Es ist immens wichtig, zu lernen, wie man sein Becken ansteuert. Wenn du dein Schambein in Richtung Nase ziehst, kippt dein Becken nach hinten. Wenn du ins Hohlkreuz gehst, kippt dein Becken nach vorne. Wenn du ein stark ausgeprägtes Hohlkreuz hast, konzentrierst du dich am besten auf die Beckenkippung nach vorne, um deinen unteren Rücken abzuflachen und ihn zu entlasten.

Single Straight Leg Stretch

Übungen sind auf dem Bett durchaus nicht immer einfacher. Das wirst du beim »Single Straight Leg Stretch« feststellen. Wir kommen in eine starke Rumpfbeugung, während die Beine gestreckt werden. Die Bauchmuskulatur hat also ordentlich zu tun!

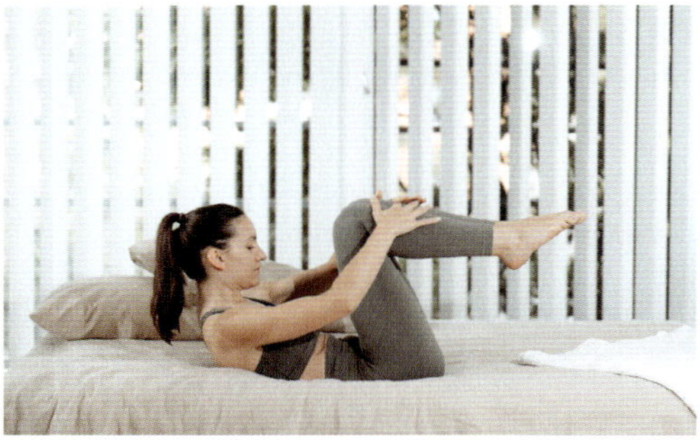

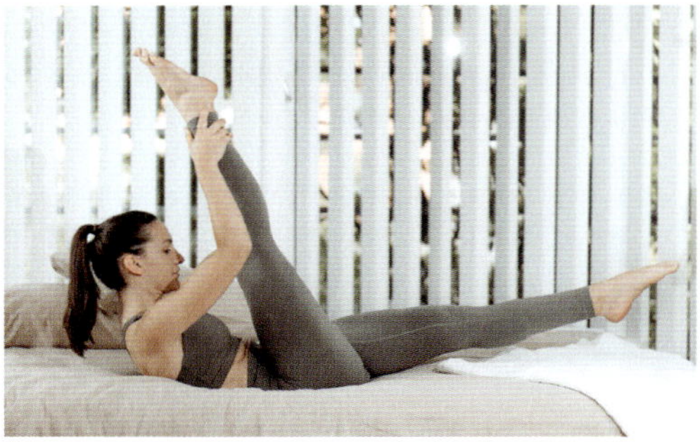

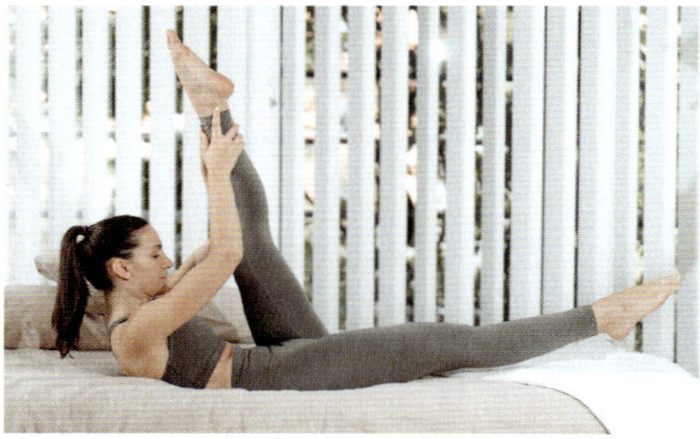

Ausgangsposition:

Du bist in Rückenlage.
Deine Knie sind in Richtung Brust angezogen.
Deine Hände liegen auf deinen Schienbeinen.
Dein Kopf und deine Schulterblätter sind angehoben.
Dein Blick geht in Richtung Bauchnabel.
Dein Rücken ist in der Imprint-Position (siehe S. 14).
Dein Powerhouse ist aktiviert.

So geht's:

1. Ausatmen. Strecke dein rechtes Bein lang und führe es nach oben in Richtung Gesicht. Dein linkes Bein streckst du gleichzeitig lang nach unten aus, in Richtung des unteren Matratzenendes. Fasse mit deinen Händen deinen rechten Unterschenkel, nah am Fußgelenk.

2. Einatmen. Halte diese Position.

3. Ausatmen. Schiebe die Beine wieder aneinander vorbei. Führe nun dein immer noch lang gestrecktes linkes Bein nach oben in Richtung Gesicht und greife mit deinen Händen deinen linken Unterschenkel, nah am Fußgelenk. Nun ist das rechte Bein lang nach unten ausgestreckt.

4. Einatmen. Halte nun diese Position.

Wiederhole die Übung insgesamt 12 Mal.

Dos

Schaue während der gesamten Übungsausführung runter in Richtung Bauchnabel. Dein Kinn bleibt über deinem Brustkorb.

Dein Rumpf bleibt ruhig. Die Bauchmuskulatur wird gekräftigt, ohne dass du den Oberkörper bewegst.

Spüre die Streckung der Beinrückseite. Wenn du merkst, dass du die Beine nicht lang strecken kannst, um sie nahe den Fußknöcheln zu fassen, beginne mit der »Take it easy«-Variante.

Kontrolliere deine Übungsausführung. Da dein Blick zum Bauchnabel gerichtet ist, kannst du sofort erkennen, ob sich die Bauchdecke hebt. Ist das der Fall, halte diese Position kurz und ziehe den Bauchnabel erneut rein und hoch.

Je schneller du die Beine aneinander vorbeischiebst, desto mehr Spannung brauchst du im Oberkörper. Arbeite also ruhig zunächst langsam, bevor du die Beine schnell aneinander vorbeigleiten lässt.

Don'ts

Zu keiner Zeit löst sich die Lendenwirbelsäule von der Matratze. Stell dir vor, dein unterer Rücken wäre auf der Matratze festgeklebt.

Deine Schultern heben sich während der Übung nicht in Richtung Schultern. Ziehe deine Schulterblätter bewusst nach unten.

Beuge deine Beine nicht. Wenn es für dich zu schwierig ist, den Fußknöchel zu greifen, führe die »Take it easy«-Variante aus.

Take it easy

Anstatt deinen Fußknöchel zu greifen, greifst du die Oberschenkelrückseite. Wenn das gut funktioniert, greife die Wade.

Challenge yourself

Strecke die Arme lang nach oben, ohne deinen Fußknöchel zu greifen. Diese Variante verlangt eine deutlich stärkere Rumpfstabilisation und Bauchmuskulatur.

Arme/Schultern	●				
Brust					
Bauch	●	●	●	●	
Rücken					
Po					
Beine	●	●			

Erinnerst du dich an die oberflächliche Frontallinie (siehe S. 94 »Swan Dive Modification«)? Genauso haben wir auch eine oberflächliche Rückenlinie. Diese beginnt unter dem Fuß, verläuft über die Beinrückseite, den Rücken entlang, über den Kopf bis nach vorne zur Augenbraue. Bei vielen Pilatesübungen wird diese Rückenlinie in die Länge gestreckt und gedehnt. Der »Single Straight Leg Stretch« ist ein gutes Beispiel. Um die oberflächliche Rückenlinie bewusst wahrzunehmen, denk an diese Linie und die Streckung der Beine. Vielleicht kannst du deine Füße auch mal im *Flex* (siehe S. 14) bewegen, um diese Linie noch mehr aufzuspannen!

Single Leg Circle

Jetzt kümmern wir uns um unsere Hüftmobilität! Beim »Single Leg Circle« wollen wir unsere Hüftbeweglichkeit verbessern und die Beinmuskulatur stärken. Und was gibt es Besseres nach dem Wachwerden, als sich einen Moment Zeit für den eigenen Körper zu nehmen?

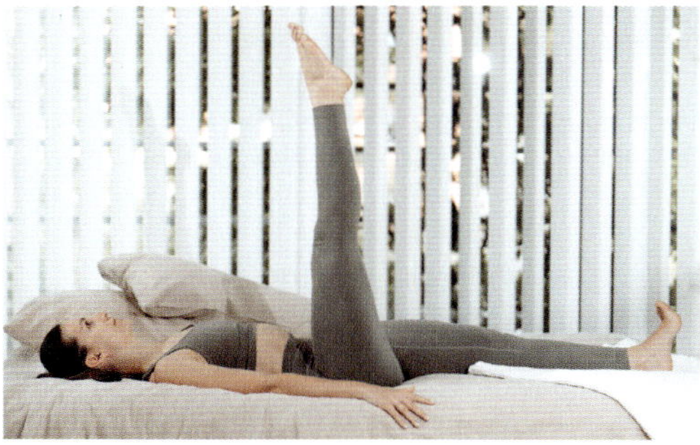

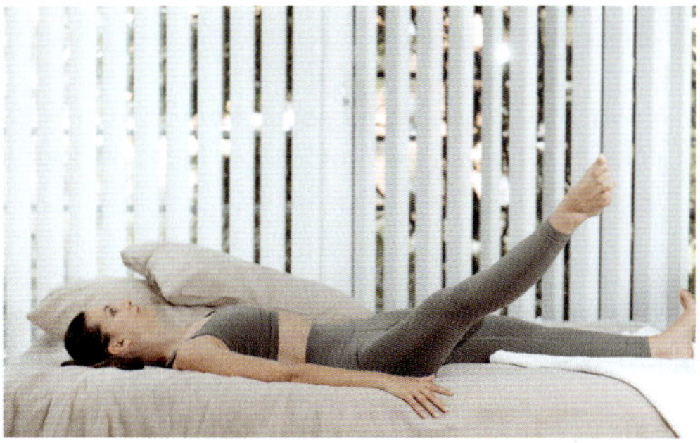

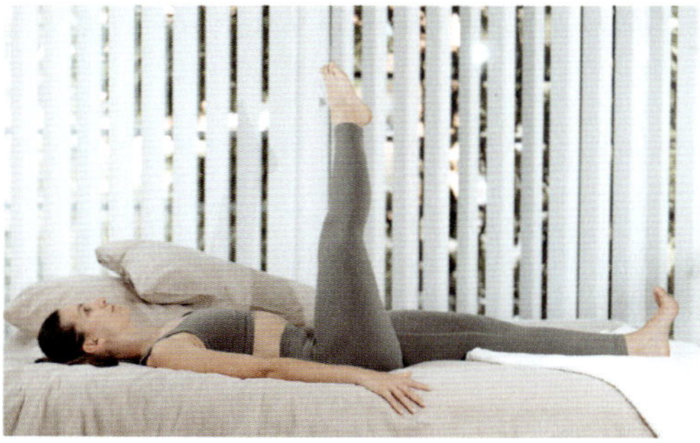

Ausgangsposition:

Du bist in Rückenlage.
Dein linkes Bein ist lang auf dem Bett ausgestreckt. Der Fuß ist im Flex (siehe S. 14).
Dein rechtes Bein ist lang in Richtung Decke ausgestreckt. Der Fuß ist im Point (siehe S. 14).
Deine Arme liegen lang neben deinem Körper mit den Handflächen nach unten.
Dein Blick ist nach oben zur Decke gerichtet.
Dein Powerhouse ist aktiviert.

So geht's:

1. Einatmen. Kreise mit deinem rechten Bein nach innen in Richtung des linken Knies und dann weiter nach unten, so als würdest du mit deinen Zehen einen großen Kreis malen wollen.

2. Ausatmen. Führe die Kreisbewegung über außen fort und kehre an ihrem Ende zurück in die Ausgangsposition.

Wiederhole die Übung 6 Mal und wechsle dann die Seite.

Dos

Stell dir während der Bewegung vor, du möchtest mit deinen Zehen einen großen Kreis malen. Dein erhobenes kreisendes Bein lässt du während der gesamten Übung lang gestreckt.

Lass die Schultern auf dem Bett liegen. Dein Oberkörper bleibt so ruhig wie möglich.

Denk noch mal daran, dass dein Hüftgelenk ein Kugelgelenk ist. Rotiere nur mit dem Hüftgelenk.

Schau nach oben in Richtung Decke. Spüre, wie dein Hinterkopf auf der Matratze aufliegt. Dadurch lassen wir den Nacken gestreckt.

Komme mit dem Bein nur so tief, wie du dein Powerhouse aktiv halten kannst. Wenn du merkst, dass sich dein unterer Rücken von der Matratze löst, mache die Bewegung kleiner.

Don'ts

Es ist vollkommen okay, wenn deine Hüfte bei der Übung knackt. Solltest du allerdings Schmerzen spüren, höre auf!

Bewege das andere Bein nicht mit. Es liegt die ganze Zeit lang gestreckt mit der Ferse auf der Matratze. Dein Fuß bleibt im *Flex* und deine Fußspitze somit in Richtung Schienbein ausgerichtet.

Take it easy

Lass dein anderes Bein aufgestellt. Der Fuß ist dann ganz auf der Matratze abgestellt. Bei der Variante ist es etwas leichter, den Körper mittig zu halten.

Challenge yourself

Richtungswechsel! Führe einen Kreis über innen aus, und den nächsten fängst du über außen an.

Arme/Schultern	●				
Brust					
Bauch	●	●			
Rücken					
Po					
Beine	●	●	●		

So wie unser Schultergelenk ist auch das Hüftgelenk ein Kugelgelenk. Das erlaubt uns die größtmögliche Bewegung. Anders als das Schultergelenk sitzt das Hüftgelenk aber ziemlich tief in der Gelenkpfanne und wird von dieser zu 50 Prozent umgeben. Es ist zwar stabil in der Gelenkpfanne eingebettet, wir sollten uns aber trotzdem um unser Hüftgelenk kümmern. Denn durch Bewegung bildet sich mehr Gelenkschmiere und der Knorpel wird optimal mit Nährstoffen versorgt.

Leg Lift Supine

Bei Bewegungsübungen, deren Ausführung einfach ist, können wir uns auf unsere Pilatestechnik konzentrieren. Wie hier zum Beispiel beim »Leg Lift Supine«. Welche Muskulatur wollen wir gezielt ansteuern? Welche spannen wir versehentlich an, obwohl wir sie nicht benötigen? Das kannst du bei dieser Übung gut herausfinden.

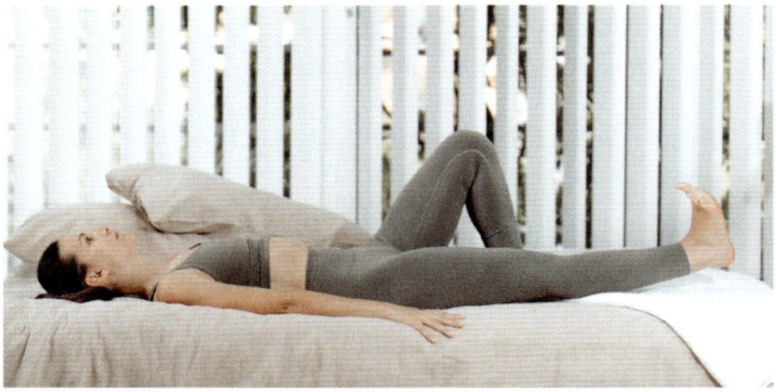

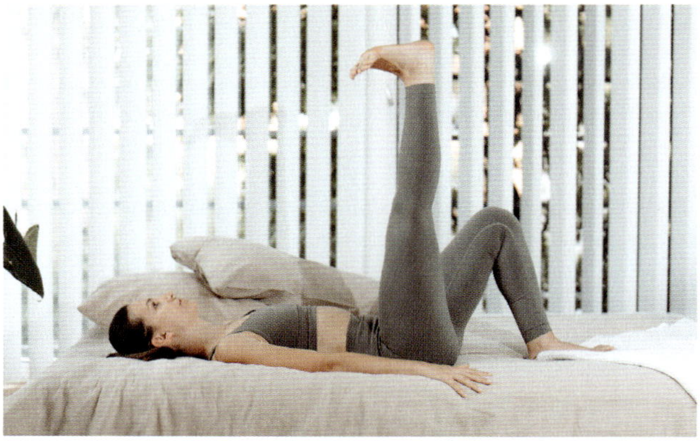

Ausgangsposition:

Du bist in Rückenlage.
Dein rechtes Bein ist lang auf dem Bett ausgestreckt. Der Fuß ist im Flex (siehe S. 14).
Dein linker Fuß ist auf der Matratze aufgestellt, dein Bein also angewinkelt.
Deine Arme liegen lang neben deinem Körper mit den Handflächen nach unten.
Dein Rücken ist in der Imprint-Position (siehe S. 14).
Dein Blick ist nach oben zur Decke gerichtet.
Dein Powerhouse ist aktiviert.

So geht's:

1. Ausatmen. Strecke dein rechtes Bein nach oben in Richtung Decke.

2. Einatmen. Senke es langsam wieder in Richtung Matratze ab, ohne es abzulegen.

Wiederhole die Übung 8 Mal und wechsle dann die Seite.

Dos

Die Bewegung geschieht aus deiner Körpermitte heraus. Dadurch, dass du dein Powerhouse aktivierst und sich deine Muskulatur im Rumpf anspannt, hebt sich dein Bein nach oben.

Arbeite kontrolliert und langsam. Du führst dein Bein auf einer langen Linie hoch und tief.

Drücke die Ferse weit weg von dir und halte das Bein durchgestreckt. Spüre die Anspannung der Oberschenkelvorderseite und die Streckung deiner Wade.

Lasse deine Nackenmuskulatur entspannt. Stell dir vor, dass warmes Öl über deine Schultern fließt und diese dadurch sanft nach unten gleiten.

Sollte es unangenehm für dich sein, deinen Kopf auf der Matratze abzulegen, nimm dir ruhig ein Kopfkissen dazu. Die Halswirbelsäule bleibt dabei lang und deine Nasenspitze zeigt in Richtung Himmel.

Lasse deinen Rücken in der *Imprint*-Position. Wenn dein Bein nach unten geht, bleibt die Verbindung zwischen Hüftknochen und Rippenbögen bestehen.

Don’ts

Kippe nicht mit deinem Becken vor und zurück. Bleibe stabil in der Körpermitte.

Reiße dein Bein nicht nach oben, denn so wirst du niemals die Muskulatur ansteuern, die wir erreichen wollen.

Take it easy

Führe dein Bein nur so hoch, dass die Oberschenkelvorderseiten parallel zueinander sind.

Challenge yourself

Strecke das Bein, welches auf dem Boden bleibt, lang nach vorne aus. Somit sind beide Beine gestreckt.

Arme/Schultern					
Brust					
Bauch	●	●			
Rücken					
Po					
Beine	●	●			

Unser vierköpfiger Oberschenkelmuskel, auch *Quadrizeps* genannt, ist für die Hüftbeugung wie auch für die Beinstreckung (wie beim »Leg Lift Supine«) zuständig. Ganz wichtig zu erwähnen ist aber auch, dass er für die Sicherung bzw. Positionierung der Kniescheibe wichtig ist. Um also an deiner Kniestabilisation zu arbeiten, solltest du auch Übungen ausführen, die diesen Muskel beanspruchen.

Double Leg Stretch

Einmal den Körper so richtig lang strecken und gleichzeitig etwas für die Bauchmuskulatur tun: Willkommen beim »Double Leg Stretch«! Während du große Arm- und Beinbewegungen machst, müssen deine Bauchmuskeln aktiv bleiben.

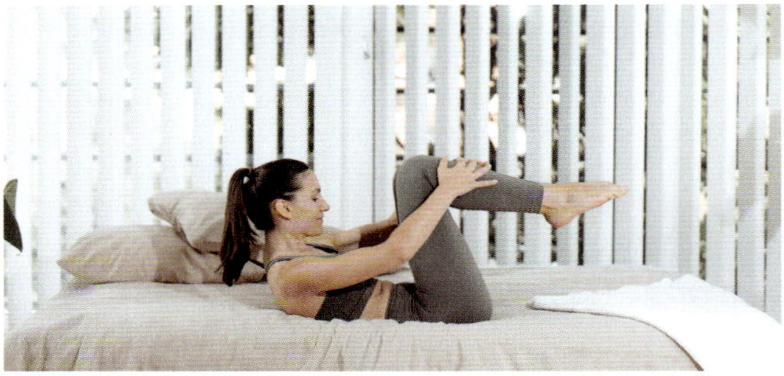

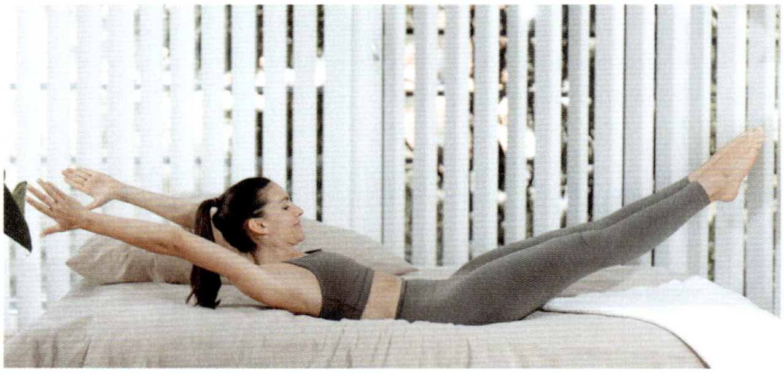

Ausgangsposition:

Du bist in Rückenlage.
Deine Knie sind in Richtung Brust herangezogen, die Beine eng aneinander.
Die Füße sind im Point (siehe S. 14).
Deine Hände sind an deinen Schienbeinen, dein Schultergürtel ist angehoben.
Die Ellenbogen zeigen nach außen.
Dein Kopf ist angehoben und über deinem Brustbein.
Dein Blick geht in Richtung Bauchnabel.
Dein unterer Rücken liegt auf der Matratze auf.
Dein Powerhouse ist aktiviert.

So geht's:

1. Einatmen. Strecke die Arme lang hinter den Kopf und die Beine lang nach vorne.

2. Ausatmen. Kreise mit den Armen nach außen über die Seite zurück und ziehe gleichzeitig die Beine wieder heran in Richtung Oberkörper, sodass du in der Ausgangsposition endest.

Wiederhole die Übung 10 Mal.

Dos

Drücke deinen unteren Rücken in die Matratze und lass die Bauchdecke flach. So bleibt dein Powerhouse aktiv und du schützt deinen unteren Rücken.

Wir wollen eine bessere Schultermobilität erreichen. Deshalb strecken wir die Arme so lang wie es geht nach hinten weg, an den Ohren vorbei.

Je tiefer du mit den Beinen gehst, desto schwerer wird es, das Powerhouse aktiviert zu halten. Geh wirklich nur so tief, wie deine Bauchmuskulatur auch mitarbeitet.

Dein Oberkörper bleibt während der gesamten Übung auf gleicher Höhe. Es sind nur Arme und Beine, die wir auch tiefer kommen lassen.

Die Handflächen zeigen zueinander, wenn die Arme hinter den Kopf gestreckt werden. Drehe die Handflächen dann nach außen, wenn du die Arme über die Seite wieder zurückkreist.

Deine Beine bleiben während der gesamten Übung eng zusammen.

Don'ts

Lass deinen Kopf nicht nach hinten abknicken. Er bleibt in einer Linie mit der Wirbelsäule.

Stoppe, wenn du Probleme mit dem Nacken hast. Achte noch mal darauf, dass du deinen Kopf wirklich nach vorne einrollst. Wenn es nicht besser wird, dann legst du den Kopf auf der Matratze ab.

Take it easy

Strecke die Beine in Richtung Decke anstatt nach unten in Richtung Bett. Sobald deine Bauchmuskulatur kräftiger ist, kannst du dich langsam nach unten arbeiten.

Challenge yourself

Bewege Arme und Beine nur bei der Ausatmung. Ausatmen. Strecke Arme und Beine lang weg. Einatmen. Halte in der Position. Ausatmen. Zieh Arme und Beine wieder heran. Einatmen. Halte diese Position.

Arme/Schultern	●				
Brust					
Bauch	●	●	●	●	
Rücken	●				
Po					
Beine	●	●			

Häufig ist einem selbst gar nicht klar, ob der Beckenboden aktiviert ist oder nicht. Und für mich als Trainerin ist es bei dir von außen nicht sichtbar. Oft hilft es, ein paar isolierte Wahrnehmungsübungen zu machen.

Du kannst dir zum Beispiel vorstellen, dass du einen Fahrstuhl an deinem Dammpunkt hast. Dieser schließt die Türen und fährt nach oben in Richtung Zwerchfell. So spannst du deinen Beckenboden an. Um den Beckenboden wieder zu entspannen, fährt der Lift wieder nach unten und öffnet die Türen. Oder du kannst dir eine Blume am Dammpunkt visualisieren, deren Blütenblätter sich schließen und bei der Beckenbodenentspannung wieder öffnen.

Figure 8

Nach dem »Double Leg Stretch«, bei dem wir vor allem unsere gerade Bauchmuskulatur gekräftigt haben, kümmern wir uns jetzt beim »Figure 8« außerdem um die schrägen Bauchmuskeln. Beide Übungen hintereinander sind eine echte Challenge für unsere Körpermitte.

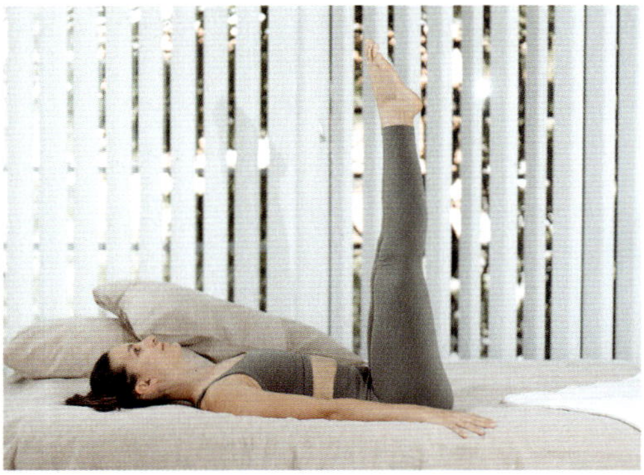

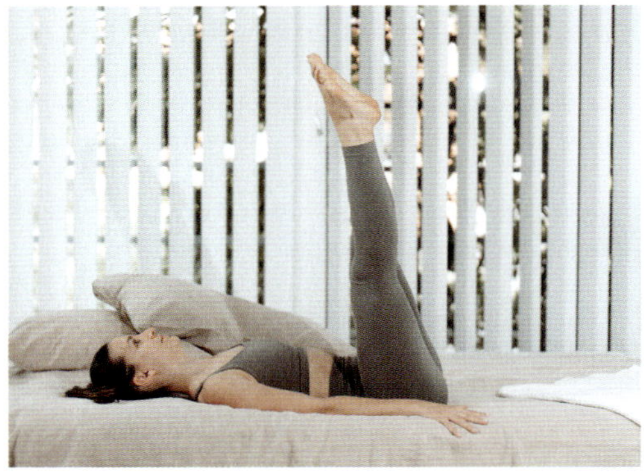

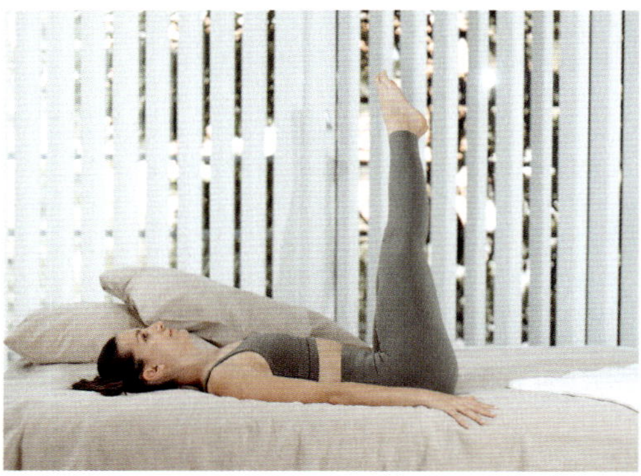

Ausgangsposition:

Du bist in Rückenlage.
Beide Beine sind lang nach oben in Richtung Decke gestreckt.
Deine Füße sind im Point (siehe S. 14).
Deine Arme sind seitlich neben deinem Körper abgelegt.
Die Handflächen liegen auf der Matratze auf.
Dein Rücken ist in der Imprint-Position (siehe S. 14), dein Nacken ist lang.
Deine Nasenspitze zeigt in Richtung Decke.
Dein Powerhouse ist aktiviert.

So geht's:

1. Einatmen. Ziehe deine Beine etwas höher in Richtung Gesicht und gleichzeitig diagonal nach rechts.

2. Ausatmen. Kreise die Beine über rechts unten wieder zurück in die Ausgangsposition.

3. Einatmen. Kippe jetzt die Beine diagonal nach links oben.

4. Ausatmen. Kreise deine Beine über links unten wieder zurück in die Ausgangsposition.

Wiederhole die Übung 6 Mal und führe dann weitere 6 Wiederholungen aus, beginne über die linke Seite.

Dos

Stell dir vor, du möchtest mit deinen großen Zehen eine liegende 8 an die Decke malen. Die Bewegung wird aus den Hüftgelenken initiiert.

Deine Beine ziehst du wieder zurück zur Mitte, weil du deinen Bauchnabel tiefer in Richtung Matratze drückst. Dadurch hilft die die seitliche Bauchmuskulatur, deine Beine wieder heranzuziehen.

Lasse deinen Oberkörper ruhig auf der Matratze aufliegen. Deine gesamte Wirbelsäule ist abgelegt.

Winkle die Beine leicht an, wenn du nur die Dehnung der Beinrückseite spürst. Lass Füße und Knie trotzdem eng aneinander.

Drücke deine Hände mit in die Matratze, um den Oberkörper zu stabilisieren und deine Schultern auf der Matratze zu lassen.

Don'ts

Die Schultern gleiten nicht in Richtung Ohren und heben sich auch nicht von deiner Matratze ab. Spüre den Kontakt deines Schultergürtels zur Matte.

Überstrecke deinen unteren Rücken nicht, sonst fällst du ins Hohlkreuz. Wir bleiben während der gesamten Übungsausführung in der *Imprint*-Position.

Take it easy

Leg deine Hände unter dein Gesäß. Das vereinfacht die Übung, da wir das Becken gekippt halten und so das Powerhouse leichter aktivieren können.

Challenge yourself

Hebe gleichzeitig deinen Kopf und den Schultergürtel mit an. Durch die Rumpfbeugung muss deine Bauchmuskulatur deutlich mehr arbeiten.

Arme/Schultern	●				
Brust					
Bauch	●	●	●		
Rücken	●				
Po					
Beine	●	●			

»Sollte ich Pilates direkt am Morgen machen oder lieber abends, wenn ich von der Arbeit komme?« Die Frage habe ich erst neulich wieder gestellt bekommen. Wann der richtige Zeitpunkt für dein Pilatestraining ist, bestimmst ganz allein du. Ich trainiere am liebsten morgens, weil ich mich dann für den Tag gestärkt fühle und es sozusagen »abhaken« kann. Mein Körper braucht allerdings morgens ein wenig länger, um in die Gänge zu kommen. Also führe ich bewusst 15 Minuten lang sehr sanfte Übungen aus. Aber es gibt viele, die lieber am Abend Pilates machen und dann besser zur Ruhe kommen können. Hauptsache, du findest eine Routine und bleibst am Ball.

Half Roll Back

Einer meiner Favoriten, wenn es darum geht, die gesamte Wirbelsäule zu mobilisieren. Die Übung ist auf dem Bett schwerer als auf einer Matte. Wir sinken mit unserem Gesäß leicht ein und unsere Bauchmuskulatur muss stärker mitarbeiten. Die Beckenkippung wird allerdings angenehmer, da wir einen weichen Untergrund haben.

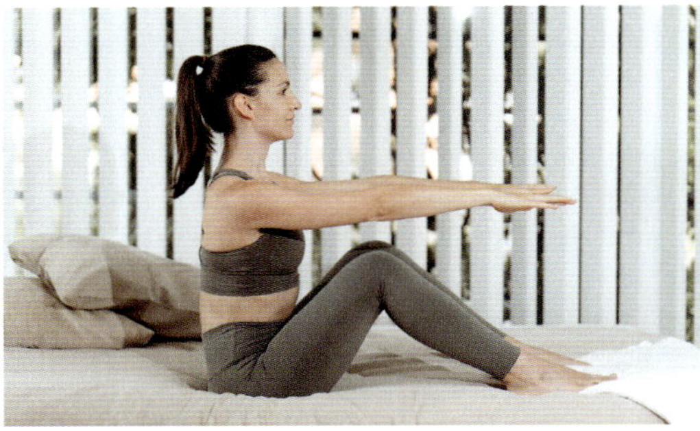

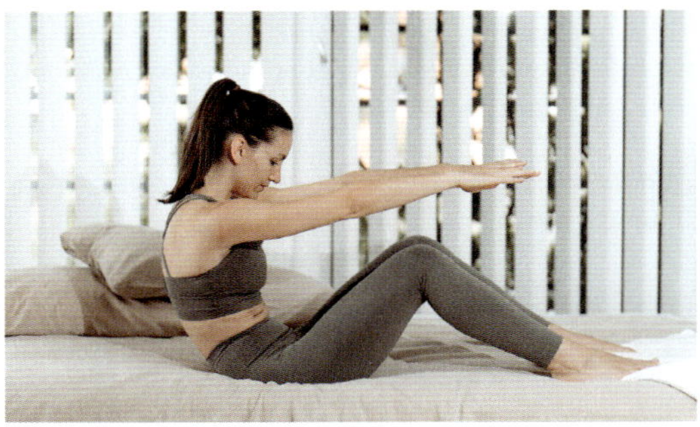

Ausgangsposition:

Du sitzt aufrecht.
Deine Beine sind angewinkelt aufgestellt.
Deine Arme sind auf Schulterhöhe nach vorne ausgestreckt.
Deine Handflächen zeigen nach unten.
Dein Powerhouse ist aktiviert.

So geht's:

1. Atme vorbereitend ein und strecke dich noch mehr im Oberkörper. Deine Scheitelkrone zieht dich dabei in Richtung Decke.

2. Ausatmen. Forme mit dem Oberkörper ein C, indem du dich rundest: Du ziehst dein Schambein in Richtung Nase, schiebst die Schulterblätter auseinander und bringst deinen Kopf in Richtung Brustbein.

3. Einatmen. Richte dich wieder auf. Strecke deinen Oberkörper.

Wiederhole die Übung 8 Mal.

Dos

Mit jeder Einatmung streckst du dich noch mehr in Richtung Decke. Stell dir vor, wie sich deine Wirbel voneinander entfernen und du dadurch größer wirst.

Nimm deinen Blick mit. Wenn du dich aufrichtest, schaust du nach vorne. Wenn du dich rund machst wie ein C, geht dein Blick in Richtung Bauchnabel.

Kippe dein Becken mit! Spür, wie du dein Kreuzbein in Richtung Matte ziehst und dein Schambein in Richtung Nase, wenn du dich rundest.

Mit jeder Ausatmung spürst du, wie du dein Powerhouse aktivieren kannst. Dein Beckenboden wird angespannt und deine Bauchdecke flacht sich ab.

Stell dir vor, jemand zieht deine Arme lang nach vorne, wenn du deinen Oberkörper rundest. So schiebst du deine Schulterblätter noch weiter auseinander und formst ein stärker ausgeprägtes C.

Don'ts

Lass die Knie nicht nach innen oder außen kippen. Deine Hüfte, Knie und Füße bleiben jeweils auf einer Linie.

Strecke deine Wirbelsäule nicht lang, wenn du dich zurückgelehnt hast. Richte dich erst auf, wenn dein Schultergürtel über deine Hüfte zurückgekehrt ist.

Take it easy

Greife unter deine Oberschenkel. Dadurch kannst du dich mehr auf die Wirbelsäulenmobilisation konzentrieren und benötigst nicht ganz so viel Bauchkraft.

Challenge yourself

Rolle noch weiter nach unten auf die Matratze, sodass du schon deinen unteren Rücken ablegst. Richte dich dann wieder auf. Deine Bauchmuskulatur muss stärker mitarbeiten.

Arme/Schultern	●				
Brust					
Bauch	●	●	●		
Rücken	●	●			
Po					
Beine					

Unser Zwerchfell und damit wichtigster Atemmuskel ist wirklich faszinierend. Wenn sich das Zwerchfell bei der Einatmung kontrahiert, wandert es zwei bis drei Rippen tiefer. Bei der Ausatmung gleitet es natürlich denselben Weg wieder zurück. Das ist nicht nur wichtig für unseren Blutkreislauf, sondern auch eine wunderbare Massage für unsere Organe. Die bewegen sich nämlich mit hoch und runter und verhelfen so zu einer guten Verdauung.

Seal

Die Übung »Seal« soll einfach gute Laune bringen. Auch wenn wir mit voller Konzentration bei unserem Körper sind, ist es wichtig, nicht alles ganz so ernst zu nehmen. Wann hast du schon mal versucht, so auszusehen wie eine klatschende Robbe? Noch nie? Na, dann hab Spaß!

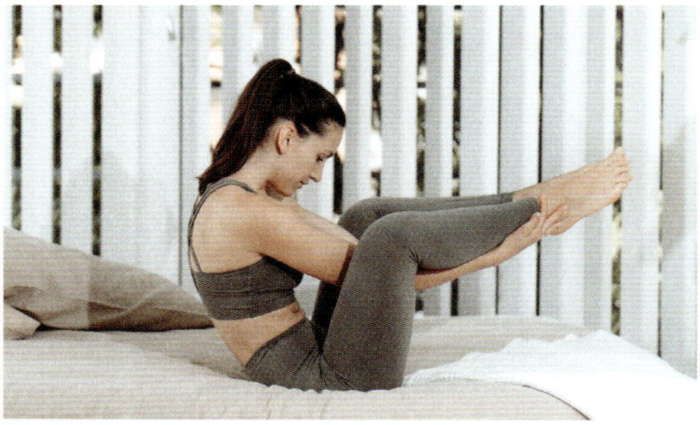

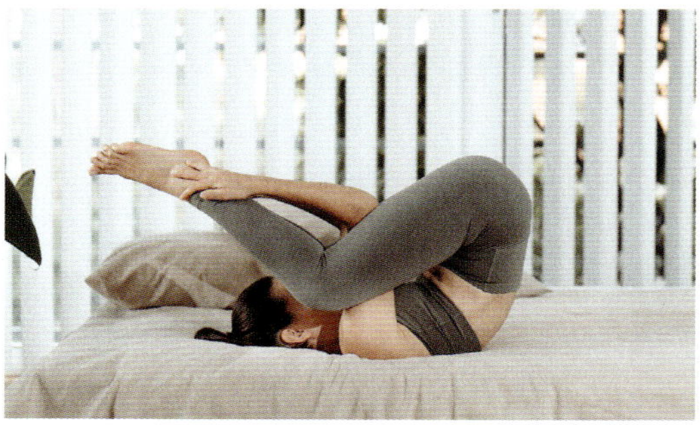

Ausgangsposition:

Du sitzt auf dem Bett.
Die Beine sind angewinkelt.
Die Knie sind in Richtung Brust gezogen und mehr als hüftbreit voneinander entfernt.
Die Unterschenkel sind parallel zum Boden.
Deine Hände greifen von innen die Außenseiten der Fußknöchel (die Arme umschlingen quasi die Unterschenkel).
Die Füße sind aneinander.
Dein Rücken ist gerundet und dein Blick geht in Richtung Bauchnabel.
Dein Powerhouse ist aktiviert.

So geht's:

1. Einatmen. Rolle nach hinten über deinen Rücken bis zu deinem Schulterdach.

2. Ausatmen. Rolle wieder auf und klatsche zweimal mit deinen Füßen.

Wiederhole die Übung 8 Mal.

Dos

Stell dir vor, dein Rücken ist ein großes C, vom Steißbein bis zur Scheitelkrone. Schiebe die Schulterblätter auseinander und ziehe dein Schambein in Richtung Nase.

Stell dir vor, du bist eine Robbe, die mit den Flossen klatscht. Dabei bewegst du nur deine Füße. Der Rest des Körpers ist ausbalanciert.

Nimm bewusst Schwung. Die Übung ist auf dem Bett deutlich schwieriger, da wir etwas einsinken.

Halte deine Oberschenkel nah an der Brust. Wir verändern unsere Haltung nicht während der Übung.

Klatsche schnell mit deinen Füßen. Die Füße bewegen sich dabei nur ungefähr 5 cm auseinander.

Don'ts

Rolle nicht über deine Halswirbelsäule. Stoppe die Rückwärtsbewegung, wenn du spürst, dass deine Schultern auf der Matratze aufliegen. Die Halswirbelsäule und der Kopf dürfen Kontakt zur Matte haben, werden aber keiner Belastung ausgesetzt.

Klappe deinen Kopf nicht nach hinten weg. Es ist keine Bewegung, in die wir hineinreißen wollen.

Take it easy

Leg die Hände an die Oberschenkelrückseite und greife diese von außen.

Challenge yourself

Klatsche zwei Mal mit den Füßen: zum einen in der Ausgangsposition und zum anderen, wenn du dich auf deinen Rücken gerollt hast. Bleibe kurz in der Position mit dem Gesäß nach oben in Richtung Decke und klatsche.

Arme/Schultern	●				
Brust	●				
Bauch	●	●			
Rücken	●				
Po					
Beine	●				

Pilates hat sich im Laufe der Jahre sehr verändert. An diese zwei Aspekte gehen wir beispielsweise anders heran als früher:

1. Früher gab es strenge Wiederholungszahlen und eine ganz genaue Übungsabfolge. Heute werden unglaublich viele Varianten der einzelnen Übungen gelehrt, und auch die Wiederholungszahl kann nach Bedarf angepasst werden.

2. Joseph Pilates lehrte alle Übungen mit einer Wirbelsäule in der *Imprint*-Position. Die Wirbelsäule sollte zu jeder Zeit abgeflacht sein. Heute wissen wir, dass diese Ausrichtung auf Dauer weniger funktionell ist und wir deshalb immer wieder eine natürliche Wirbelsäulenkrümmung anstreben sollten.

Side Kick

Mit der Übung »Side Kick« lernen wir, eine gute Rumpfstabilität zu erreichen, während unsere seitliche Gesäßmuskulatur gekräftigt wird. Vielleicht kannst du sogar die Dehnung der Oberschenkelvorderseite wahrnehmen. Es wäre übrigens sinnvoll, die Übung auszuführen, wenn niemand neben dir liegt.

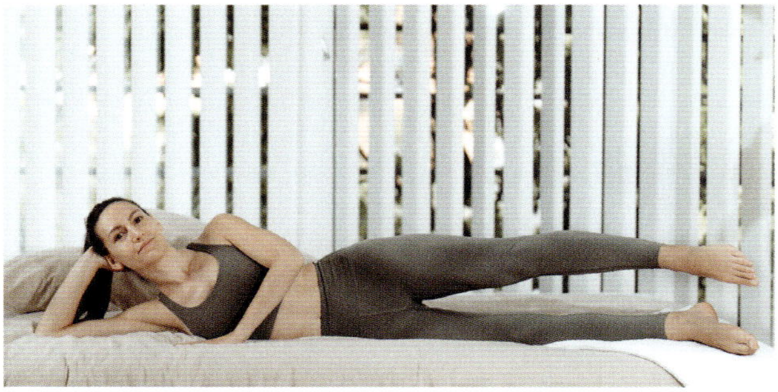

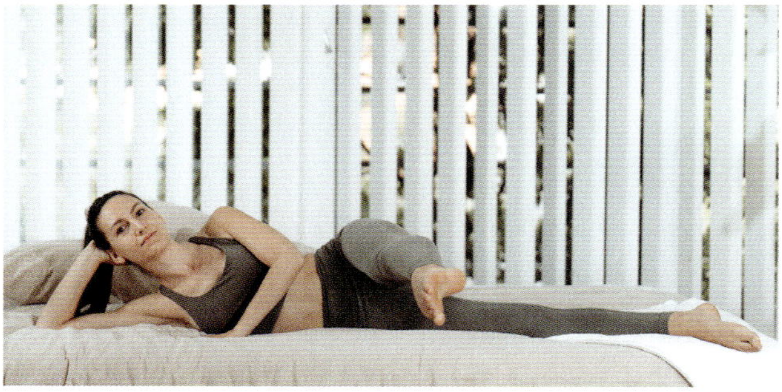

Ausgangsposition:

Du liegst auf deiner rechten Seite.
Deine rechte Hand ist am Hinterkopf und stützt ihn.
Die linke Hand ist vor deiner Brust aufgestellt, mit den Fingerspitzen in Richtung Gesicht.
Deine Beine sind lang gestreckt in einem 45-Grad-Winkel nach vorne.
Dein rechtes Bein ist leicht angehoben.
Deine Füße sind im Point (siehe S. 14).
Dein Powerhouse ist aktiviert.

So geht's:

1. Ausatmen. Kicke dein rechtes Bein lang nach vorne.

2. Einatmen. Schieb es wieder zurück nach hinten, aber weiter nach hinten als es in der Ausgangsposition war!

Wiederhole die Übung 8 Mal und wechsle dann die Seite.

Dos

Halte dein Powerhouse aktiv und strecke dich im Oberkörper in die Länge. Die tiefe Rückenmuskulatur hilft uns, in Seitlage zu stabilisieren.

Nutze deine seitliche Gesäßmuskulatur, um das Bein auf Hüfthöhe zu halten. Würdest du die Muskulatur nicht nutzen, gäbe dein Bein der Schwerkraft nach und ginge tiefer.

Versuche die Streckung der Oberschenkelvorderseite wahrzunehmen, wenn du dein Bein lang nach hinten schiebst. Achte aber weiterhin darauf, dass du keine Gegenbewegung mit dem Oberkörper machst. Das Bein schwingt *schnell* nach vorne und *langsam* bringst du es wieder zurück.

Halte die Hüftknochen so gut es geht übereinander. Da du auf der Matratze liegst und leicht einsinkst, ist es nicht ganz so einfach. Nutze deine seitliche Bauchmuskulatur, um die Position zu halten.

Don’ts

Wir führen keine Vor- oder Rückwärtsbewegung mit dem Oberkörper aus. Unser aktiviertes Powerhouse und die tiefe Rückenmuskulatur helfen uns, den Rumpfbereich ruhig zu lassen. Wenn du damit noch Probleme hast, führe die Bewegung kleiner aus.

Solltest du im Nackenbereich verkrampfen, strecke den unteren Arm lang aus und lege den Kopf darauf ab. Die Schultern ziehst du weg von den Ohren.

Take it easy

Egal, ob du die Vor- oder die Rückwärtsbewegung machst, arbeite langsam. Dadurch wird es leichter, den Oberkörper zu stabilisieren.

Challenge yourself

Setze beide Hände an den Hinterkopf und verschränke die Finger. Dein oberer Ellenbogen zeigt nun in Richtung Decke. Auf diese Weise hast du keine Hand mehr vor der Brust, die dir hilft, den Rumpf still zu halten.

Arme/Schultern	●				
Brust					
Bauch	●				
Rücken	●				
Po	●	●	●		
Beine	●	●			

Achte noch mal extra auf deine Zehenstellung, wenn deine Füße im *Point* sind. Wir wollen die Zehen nicht verkrampfen, wie etwa in einem hohen, spitzen Schuh. Das hat nämlich nichts mit einer natürlichen Zehenstellung zu tun. Stell dir deine Zehen wie einen Fächer vor, den du ausklappen kannst. Gleichzeitig schiebst du die Zehen weg von dir. Am Anfang krampft der Fuß sehr schnell, da wir hier viel Fußmuskulatur aktivieren. Aber auch das wird besser, wenn du es öfter wiederholst.

Double Leg Kick

Der »Double Leg Kick« bewirkt eine tolle Streckung unserer Körpervorderseite und die Stärkung der Körperrückseite. Da wir unser Schambein in die weiche Matratze drücken können, finden viele die Übung so angenehmer als auf der Matte.

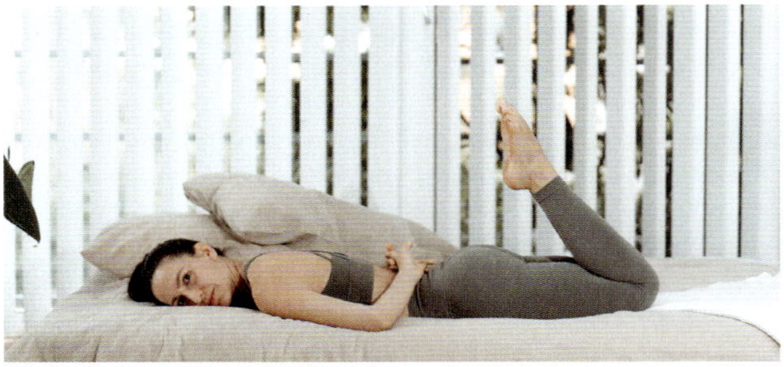

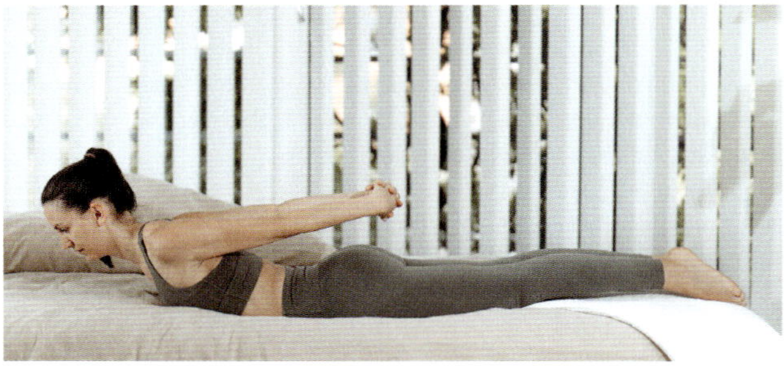

Ausgangsposition:

Du bist in Bauchlage.
Deine Beine sind eng zusammen und angewinkelt.
Deine Füße sind im Point (siehe S. 14).
Die Hände sind auf dem Rücken abgelegt, die Finger verschränkt.
Die Ellenbogen berühren (wenn möglich) die Matratze.
Dein Kopf ist zur linken Seite gedreht.
Dein Powerhouse ist aktiviert.

So geht's:

1. Ausatmen. Kicke zweimal mit deinen Fersen in Richtung Gesäß.

2. Einatmen. Strecke die Beine lang auf der Matratze aus und hebe deinen Oberkörper an. Gleichzeitig streckst du die Arme in Richtung der Füße aus (die Finger bleiben verschränkt) und drehst deinen Kopf in Richtung Matratze.

3. Ausatmen. Kehre zurück in die Ausgangsposition, rotiere den Kopf diesmal allerdings zur rechten Seite. Kicke mit den Fersen wieder zweimal in Richtung Gesäß.

Wiederhole die Übung insgesamt 10 Mal.

Dos

Nutze deinen Rückenstrecker, um deinen Oberkörper anzuheben. Fokussiere dich vor allem auf die Muskulatur an deiner Brustwirbelsäule. Die zieht dich in Richtung Decke.

Ziehe dein Kinn leicht rein in Richtung Kehlkopf, wenn du den Kopf rotierst. So kräftigst du auch deine Halsmuskulatur.

Mach deine Beine so lang wie möglich, wenn sich dein Oberkörper hebt. Spüre deine Fußrückseiten auf der Matratze.

Du wirst nicht so hoch kommen können, wie wenn du die Übung auf einer Matte ausführen würdest. Wir sinken leicht ein. Das ist vollkommen okay!

Sollte dein unterer Rücken bei der Übung schmerzen, nimm dein Kopfkissen und leg es unter dein Schambein. Das flacht die Lendenwirbelsäule ab und kann dich bei der Beckenkippung unterstützen.

Don'ts

Wir gehen nicht mit dem gesamten Körper vor und zurück. Wenn du mit den Fersen in Richtung Gesäß kickst, achte darauf, dass dein Oberkörper ruhig bleibt und du dein Schambein in die Matratze drückst.

Wir wollen kein starkes Hohlkreuz haben. Drücke also dein Schambein sanft auf die Matratze, während du die Bauchdecke flach lässt.

Take it easy

Kicke die Fersen langsam in Richtung Gesäß. So hast du mehr Zeit, den Oberkörper zu stabilisieren.

Challenge yourself

Hebe Oberkörper und Beine gleichzeitig an. Dadurch werden dein Rückenstrecker wie auch die Beinrückseite deutlich mehr gefordert.

Arme/Schultern	●				
Brust					
Bauch	●	●			
Rücken	●	●	●		
Po	●				
Beine	●	●			

Bekommst du schnell Krämpfe (beispielsweise im Fuß oder der Beinrückseite) während du Pilates machst? Natürlich kann das von einem Kalzium- oder Magnesiummangel herrühren. Oft liegt es aber auch daran, dass der betreffende Muskel nicht stark ausgebildet ist und es nach ein paar Wiederholungen schon zu einer Überlastung kommen kann. Das führt zu einer ungewollten Muskelkontraktion. Beobachte, ob es mit fortschreitenden Trainingseinheiten besser wird. Wenn ja, kannst du dir sicher sein, dass du deine Muskulatur gekräftigt hast und diesbezüglich kein Nährstoffmangel vorliegt.

Heel Beats

»Heel Beats« sind klasse, um unser Gesäß wie auch die Beinrückseiten zu kräftigen. Für viele ist die Übung auf der Matte unangenehm, da wir unser Schambein tief herunterdrücken. Auf dem Bett sollte es besser funktionieren.

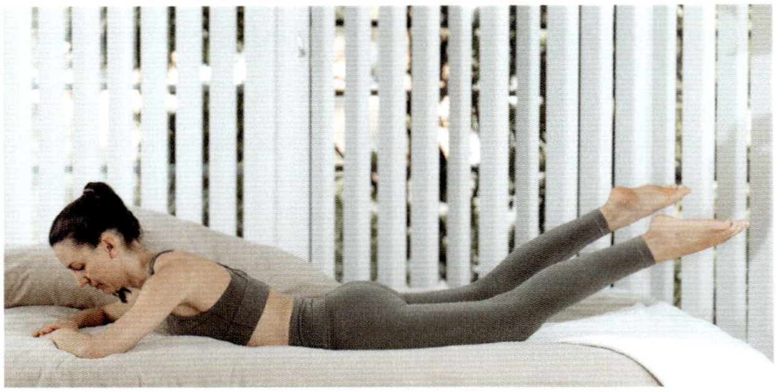

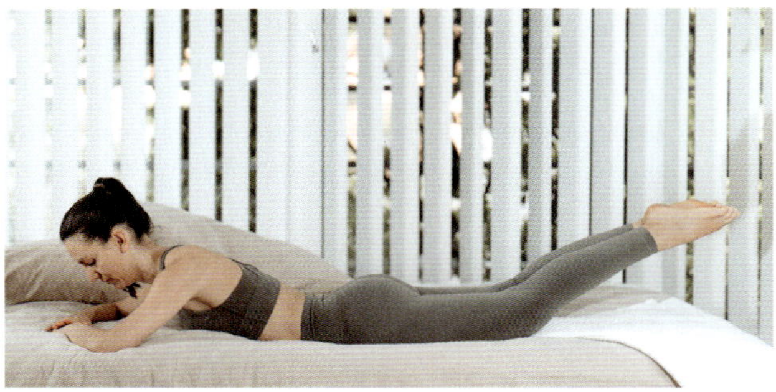

Ausgangsposition:

Du bist in Bauchlage.
Deine Arme sind angewinkelt.
Deine Hände liegen aufeinander.
Dein Kopf ist angehoben.
Dein Nacken ist lang, dein Blick geht zu deinen Händen.
Deine Beine sind von der Matratze abgehoben, lang gestreckt und mehr als hüftbreit auseinander.
Die Füße sind im Point (siehe S. 14) und leicht nach außen rotiert.
Dein Powerhouse ist aktiviert.

So geht's:

1. Ausatmen. Kicke die Fersen zweimal mittig schnell zusammen.

2. Einatmen. Öffne die Beine wieder.

Wiederhole die Übung 8 Mal.

Dos

Hierbei ist es unglaublich wichtig, dass du die Spannung deines Powerhouses beibehältst. Ziehe den Bauchnabel weg von der Matratze und drück dein Schambein leicht nach unten.

Bringe die Fersen schnell zusammen und auseinander. Gleichzeitig bleiben die Füße nach außen rotiert. So wird deine seitliche Pomuskulatur aktiviert.

Lass den Oberkörper gestreckt und auf der Matratze ruhen. Wir wollen uns auf unser Gesäß und die Beinrückseite konzentrieren.

Nimm wahr, wie du deine Wirbelsäule in die Länge streckst. Deine Schultern bleiben weg von den Ohren.

Don'ts

Lege die Beine nicht auf deiner Matratze ab. Das ist (wie ich finde) der schwierigste Part bei dieser Übung. Wir halten die Beine über der Matratze und müssen dadurch während der gesamten Übung den Oberkörper stabilisieren.

Gehe nicht einfach über Schmerzen im unteren Rücken hinweg. Solltest du deinen unteren Rücken bei der Übung spüren, pack dir dein Kopfkissen unter das Schambein, um die Lendenwirbelsäule abzuflachen.

Take it easy

Hebe die Beine zunächst nur an und lege sie wieder ab. Wir verzichten zu Beginn auf den wirklichen »Heel Beat« und lernen, den Oberkörper zu stabilisieren, während die Beine hochgehen.

Challenge yourself

Lass die Unterarme auf der Matratze, aber hebe nun deinen Kopf und den Brustkorb an. So wird dein Rückenstrecker stärker gekräftigt.

Arme/Schultern					
Brust					
Bauch	●				
Rücken	●	●			
Po	●	●	●		
Beine	●	●	●		

Die Übung »Heel Beats« lasse ich gerne von Menschen ausführen, die ein starkes Hohlkreuz und damit verbundene Schmerzen haben. Bei einer sogenannten *Hyperlordose* müssen zum einen die Bauch- und die *ischiocrurale* Muskulatur (die Oberschenkelrückseite) gekräftigt und zum anderen der untere Rücken wie auch der Hüftbeuger gedehnt werden. Bei »Heel Beats« lernt man, sein Hohlkreuz abzuflachen und die Beinrückseite zu kräftigen. Schnapp dir dein Kopfkissen und lege es bei dieser Übung unter dein Schambein. Nimm jetzt noch den »Shell Stretch« (siehe S. 204) und den »Dead Bug« (siehe S. 170) dazu und du kannst deinem Hohlkreuz den Kampf ansagen.

Shell Stretch

Eine wunderbare Dehnung für den unteren Rücken. Sie wird dir vor allem guttun, wenn du davor eine Extensionsübung für den Rücken gemacht hast, also Übungen, bei denen du deinen Rücken gestreckt hast. Dazu gehört zum Beispiel der »Heel Beats«, den wir gerade eben ausgeführt haben.

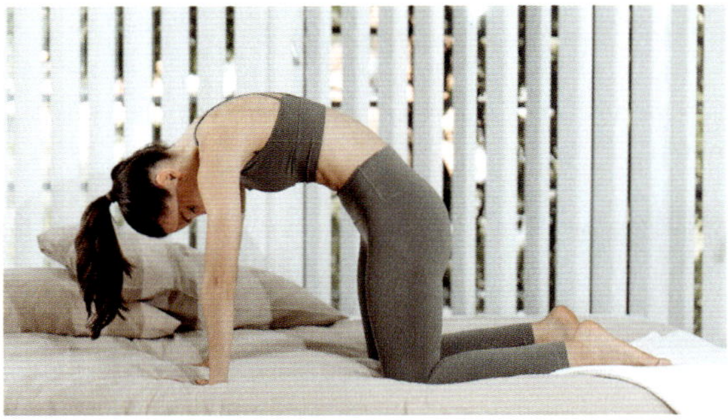

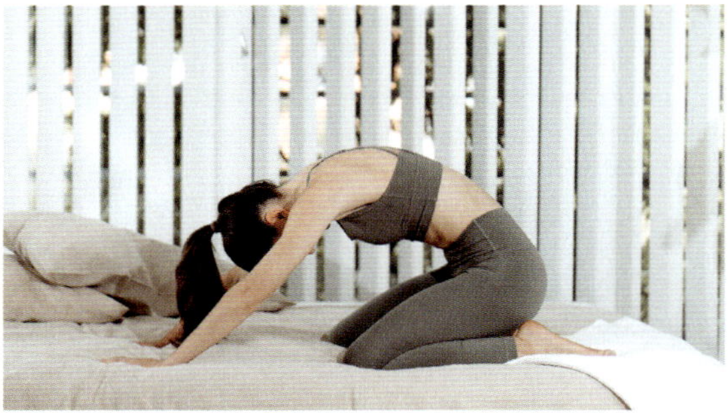

Ausgangsposition:

Du bist im Vierfüßlerstand.
Deine Hände sind unter deinen Schultergelenken.
Deine Knie sind unter deinen Hüftgelenken.
Deine Wirbelsäule ist gerundet und deine Schulterblätter sind auseinandergeschoben.
Dein Blick geht in Richtung deiner Oberschenkel.
Deine Ellenbeugen zeigen zueinander.
Dein Powerhouse ist aktiviert.

So geht's:

1. Einatmen. Führe dein Gesäß in Richtung Fersen.

2. Ausatmen. Schiebe dich zurück in die Ausgangsposition.

Bleibe in dieser gerundeten Position und bewege nur dein Gesäß vor und zurück.

Wiederhole die Übung 6 Mal.

Dos

Lass die Arme während der gesamten Übung lang gestreckt. Die Bewegung geschieht lediglich dadurch, dass wir das Gesäß absenken und wieder anheben.

Starte die Bewegung dadurch, dass du dein Steißbein in Richtung Boden ziehst. Nimm die Rundung deiner Lendenwirbelsäule wahr und genieße die Dehnung im unteren Rücken.

Ja, es ist eine Stretching-Einheit – trotzdem wollen wir das Powerhouse aktivieren. Lass die Bauchdecke flach und ziehe den Bauchnabel rein und hoch.

Spüre, wie sich dein Brustkorb während der Atmung weitet und du die Schulterblätter noch weiter auseinanderziehen kannst.

Don'ts

Wenn du zu irgendeiner Zeit Schmerzen im unteren Rücken verspürst, stopp sofort! Führe die Bewegung dann zunächst langsamer und kleiner aus. Die Übung soll sich gut anfühlen.

Keine Eile! Mach die Übung langsam, damit deine Muskulatur auch wirklich in die Streckung kommen kann.

Schau nicht nach vorne. Lass den Kopf einfach die gesamte Zeit hängen, um deine Muskulatur rund um Hals und Nacken zu entspannen.

Take it easy

Öffne die Knie mehr als hüftbreit. Das sollte dir guttun, wenn du Probleme mit deinen Knien hast.

Challenge yourself

Hier geht es nicht um eine »Challenge«. Genieß einfach den Shell Stretch als letzte Übung und lächle dabei.

Arme/Schultern	●				
Brust					
Bauch	●				
Rücken	●				
Po					
Beine					

Stress führt auf Dauer zu Bewegungseinschränkungen! Gleichzeitig ist Stress oft unvermeidbar. Mal bei der Arbeit, mal mit der Familie – Stress ist allgegenwärtig. Daher ist es umso wichtiger, dass du dir immer wieder die Zeit für dich nimmst, innerlich herunterfährst und dich bewegst. Solltest du gerade in einer akuten Stressphase sein, kann es dir helfen, dich vor dem Training bewusst auf deine Atmung zu konzentrieren und tiefe Atemzüge zu machen. Fahre dann mit leichten Übungen wie dem »Shell Stretch« fort, bevor du dein Training intensivierst.

Workoutpläne

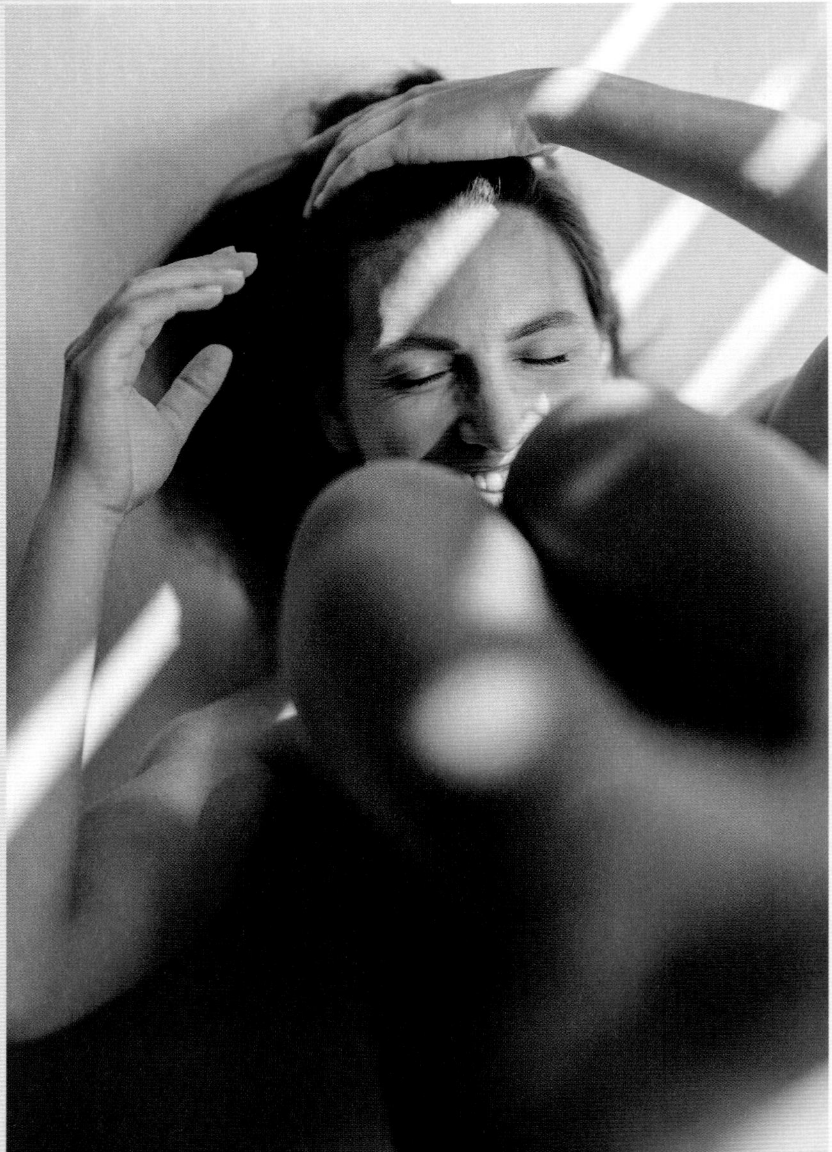

Natürlich kannst du die Übungen, die du kennengelernt hast, nach Lust und Laune kombinieren. Wenn du dich aber schwer damit tust, dir einen eigenen Trainingsplan zu entwerfen, kannst du gerne auf die folgenden zurückgreifen.

Weitere Abwechslungsreiche Pläne habe ich für dich auf www.lenashealthlab.com zusammengestellt.

»Die Übungssequenz war super! Ich konnte total gut folgen und fühle mich bereits stärker und aufrechter. Danke, Lena!«

Sabine R.

WORKOUTPLAN FÜR PILATES-NEULINGE

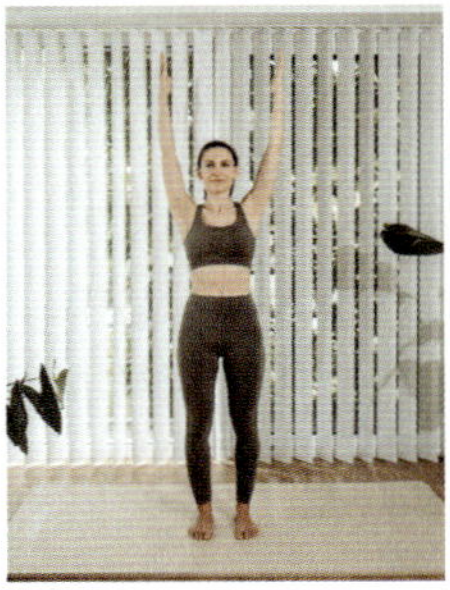	**Overhead Arm Raise** (siehe S. 26)	6 Wiederholungen
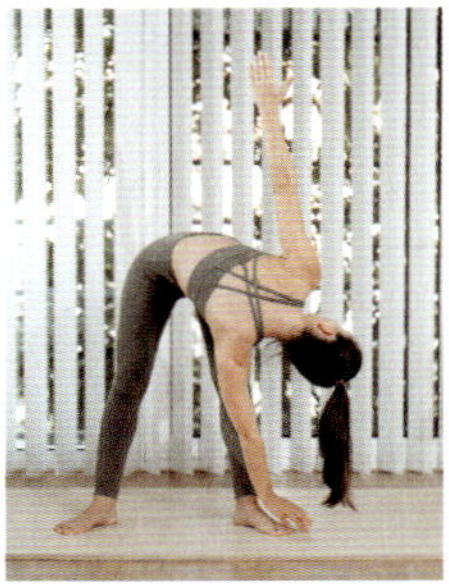	**Saw** (siehe S. 46)	5 Wiederholungen pro Seite
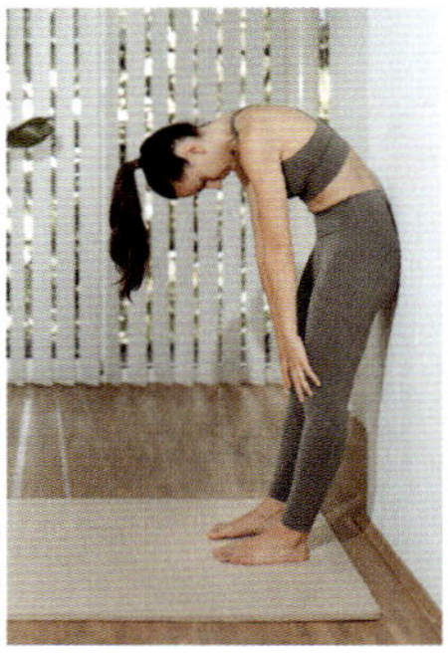	**Roll Down** (siehe S. 52)	5 Wiederholungen Solltest du keine Wand frei haben, mach die Übung im Stehen, ohne den Rücken anzulehnen.
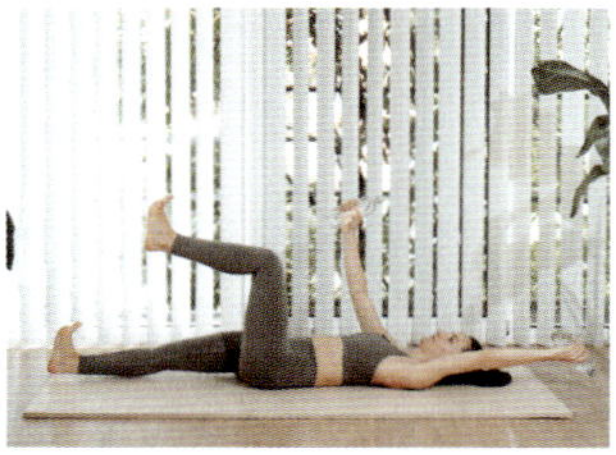	**Dead Bug** (siehe S. 170)	6 Wiederholungen pro Seite Leg dich schon vor der Übung auf dein großes Handtuch, damit du danach sofort mit dem »Chest Lift« weitermachen kannst.

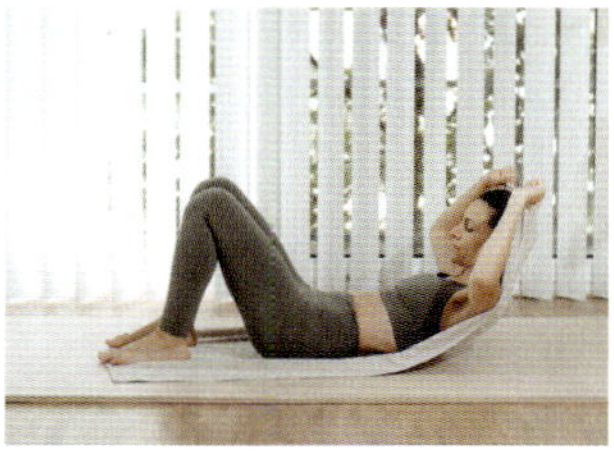	**Chest Lift** (siehe S. 136)	8 Wiederholungen
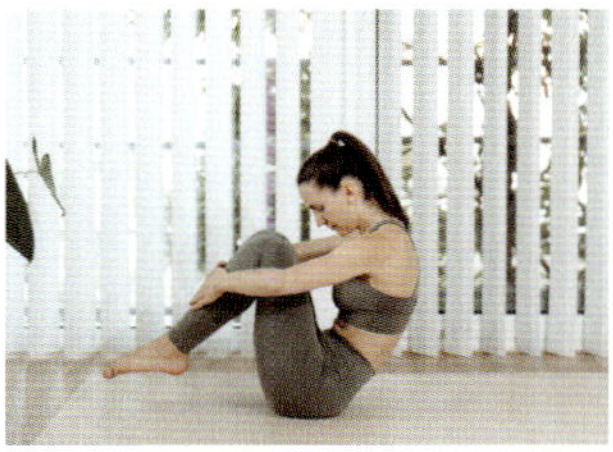	**Rolling Like a Ball** (siehe S. 78)	6 Wiederholungen
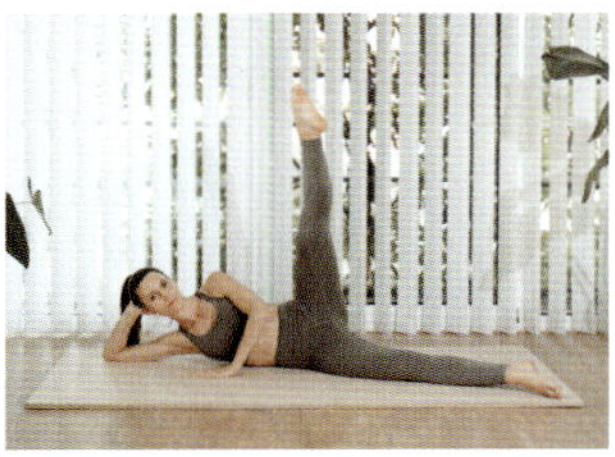	**Side Passé** (siehe S. 98)	6 Wiederholungen Führe danach den »Side Kick« aus und wechsle danach erst die Seite.
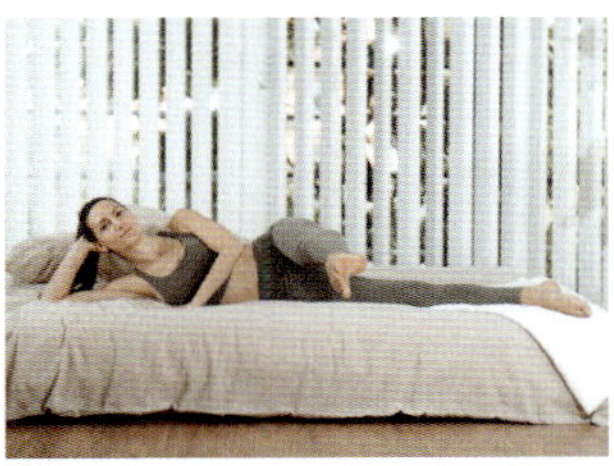	**Side Kick** (siehe S. 96)	6 Wiederholungen pro Seite Führe die Übung auf deiner Matte aus.
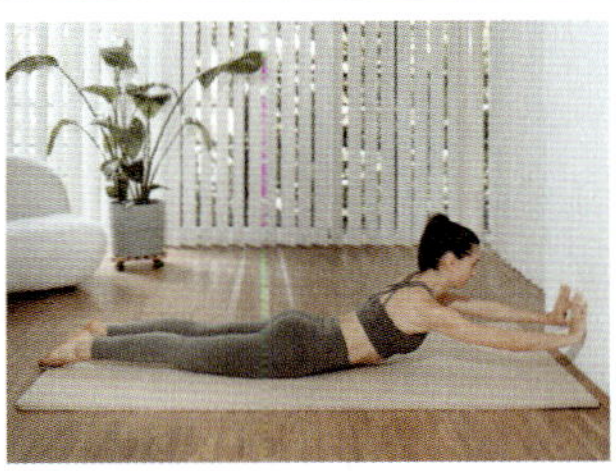	**Diamond Press** (siehe S. 72)	6 Wiederholungen Die Hände kannst du beim Workoutplan auf den Boden setzen.

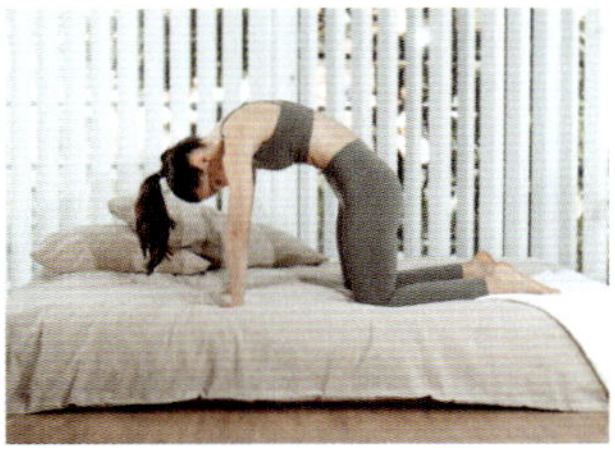	**Shell Stretch** (siehe S. 204)	6 Wiederholungen Führe die Übung auf deiner Matte aus.

WORKOUTPLAN FÜR DIE MITTELSTUFE

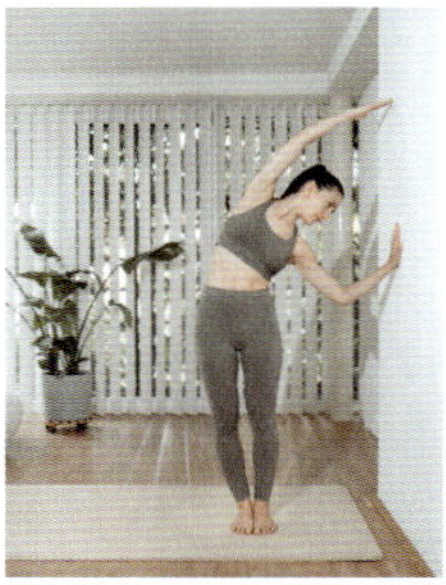	**Side Reach** (siehe S. 54)	6 Wiederholungen Führe danach die »Arm Openings« aus und wechsle danach erst die Seite.
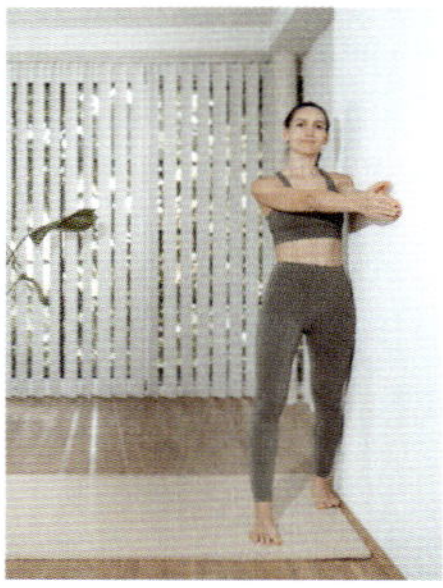	**Arm Openings** (siehe S. 56)	6 Wiederholungen pro Seite
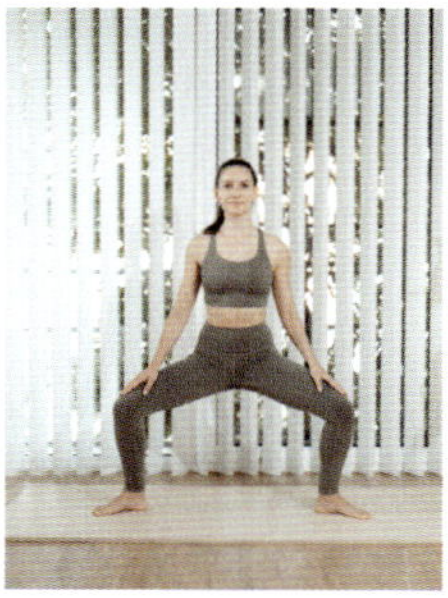	**Sumo Squat** (siehe S. 48)	8 Wiederholungen

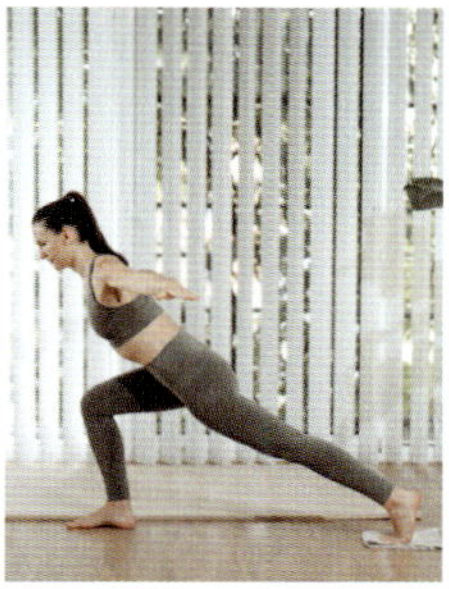	**Standing Lunge** (siehe S. 130)	8 Wiederholungen pro Seite
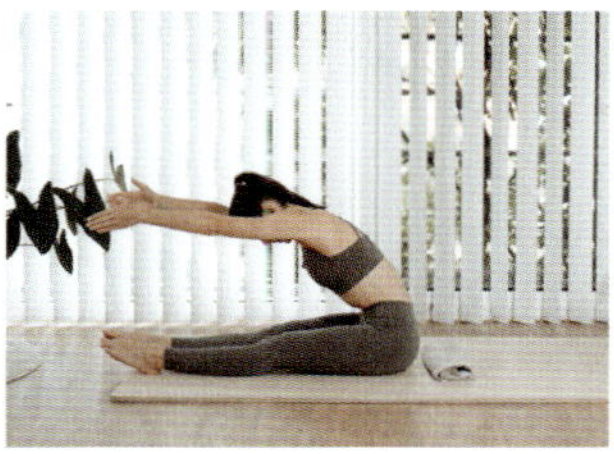	**Roll Up** (siehe S. 140)	6 Wiederholungen
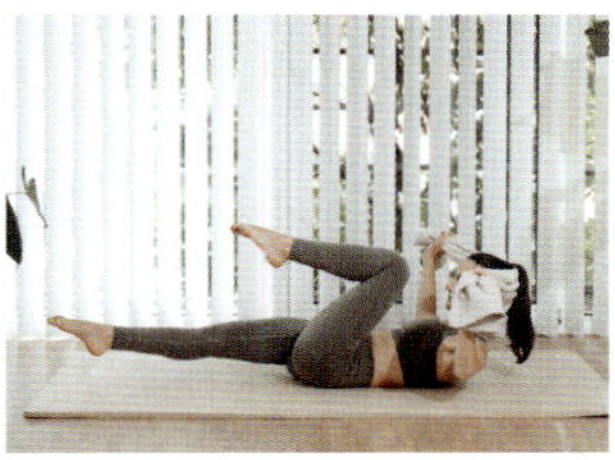	**Single Leg Stretch** (siehe S. 138)	8 Wiederholungen pro Bein
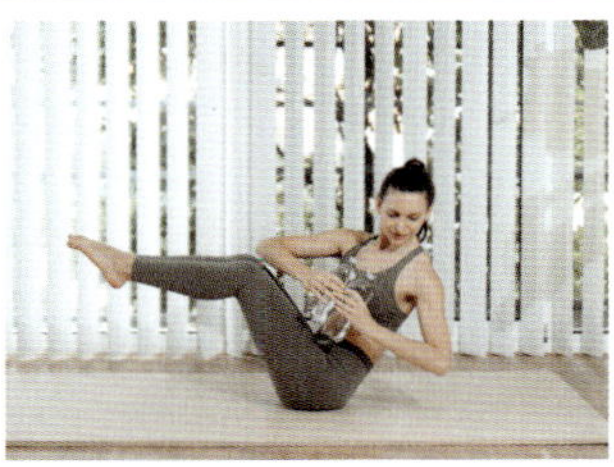	**Seated Oblique Twist** (siehe S. 164)	8 Wiederholungen pro Seite
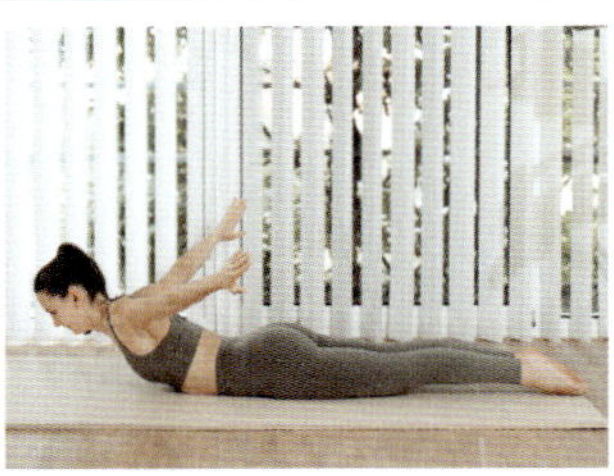	**Breaststroke** (siehe S. 90)	8 Wiederholungen

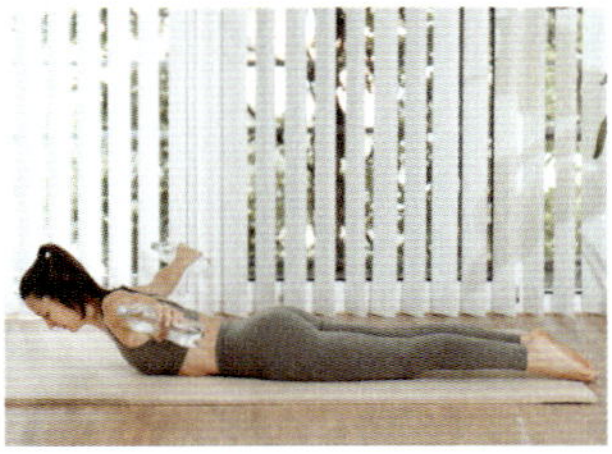	**T-Back Extension** (siehe S. 174)	8 Wiederholungen
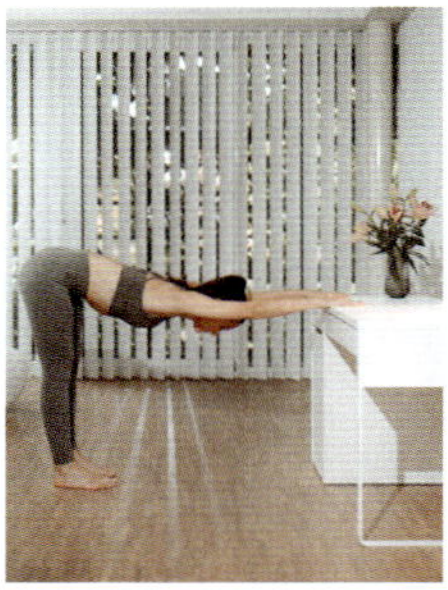	**Up Stretch** (siehe S. 122)	6 Wiederholungen Du kannst die Hände auch an einer Wand platzieren beim Workoutplan.

WORKOUTPLAN FÜR FORTGESCHRITTENE

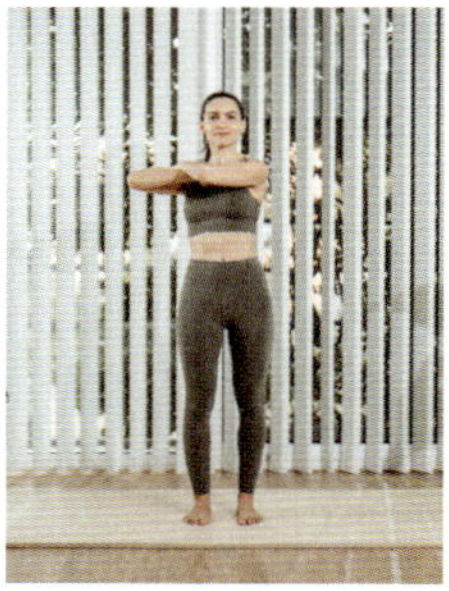	**Trunk Rotation** (siehe S. 28)	4 Wiederholungen
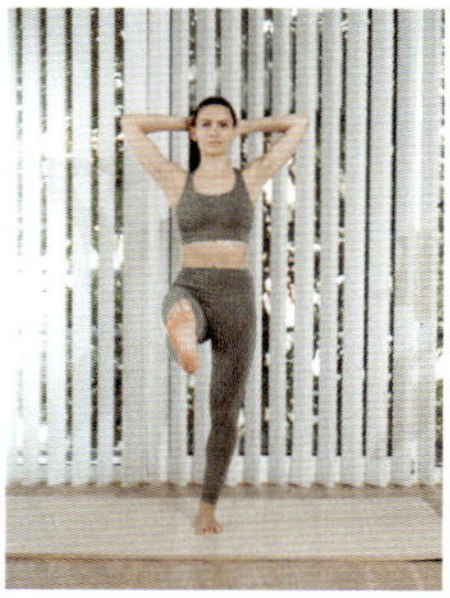	**Standing Bicycle** (siehe S. 40)	6 Wiederholungen pro Bein

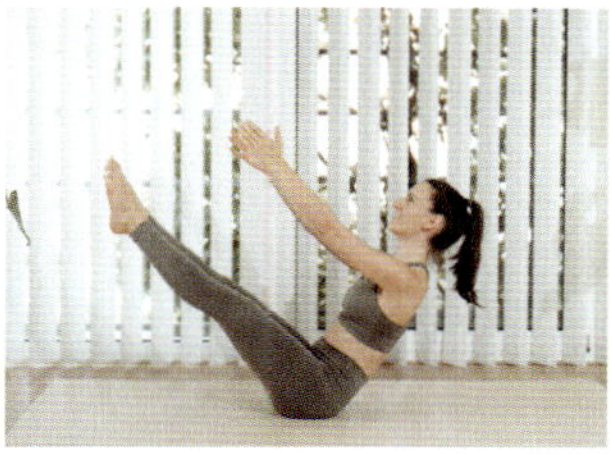	**Teaser** (siehe S. 80)	8 Wiederholungen
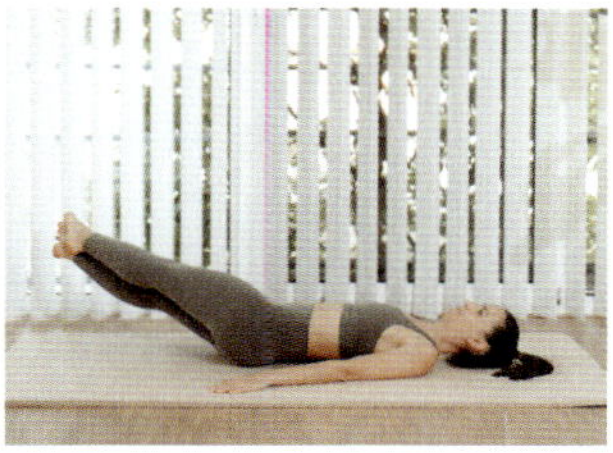	**Corkscrew** (siehe S. 82)	8 Wiederholungen
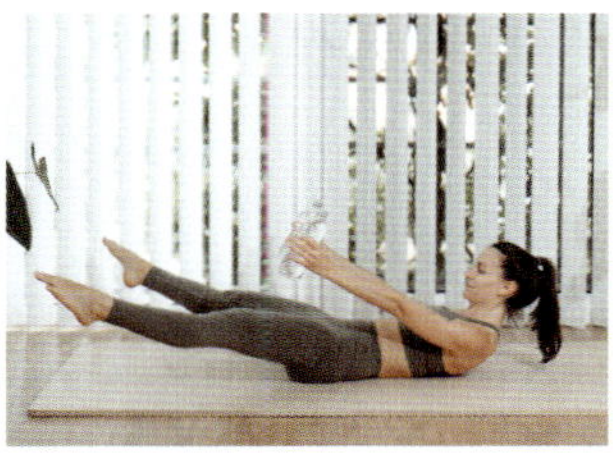	**Backstroke Arms** (siehe S. 166)	8 Wiederholungen
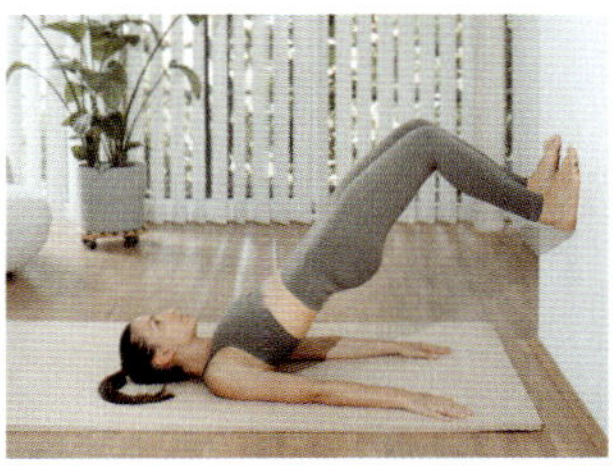	**Shoulder Bridge** (siehe S. 68)	10 Wiederholungen
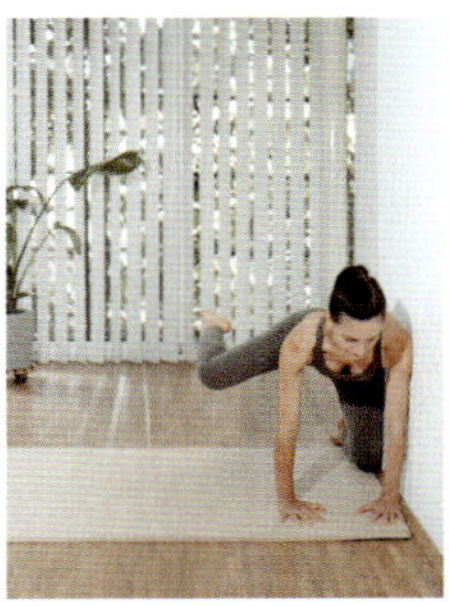	**Fire Hydrant** (siehe S. 74)	8 Wiederholungen pro Bein

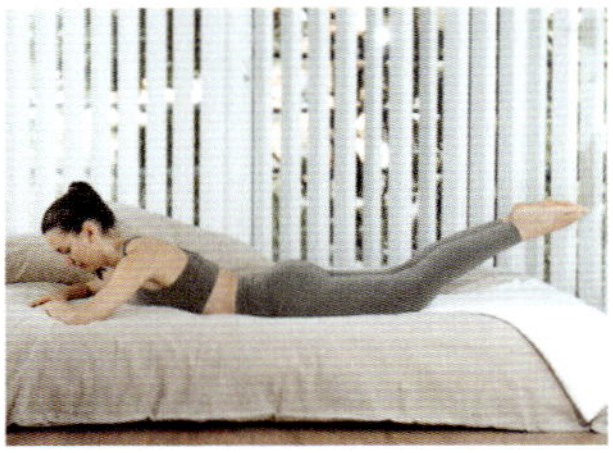	**Heel Beats** (siehe S. 202)	8 Wiederholungen Führe die Übung auf deiner Matte aus.
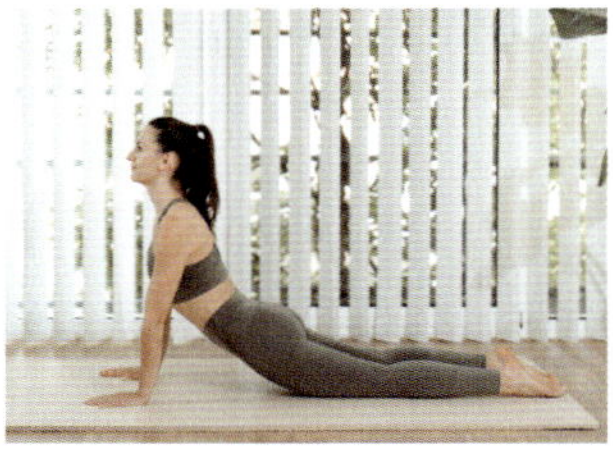	**Swan Dive Modification** (siehe S. 94)	6 Wiederholungen
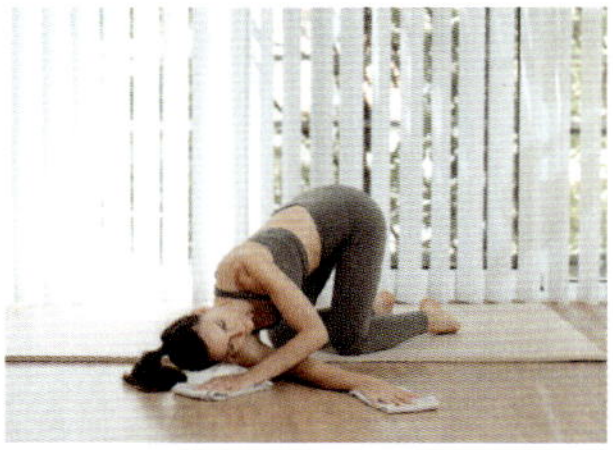	**Thread the Needle** (siehe S. 150)	4 Wiederholungen pro Seite

WORKOUTPLAN FÜR EINEN BEWEGLICHEN UND KRAFTVOLLEN OBERKÖRPER

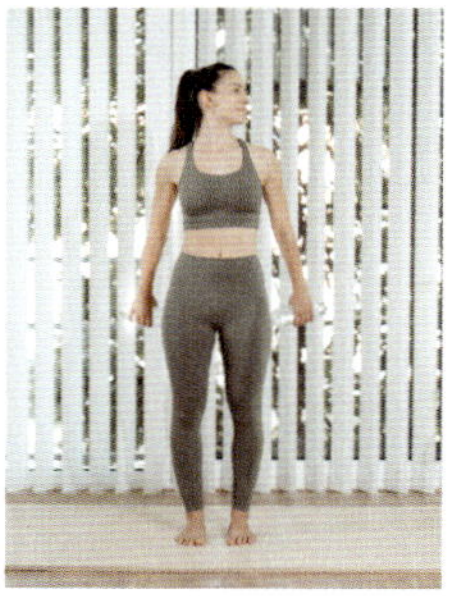	**Chest Expansion** (siehe S. 160)	6 Wiederholungen

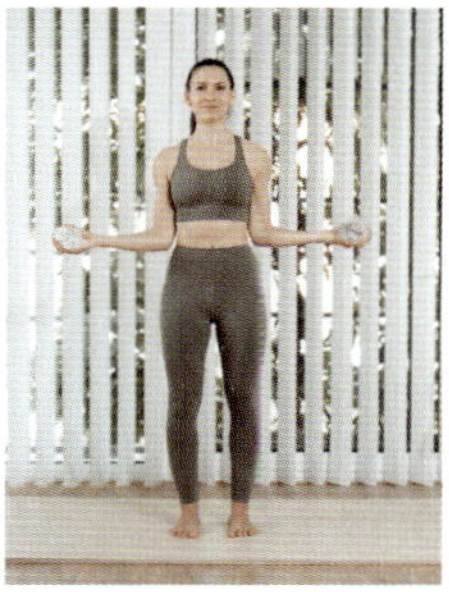	**Waiter** (siehe S. 158)	12 Wiederholungen
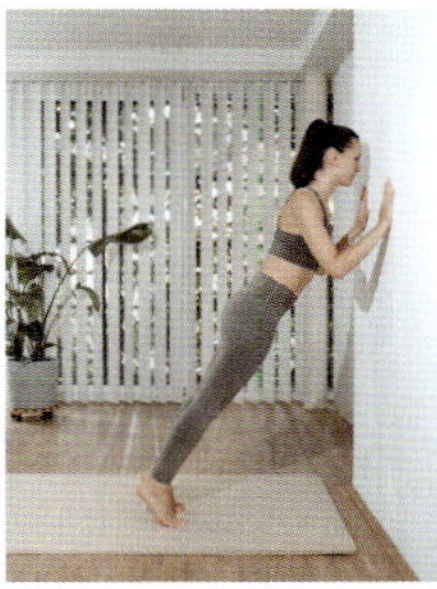	**Push Ups** (siehe S. 58)	10 Wiederholungen
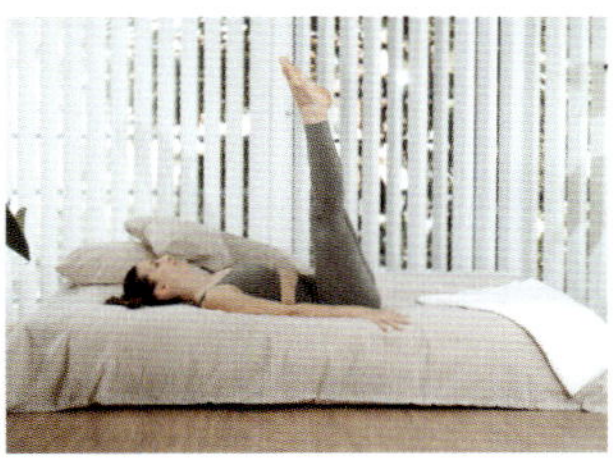	**Figure 8** (siehe S. 192)	8 Wiederholungen Führe die Übung auf deiner Matte aus.
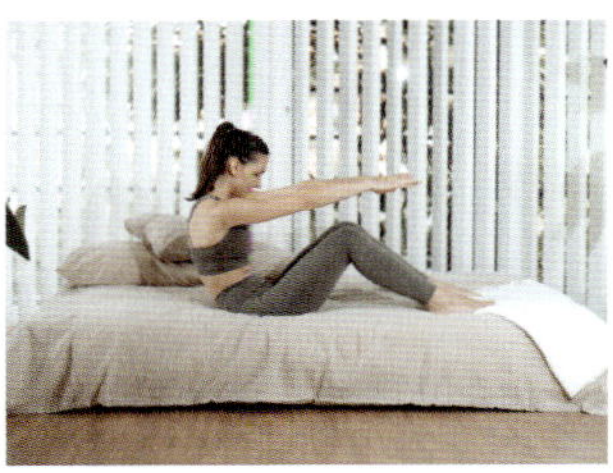	**Half Roll Back** (siehe S. 194)	8 Wiederholungen Führe die Übung auf deiner Matte aus.
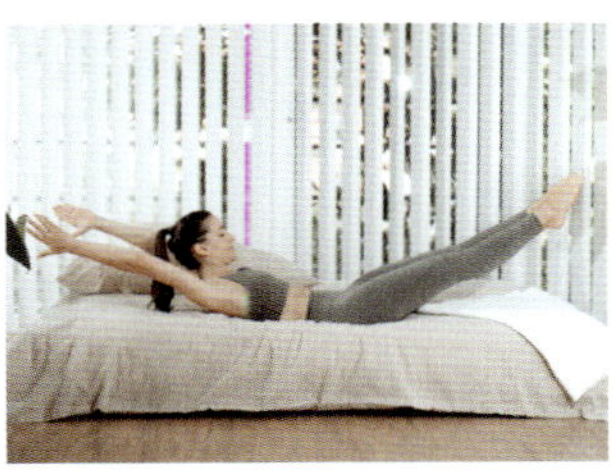	**Double Leg Stretch** (siehe S. 190)	8 Wiederholungen Führe die Übung auf deiner Matte aus.

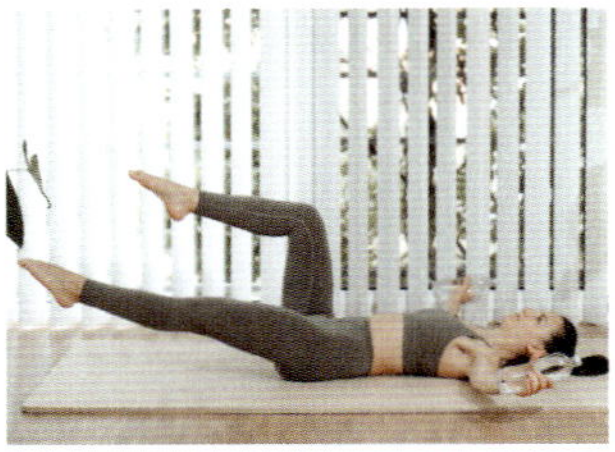	**Flys** (siehe S. 168)	10 Wiederholungen
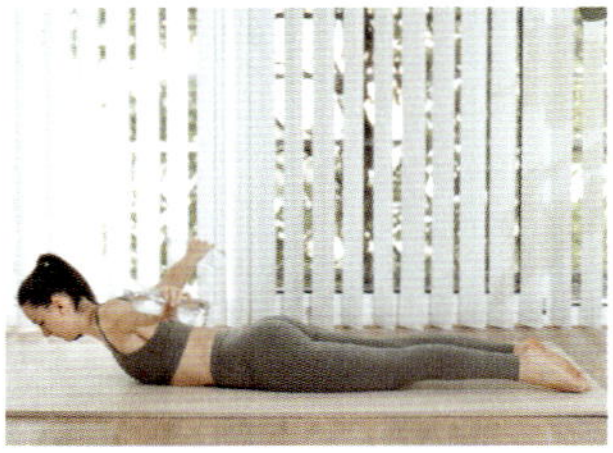	**Reverse Fly** (siehe S. 172)	10 Wiederholungen
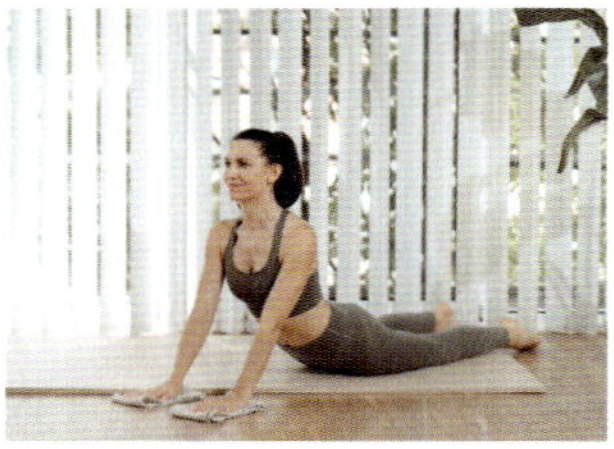	**Cobra** (siehe S. 148)	8 Wiederholungen
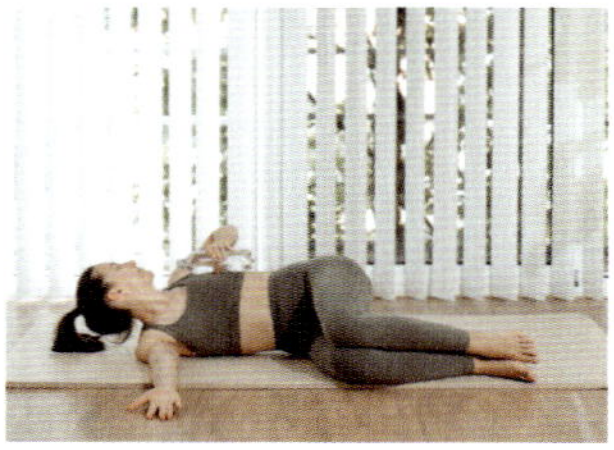	**Lying Bow and Arrow** (siehe S. 178)	6 Wiederholungen pro Seite

WORKOUTPLAN FÜR STARKE BEINE UND EINEN KRÄFTIGEN PO

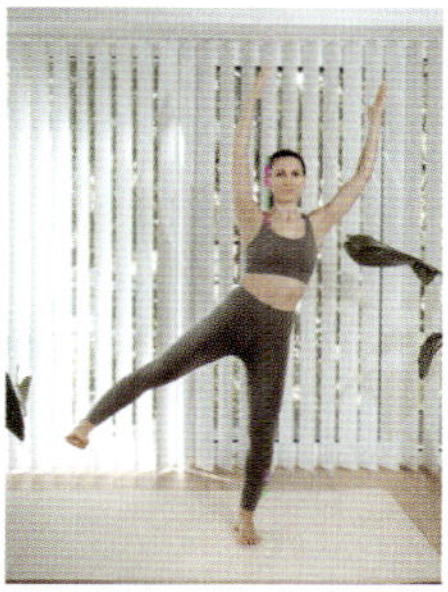	**Side Leg Kick** (siehe S. 42)	8 Wiederholungen pro Seite
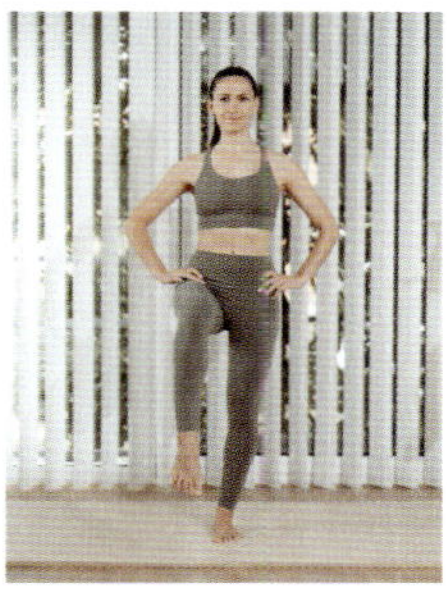	**One Leg Balance** (siehe S. 38)	8 Wiederholungen pro Seite
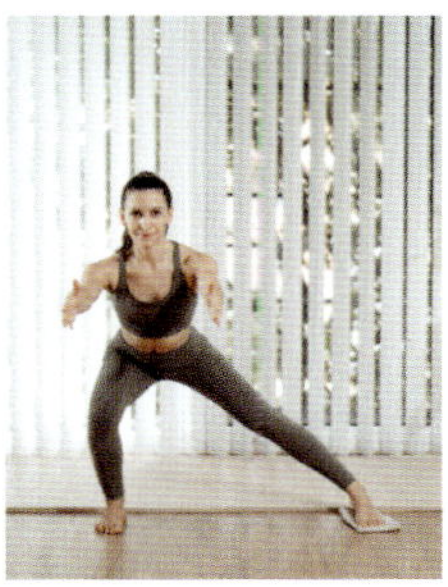	**Side Lunge** (siehe S. 132)	8 Wiederholungen pro Seite
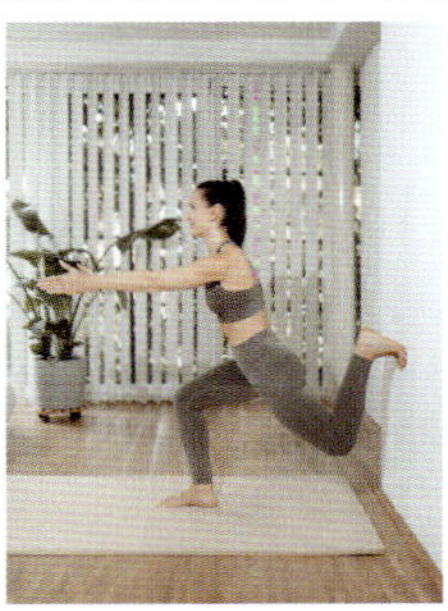	**Wall Lunge** (siehe S. 62)	8 Wiederholungen pro Seite

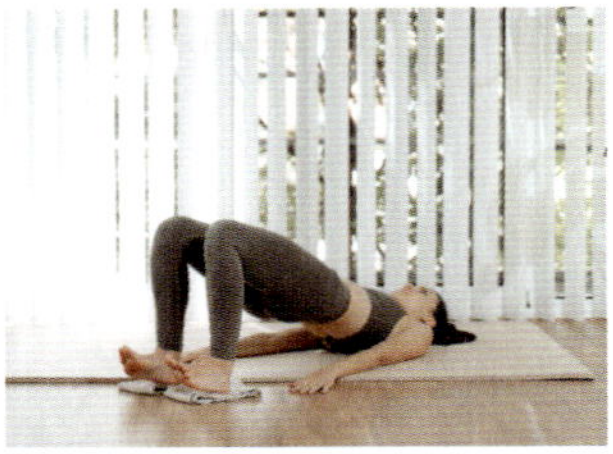	**Hamstring Curl** (siehe S. 146)	10 Wiederholungen
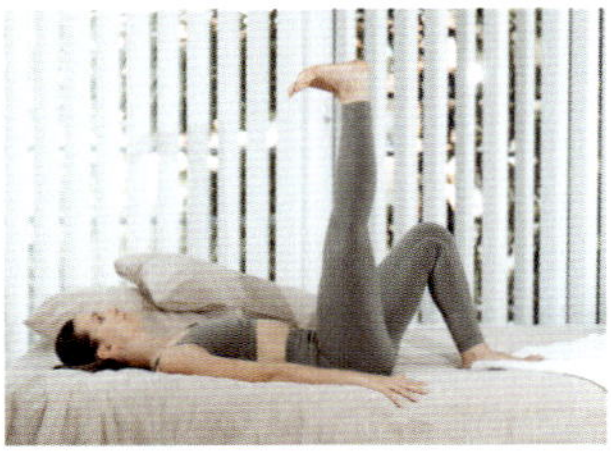	**Leg Lift Supine** (siehe S. 188)	8 Wiederholungen Führe die Übung »Single Leg Circle« aus und wechsle danach erst die Seite. Führe die Übung auf deiner Matte aus.
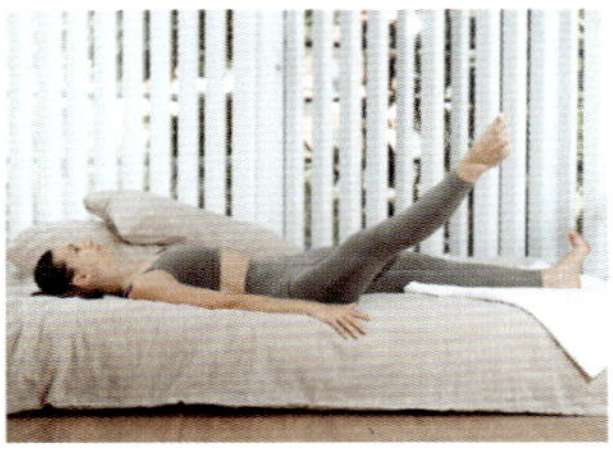	**Single Leg Circle** (siehe S. 186)	8 Wiederholungen pro Seite Führe die Übung auf deiner Matte aus.
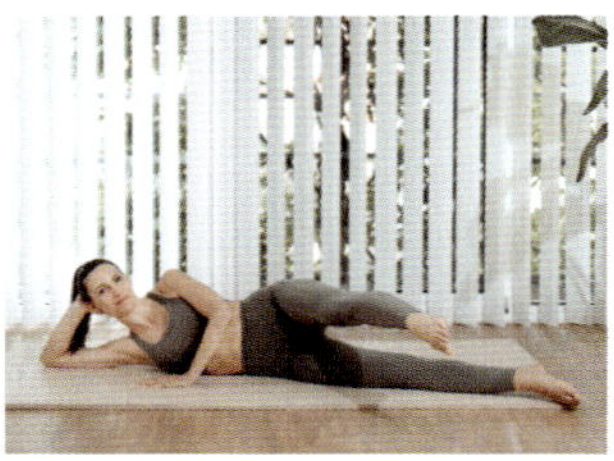	**Grand Rond de Jambe** (siehe S. 100)	8 Wiederholungen Führe die Übung »Side Passé« aus und wechsle danach erst die Seite.
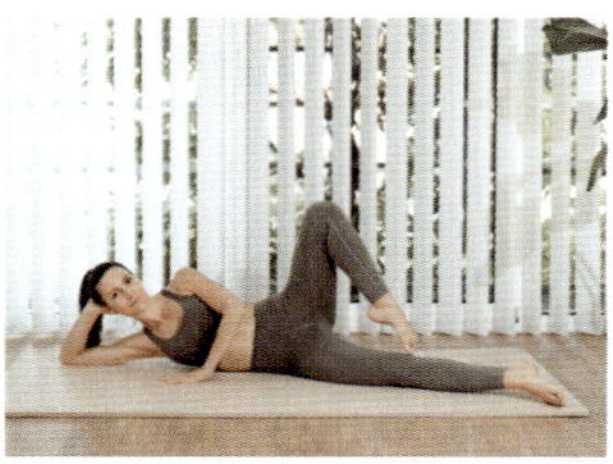	**Side Passé** (siehe S. 98)	8 Wiederholungen pro Seite
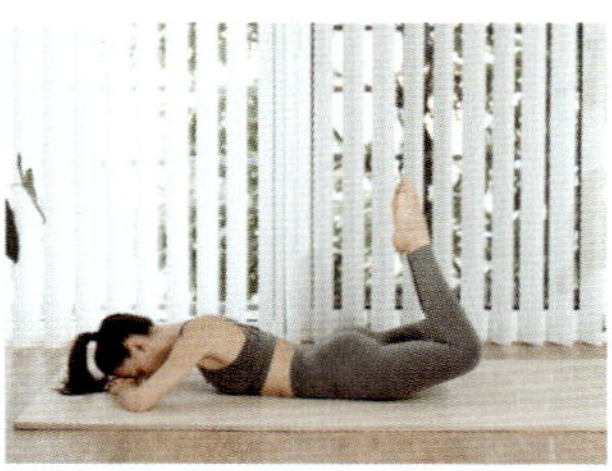	**Grasshopper** (siehe S. 92)	8 Wiederholungen

WORKOUTPLAN FÜR EINE AUFRECHTE HALTUNG

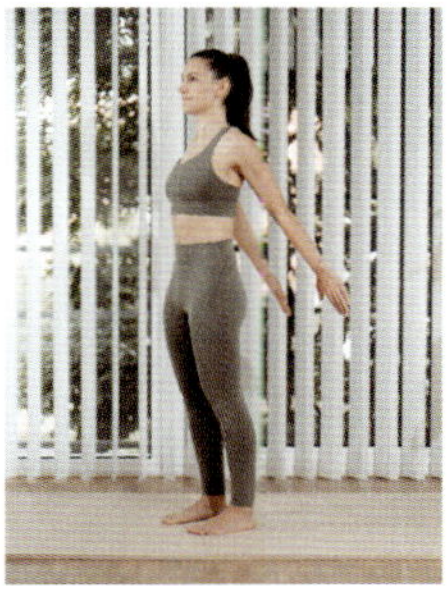	**One Hundred** (siehe S. 32)	10 Wiederholungen
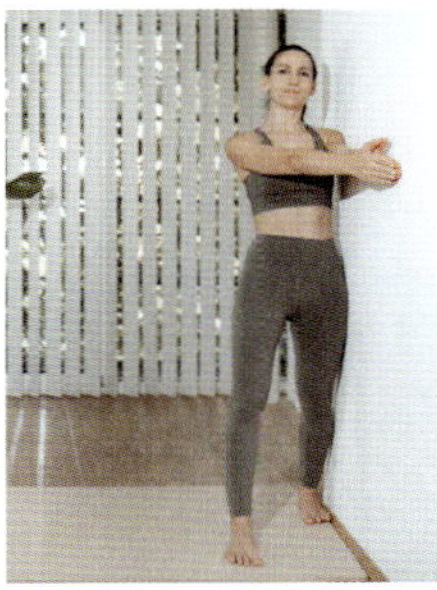	**Arm Openings** (siehe S. 56)	6 Wiederholungen pro Seite
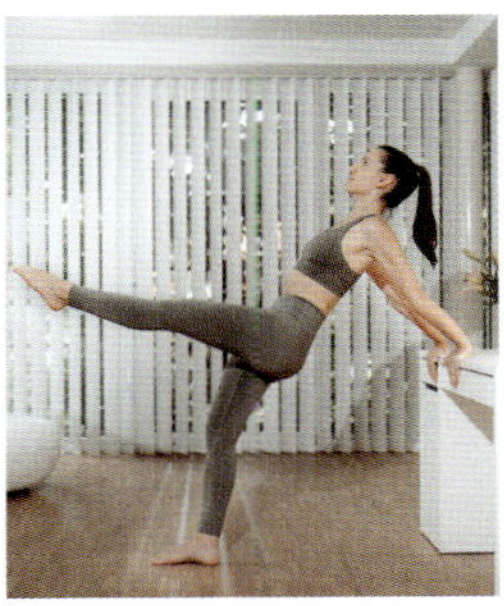	**Leg Pull Back** (siehe S. 126)	6 Wiederholungen pro Seite
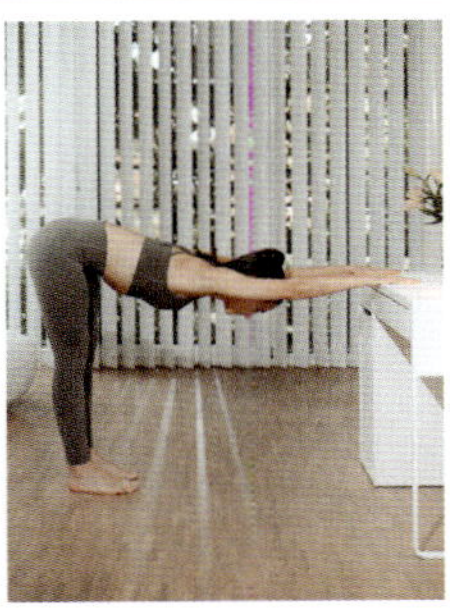	**Up Stretch** (siehe S. 122)	6 Wiederholungen

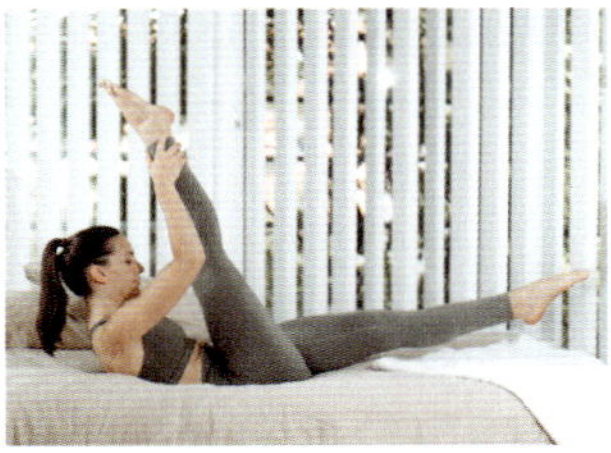	**Single Straight Leg Stretch** (siehe S. 184)	16 Wiederholungen Führe die Übung auf deiner Matte aus.
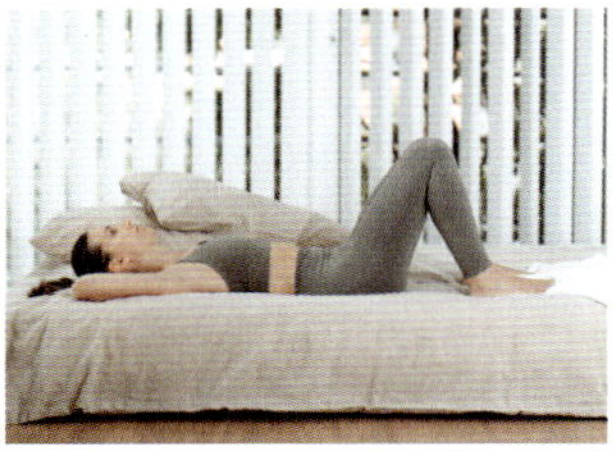	**Pelvic Tilt** (siehe S. 182)	8 Wiederholungen Führe die Übung auf deiner Matte aus.
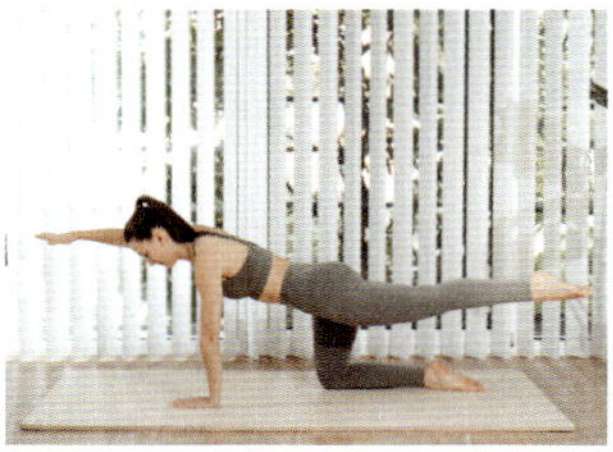	**Swimming Preparation** (siehe S. 88)	10 Wiederholungen
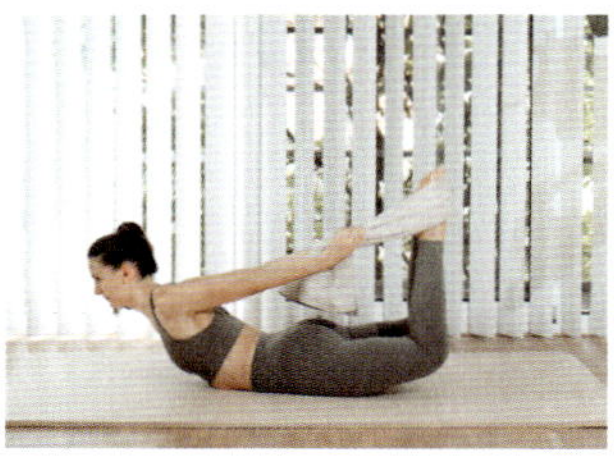	**Rocking Preparation** (siehe S. 152)	6 Wiederholungen
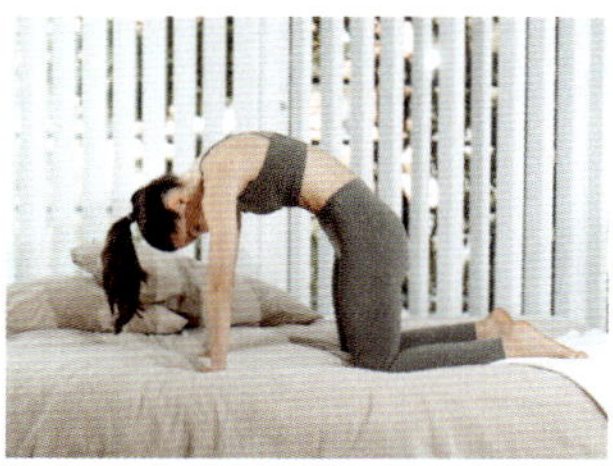	**Shell Stretch** (siehe S. 204)	8 Wiederholungen
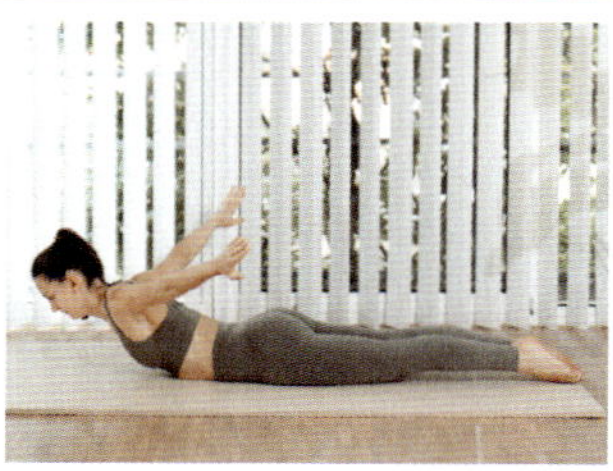	**Breaststroke** (siehe S. 90)	8 Wiederholungen

DANKE

Zunächst einmal möchte ich dem Südwest Verlag für die Gelegenheit danken, mein erstes Buch zu schreiben.

Ein Riesendank geht vor allem an Philipp. Danke für die tolle Projektleitung und das Mutmachen.

Danke an meine Lektorin Claudia für die tolle Zusammenarbeit.

Danke an Klaus. Was wäre das Buch nur ohne deine großartigen Fotos? Danke dir auch für all deine weitere Unterstützung und dass du mir immer so gut zugeredet hast. Ich freu mich wahnsinnig auf viele weitere Projekte mit dir.

Danke Bele, Lydia und Tait für das grandiose Fotoshooting. Ihr habt mir meine Arbeit sehr erleichtert.

Danke an meine Familie, Freundinnen und Freunde, die immer Verständnis haben, dass ich manchmal für Wochen untertauche, wenn es arbeitsintensiv wird.

Allen voran an meine Zwillingsschwester Jana. Sie hat nicht nur Pilates für sich selbst entdeckt, sondern ist auch meine größte Unterstützerin.

Danke an alle Trainer, Ausbilder und Menschen, von denen ich bisher lernen durfte und die mich immer wieder inspiriert haben.

Danke an euch! Danke an unsere stetig wachsende Community auf YouTube und Instagram. Unglaublich, welch einen Zuspruch ich tagtäglich von euch bekomme. Durch all eure Anregungen und Fragen habt ihr mir das Schreiben des Buches sehr erleichtert.

Zuletzt möchte ich Murat danken. Meinem Businesspartner und dem Mitgründer von Lena's Health Lab. Mu, DANKE! Ohne dein Sein wäre das alles nicht möglich und Lena's Health Lab wäre nie ins Leben gerufen worden. Ich kann mir keinen grandioseren Businesspartner vorstellen.

VERWENDETE UND WEITERFÜHRENDE LITERATUR

Albrecht, K. & Meyer, S. (2015). Stretching und Beweglichkeit. *Das neue Expertenhandbuch* (3. Aufl.). Stuttgart: Haug.

Anderson, B. (2006). *Stretching*. Zürich: Oesch.

Bayer, J. & Meinart, P. (2018). *Mobility. Das große Handbuch*. München: Riva.

Bimbi-Dresp, M. (2014). *Pilates*. München: Gräfe und Unzer.

Boyle, M. (2015). *Functional Training. Das Erfolgsprogramm der* Spitzensportler (6. Aufl.). München: Riva.

Braun, J. (2021). *Atmen. Wie die einfachste Sache der Welt unser Leben verändert*. München: Goldmann.

Calais-Germain, B. (2022). *Anatomie der Bewegung* (5. Aufl.). S. Marix.

Gadar, C. M. (2020). *Pre-Pilates and Beyond*. Eigenverlag.

Gotzler, M. (2018). *Biohacking. Optimiere dich selbst*. München: Riva.

Ilano, J. & Low, S. (2018). *Körperhaltung korrigieren*. München: Riva.

Isacowitz, R. (2020). *Pilates Anatomy* (2. Aufl.). Champaign: Human Kinetics.

Kosik, S. & Merkel, M. (2015). *Osteopathische Übungen mit dem Pilates-Roller* (3. Aufl.). Aachen: Meyer & Meyer.

Lutz, C. & Rahn, S. (2017). *Pilates. Das komplette Trainingsbuch*. Aachen: Meyer & Meyer.

Massey, P. (2011). *Pilates Anatomie* (2. Aufl.). München: Riva.

Mármol, J. (2017). *Anatomie & Massage*. Aachen: Meyer & Meyer.

Meinart, Patrick (2020). *Zurück zur Beweglichkeit*. München: Riva.

Mende, N. (2021). *Praktische funktionelle Anatomie*. München: Riva.

Myers, T. W. (2015). *Anatomy Trains. Myofasziale Leitbahnen*. München: Elsevier.

Scheuermann, A. (2020). *Powerzentrum Beckenboden*. München: Piper.

Schleip, R. et al. (2021). *Lehrbuch Faszien*. München: Elsevier.

Schleip, R. & Baker, A. (2019). *Faszien in Sport und Alltag*. München: Riva.

Schleip, R. & Bayer, J. (2015). *Faszienfitness* (3. Aufl.). München: Riva.

Siler, B. (2000). *The Pilates Body*. New York: Harmony.

Siler, B. (2005). *Your ultimatum Pilates Body Challenge*. New York: Harmony.

Stark, C. (2017). *Füße gut, alles gut* (8. Aufl.). München: Südwest.

Starrett, K. (2016). *Deskbound. Standing Up to a Sitting World*. Las Vegas: Victory Belt.

Robinson, L. et al. (2019). *The Pilates Bible*. London: Kyle Books.

Ward, T. (2023). *Pilates. Die Anatomie verstehen*. München: Dorling Kindersley.

REGISTER

(Hauptnennungen sind halbfett gesetzt, die Übungen und Haltungen sind alle einzeln im Detail abgebildet und deshalb nicht extra hervorgehoben.)

Übungen alphabetisch geordnet